# 中医古今诊法集萃

主编　赵理明　赵小宁　赵培栋

辽宁科学技术出版社
·沈阳·

图书在版编目（CIP）数据

中医古今诊法集萃 / 赵理明, 赵小宇, 赵培栋主编. —
沈阳: 辽宁科学技术出版社, 2022.7
ISBN 978-7-5591-2517-0

Ⅰ. ①中… Ⅱ. ①赵… ②赵… ③赵… Ⅲ. ①中医诊
断学 – 普及读物 Ⅳ. ①R241-49

中国版本图书馆CIP数据核字（2022）第076085号

出版发行: 辽宁科学技术出版社
　　　　　（地址: 沈阳市和平区十一纬路25号　邮编: 110003）
印　刷　者: 辽宁新华印务有限公司
经　销　者: 各地新华书店
幅面尺寸: 170mm×240mm
印　　张: 13.75
字　　数: 300千字
出版时间: 2022年7月第1版
印刷时间: 2022年7月第1次印刷
责任编辑: 丁　一
封面设计: 刘冰宇
版式设计: 袁　舒
责任校对: 刘　庶　赵淑新
书号: ISBN 978-7-5591-2517-0
定价: 80.00元

联系电话: 024-23284370
邮购热线: 024-23284502
邮箱: 191811768@qq.com

# 编　委　会

主　编　赵理明　赵小宁　赵培栋

编　委（以姓氏笔画为序）

王兴辉　王红涛　齐永锋　李俊庭

时　锦　余险峰　武戈岩　杭　凯

赵亚宁　赵沛浩　赵培军　赵朝侠

俞菱玉　高莉莉　程文杰

# 《中医古今诊法集萃》 推荐序

认识本书编者之一的赵理明先生大概有二十年了。最早他是我曾供职的《中国中医药报》的作者，著有多篇望手诊病的专栏文章。随着联系的日益频繁和了解的不断加深，我们渐渐成为朋友。

赵理明先生给我的总体印象可以用十二个字概括：痴迷岐黄，勤奋自勉，为人正直。

岐黄之学博大精深，赵先生乐此不疲地在其中遨游，临床上擅用经方，并在中医望诊方面颇有建树。

说他勤奋自勉，其《望手诊病图解》《望面诊病图解》《新编皮肤病诊疗图谱》《一病多方快速诊疗法》等多部临床经验著述就是见证。

医术医德之于为医之人就像人的左手与右手，缺了哪个都不完美。在我们的交流过程中，经常听到他谴责诸如开大处方等唯利是图的不道德行为，而他自己更是身体力行，处处为病人着想，每每用简便验廉的方法施治于患者。

中医讲"有诸内者，必形诸外"，即身体内在的变化，往往会在体表有相应的表现。赵理明先生深谙的望诊技术就是对这一理论的一个诠释。

赵先生每出新书基本都会送给我一本，说实话开始我对此是有点不以为然的，加上当时工作忙，也没时间仔细阅读。后来我自己或者身边的亲人朋友身体出现了问题，我特别注意观察手上及身体的种种表现，然后对照书中的图片和文字进行验证，果然大多相符。再后来赵先生在临床上接诊一些病人，会将一些典型的手纹或舌像照片发给我，以便我对照其书中的内容进行学习，加深印象。正是他的引领，使我逐渐对中医这些独特的诊断方法有了认同和理解。

本书所记录的中医诊法包罗万象，都是前人的经验总结。这些经验虽然不出自编者本人，但是我相信其中大部分方法是经过其临床验证的。

毫无疑问，获得本书你就获得了一份十分有用的宝贵资料。书中记录的方法，对于医者来说，可以作为临床诊断参考；对于普通百姓来说，也是一份不可多得的学习资料。把它作为案头书，有事没事信手翻翻，再对照着去观察自己和身边的人，久而久之说不定我们也能炼就一双诊病识人的火眼金睛呢。

闲话一篇是为序。

《中国中医药报》前副总编辑　胡京京

# 前　言

要想写出立论中肯，内容丰富实用的精华之作，读者一卷在手，终生受益的专业之书，必须旁搜博采，实事求是，经得起临床实践，非得下一番苦功夫。

明朝思想家、哲学家吕坤说："道理书尽读，技术书多读，闲杂书少读。"汉代大学问家刘向说："书犹如药也，善读可以医愚。"天下学问之书汗牛充栋。善读，就是要有选择性地阅读。医愚，就是从善读中启迪心智，发现有价值的东西，能指导人们心胸开阔，保持健康的乐观心境，发现对健康有参考价值的知识，起到有病治病，无病防病之作用。

《难经》曰："望而知之谓之神，闻而知之谓之圣，问而知之谓之工，切而知之谓之巧。"望，就是指观察病人时所捕捉疾病信号的方法，望病人的举止形态，望色，以及五官对一些大病疑难病，尤以望神和观舌苔更为重要。闻，就是指耳听及闻气味后所捕捉疾病信号的方法。问，就是询问患者后判断疾病信号的方法。切，就是指医者切脉后所捕捉疾病信号的方法。四诊合参是临床应用的基本方法。同时医者还要有耐心满足给患者解释的工作态度及责任心。

《四诊心法要诀》曰："医家造精微，通幽显，未有不先望而得之者。近世惟事切巧，不事望神，大失古圣先贤之旨。"

我们利用多年业余时间，阅读浏览了200余本古今中外医学专著，及有关医学信息方面书籍报刊。从中筛选并经过临床用之，将准确率很高的诊断方法辑成本书，同热爱健康养生益寿的读者分享。这里，我们不想多说什么，让书中前贤及诊病高手的智慧来说吧！

读者可以利用闲空时间在本书中，找到有价值的宝贝，去努力实践，学习开拓更多防治疾病的思路和方法，能救助更多的人。

《资治通鉴·唐纪》曰："木心不直，则脉理皆邪，弓虽劲而发矢不直。"人活着，不但肉体要健康，而且还是一个有思想，有文化，有道德论理修养的，完全彻底开放的生命。中医有取象法之立论，故，人的脏腑及四肢皮肤之孔窍与天地宇宙有天人合一的相通，人体是牵一发而动全身的生命整体，这是颠扑不破的真理。故，人体外在的手诊，面诊等所反映的人体的纹理、色泽、形态、声音等阳性反应物是不难理解的，可遵循的。

本书在搜集整理中，得到了辽宁科学技术出版社寿亚荷编辑老师的鼓励和跟随我们在门诊研修过的"面诊手诊学员交流群"学员长期的支持，并对为本书整理付出的同志，一一表示感谢！

另外，我们以前编著的《望面诊病图解》《望手诊病图解》《手诊快速入门》《五天学会望手诊病》等书中的诊法图文内容，我们在此书中尽量不再重复编入，以免浪费读者阅读时间。

《周易·兑卦》曰："君子以朋友讲习。"故批评就是帮助。欢迎读者朋友一起参加交流学习加以实践，对不足及有误之处请提出指正，以便今后再版修订完善。

赵理明

2022 年 2 月于西安益群中医门诊部

# 目 录

第一章 ∙∙∙∙∙∙∙∙∙∙∙∙∙∙∙∙∙∙∙∙∙∙∙∙∙∙∙∙∙∙∙∙∙∙∙∙∙∙∙∙∙∙∙∙∙∙∙∙∙∙∙∙∙∙∙∙∙ 1

第一节 头发、胡须、毫毛、腋毛诊法 ∙∙∙∙∙∙∙∙∙∙∙∙∙∙∙∙∙∙∙∙∙ 1

第二节 眼部诊法 ∙∙∙∙∙∙∙∙∙∙∙∙∙∙∙∙∙∙∙∙∙∙∙∙∙∙∙∙∙∙∙∙∙∙∙∙∙∙ 6

第三节 鼻诊法 ∙∙∙∙∙∙∙∙∙∙∙∙∙∙∙∙∙∙∙∙∙∙∙∙∙∙∙∙∙∙∙∙∙∙∙∙∙∙∙∙ 35

第四节 面诊 ∙∙∙∙∙∙∙∙∙∙∙∙∙∙∙∙∙∙∙∙∙∙∙∙∙∙∙∙∙∙∙∙∙∙∙∙∙∙∙∙∙∙∙∙ 52

第五节 头部诊病 ∙∙∙∙∙∙∙∙∙∙∙∙∙∙∙∙∙∙∙∙∙∙∙∙∙∙∙∙∙∙∙∙∙∙∙∙∙∙ 65

第六节 观耳诊病 ∙∙∙∙∙∙∙∙∙∙∙∙∙∙∙∙∙∙∙∙∙∙∙∙∙∙∙∙∙∙∙∙∙∙∙∙∙∙ 66

第七节 咽喉痰饮诊法 ∙∙∙∙∙∙∙∙∙∙∙∙∙∙∙∙∙∙∙∙∙∙∙∙∙∙∙∙∙∙∙∙ 75

第八节 颈项诊法 ∙∙∙∙∙∙∙∙∙∙∙∙∙∙∙∙∙∙∙∙∙∙∙∙∙∙∙∙∙∙∙∙∙∙∙∙∙∙ 80

第九节 颧骨诊法 ∙∙∙∙∙∙∙∙∙∙∙∙∙∙∙∙∙∙∙∙∙∙∙∙∙∙∙∙∙∙∙∙∙∙∙∙∙∙ 83

第十节 观人中诊法 ∙∙∙∙∙∙∙∙∙∙∙∙∙∙∙∙∙∙∙∙∙∙∙∙∙∙∙∙∙∙∙∙∙∙∙ 84

第十一节 听声音闻气味诊法 ∙∙∙∙∙∙∙∙∙∙∙∙∙∙∙∙∙∙∙∙∙∙∙∙∙ 88

第十二节 口、唇、牙齿诊法 ∙∙∙∙∙∙∙∙∙∙∙∙∙∙∙∙∙∙∙∙∙∙∙∙∙ 92

第十三节 咳喘诊法 ∙∙∙∙∙∙∙∙∙∙∙∙∙∙∙∙∙∙∙∙∙∙∙∙∙∙∙∙∙∙∙∙∙∙ 106

第十四节 观舌诊法 ∙∙∙∙∙∙∙∙∙∙∙∙∙∙∙∙∙∙∙∙∙∙∙∙∙∙∙∙∙∙∙∙∙∙ 106


第二章 ∙∙∙∙∙∙∙∙∙∙∙∙∙∙∙∙∙∙∙∙∙∙∙∙∙∙∙∙∙∙∙∙∙∙∙∙∙∙∙∙∙∙∙∙∙∙∙∙∙∙∙∙∙∙∙ 124

第一节 情绪心理诊法 ∙∙∙∙∙∙∙∙∙∙∙∙∙∙∙∙∙∙∙∙∙∙∙∙∙∙∙∙∙∙∙∙ 124

第二节 汗诊法 ∙∙∙∙∙∙∙∙∙∙∙∙∙∙∙∙∙∙∙∙∙∙∙∙∙∙∙∙∙∙∙∙∙∙∙∙∙∙∙∙ 125

第三节 男女乳房诊法 ∙∙∙∙∙∙∙∙∙∙∙∙∙∙∙∙∙∙∙∙∙∙∙∙∙∙∙∙∙∙∙∙ 126

第四节 吃饮穿戴诊法 ∙∙∙∙∙∙∙∙∙∙∙∙∙∙∙∙∙∙∙∙∙∙∙∙∙∙∙∙∙∙∙∙ 127

第五节 行走跑诊法 ∙∙∙∙∙∙∙∙∙∙∙∙∙∙∙∙∙∙∙∙∙∙∙∙∙∙∙∙∙∙∙∙∙∙ 127

第六节 站坐卧睡诊法 ∙∙∙∙∙∙∙∙∙∙∙∙∙∙∙∙∙∙∙∙∙∙∙∙∙∙∙∙∙∙∙∙ 128

第七节 四肢及四肢语言诊法 ∙∙∙∙∙∙∙∙∙∙∙∙∙∙∙∙∙∙∙∙∙∙∙∙∙ 128

第八节 手足诊法 ∙∙∙∙∙∙∙∙∙∙∙∙∙∙∙∙∙∙∙∙∙∙∙∙∙∙∙∙∙∙∙∙∙∙∙∙∙∙ 136

第九节　望形体、摸骨骼诊法 ……………………………………… 140

第十节　皮肤肌肉诊法 ……………………………………………… 141

第十一节　肚脐诊法 ………………………………………………… 143

第十二节　糖尿病诊法 ……………………………………………… 148

第十三节　胸背腰诊法 ……………………………………………… 149

第十四节　腹部诊法 ………………………………………………… 151


第三章 ……………………………………………………………… 165

第一节　阴虚阳虚诊法 ……………………………………………… 165

第二节　古今胎诊及男女胎诊法 …………………………………… 165

第三节　月经病诊法 ………………………………………………… 167

第四节　儿童小儿诊法 ……………………………………………… 169

第五节　大小便诊法 ………………………………………………… 184

第六节　肛门会阴、生殖方面诊法 ………………………………… 188

第七节　男女下身诊法 ……………………………………………… 191

第八节　各种恶病变诊法 …………………………………………… 191

第九节　梦诊病法 …………………………………………………… 192

第十节　绝证诊法 …………………………………………………… 193


第四章 ……………………………………………………………… 199

脉学简编 …………………………………………………………… 199

# 第一章

## 第一节　头发、胡须、毫毛、腋毛诊法

**古籍经典诊法摘录**

《灵枢》曰："岐伯曰：宦者去其宗筋，伤其冲脉，血泻不复，皮肤内结，口唇不荣，故须不生。黄帝曰：其有天宦者，未尝被伤，不脱于血，然其须不生，其故何也？岐伯曰：此天之所不足也，其任冲不盛，宗筋不成，有气无血，唇口不荣，故须不生。"

译解：岐伯说：宦官受阉割是将阴茎龟头同睾丸一起切除了，伤及冲脉而使冲脉之血外泄，伤口愈合后皮肤干结，导致冲任二脉血液不能正常循环。口周得不到血液荣养，故，不能生须。黄帝说：有人是天阉，宗筋没有受外伤，也不像妇女那样经常排出月经，但是也不生胡须，这是什么原因？岐伯说：这是先天生理缺陷，这种人冲任二脉都不充盛，阴茎及睾丸发育不健全，宗筋无势，虽有气而血不足，不能上荣口周，故不能长胡须。

《类经·第六卷》曰："凡人中平浅而无髭者多无子。"临床证明：男性人中平浅并不长胡须者，多为生育能力极差或无精（图1-1-1）。

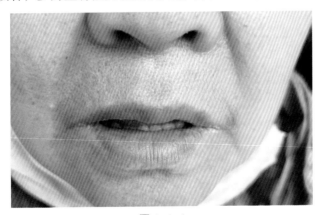

图1-1-1

《神相全编》曰："须发黄少或干枯，多病分，赤则气血热。黑而光泽清秀，富贵无亏。"

就是说，人头发胡须发黄干枯的人，常处于患病状态。如果胡须处皮肤发红，则提示体内气血热而易上火。健康的人发须黑而光亮清秀（图1-1-2）。

**临床读书学习笔记摘录**

青年男女，健康者胳膊毳毛半立或直立。如果胳膊上毳毛紧黏附在皮肤，说明

气血差，应吃中成药归脾丸、十全大补丸（图1-1-3）。

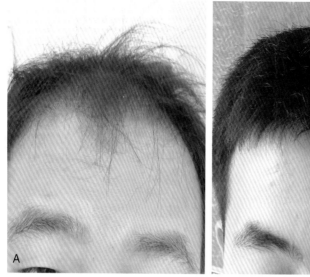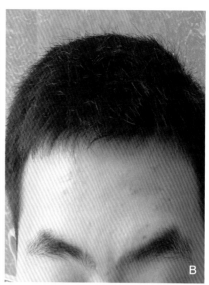

图1-1-2

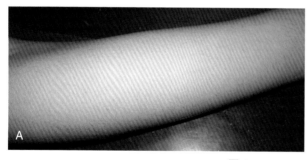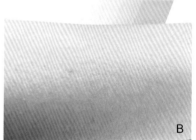

图1-1-3

《图真人赋》曰："髭髯大密，得艺术以翻翻。"满脸胡须浓密之人，从事艺术工作的人多见。生活中发现，从事书画工作的人喜欢留长发胡须。读者可以回想一些书画艺术家的形象。

《麻衣杂乱》曰："身上无生毫毛者，贫相。"男性如果身上没有生养毫毛者，一定是身体不健康的人。中医有"肾乃发余""肺主皮毛"之说。

《本草秘录》曰："任督之脉通于上口唇之间，下入于腰脐之内。肾虚而任督未虚者，老年发白而须不白。中年发未白，须先白者，任督之虚也。欲使已白者，重变为乌，必补任督，而更补肾也。"

青少年白发，为气血双亏，肝肾阴虚（图1-1-4）。

现代医学认为，青少年白发，为体内酪氨酸酶减少引起的。长期坚持吃黑芝麻、黑豆、桑葚等含有黑色素食物有助于改善发色。

如果一个青年人短时间内头发变为黄色，多为体内气血有热所致。

突然发现头发一块或好几块脱发，毛发失荣，易脱落而不生，多为血虚受风，肝肾不足，精血亏虚，冲任脉衰。为斑秃，俗称"鬼剃头"（图1-1-5）。

治疗方法：芫花、甘遂各等分，食醋或酒精泡和，两天后用生姜蘸药水轻轻外擦脱发处。大约7天即可长出新发，勿用力，以防擦掉新发。另外，《先哲医话》曰："油风，突然脱发一大块者，多为肝火引起。用通腹之大柴胡汤治之，或加石膏效佳，不可泥其证。"

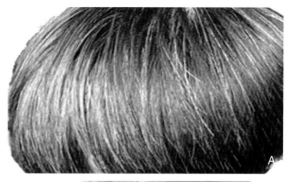

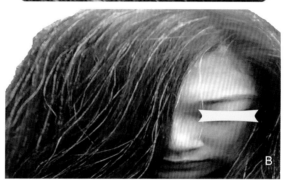

图 1-1-4

头发全脱为全秃。若连眉毛、腋毛、阴毛等毛发也脱落为普秃。方用十全大补丸之类，以气血双补予以治疗（图1-1-6）。

一个人头发前额向后脱落，25岁左右即开始，头顶也脱发，发油光，为遗传所致。不必强求治疗，勿盲从广告。临床男性占15%

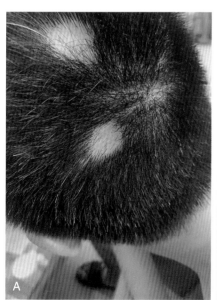

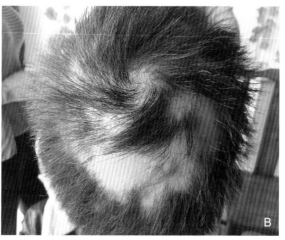

图 1-1-5

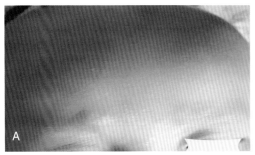
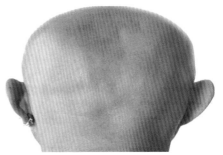

图 1-1-6

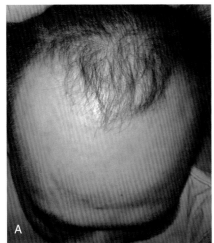
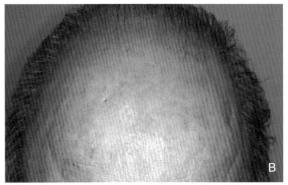

图 1-1-7

以上（图 1-1-7）。

　　头发呈穗状抱团，多因血枯而毛发呈干焦巴样，为气血双亏，小儿多见。血气充盈则其毛发润泽（图 1-1-8）。

　　如果头皮油多，或头皮痒，毛发秃顶，闻有汗焦臭气味，头顶头发稀少，皮肤科称为脂溢性脱发。

　　治疗方法：桑白皮、桑叶、侧柏叶。水煎熬外洗。兼用中药：茯苓 30 克，泽泻 50 克，水煎服治疗。臭气味浓者，说明是由心火上炎所致，用三黄泻心汤治疗（图 1-1-9）。

　　如果头发干燥，变得稀少而头皮发白色，用手轻轻一拔就拔出头发，为血不养发性脱发（图 1-1-10A）。中医可用神应养真丹加白芷少许通窍治疗。如果脱发严重，人也变得比以前消瘦乏力，可在上方中加一味能大

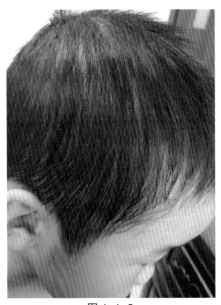

图 1-1-8

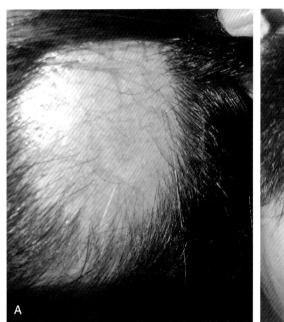
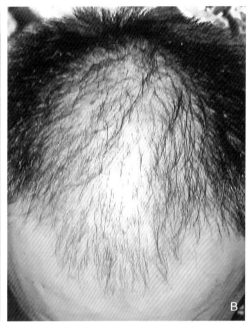

图 1-1-9

补精气的鹿茸治之。如果须眉脱落，上方加乌梢蛇治之。另外，头发天生自然卷曲
之人，肾功能强，应防止劳累过度导致腰痛疾病发生（图 1-1-10B）。

若脸色发黄，身体虚弱，毛发干枯，为瘀血内结，阻于脉道，瘀热内蕴，而耗
阴血所致。

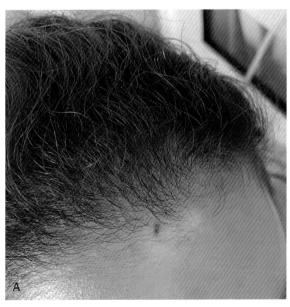
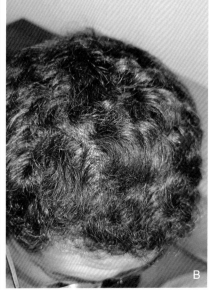

图 1-1-10

青年女性出现头发乌黑又亮，双眉浓黑、胡须也明显，脉实，为有肝病及脂肪肝的信号。

罗元恺教授认为，妇人毛发润泽，疏密适中，为肾气旺盛，阴血充足之象；若毛发脱落，阴毛稀疏枯黄，为肾气虚惫，精血不足所致。可见于肾虚闭经，或产生大出血之血枯经闭或宫寒不孕。若眉毛又浓又粗，口唇生有胡须，乳头长毛，体毛增粗而长，或阴毛呈男性化分布者，多为肾虚痰湿之证，可见于闭经、崩漏、多囊卵巢综合征、不孕症（图1-1-11）。

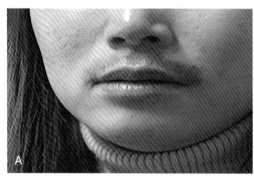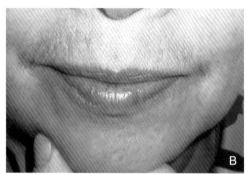

图 1-1-11

如果一个人短时间内生有明显体毛，并波及颜面，应积极防治某种癌症发生。若一个大病之人，短时间内花白毛发比以前变得更黑，提示癌症转移信号。笔者临床发现，慢性荨麻疹病人，若长期注射胸腺肽，也会导致体毛增多浓密增长。

现代的青年人，多有脱发掉发的苦恼，男性头晕乏力倦怠，女性月经量少。寻其原因，大多为"恐伤肾，久视伤血"。他（她）们生活节奏快，并时时看手机，看电脑，工作紧张，处处自觉不自觉地争上游，总爱与人攀比，想争当成功者，打工的离别，生活的不规律，劳累熬夜劳心，紧张压力大等，使他们处于劳损阳虚中。

《圣济总录》第三册。论曰："头风白屑，不问冬夏，令人瘙痒，世人呼为头风。此本于肺热也。肺为五脏之盖，其气上冲头项，肺寒则脑液下而多鼻涕，肺热则熏蒸而多白屑，复以风热鼓作，故痒而喜搔。"

# 第二节　眼部诊法

**古籍经典诊法摘录**

《灵枢经·卷二根结第五》曰："命门者目也。"指出眼睛是"命门"，也就是说眼睛是生命之门。

《素问》曰："目得血而明。""诸脉者皆属于目。""目者，五脏六腑心精也，营卫魂魄之所常营也。"

《毛传》曰："有眸子而无见曰矇，无眸子曰瞍。"

《史记》曰："项羽亦重瞳子。"

《左传》曰："目不识五色之章之昧。"

《素问·平人气象论》曰："目裹微肿如卧蚕起之状，曰水。"眼睑胞微肿，似卧蚕肿起之状，也是水气病。此处为胃脉之所至，脾气之所主。临床发现无论男女，便秘者多见（图1-2-1）。

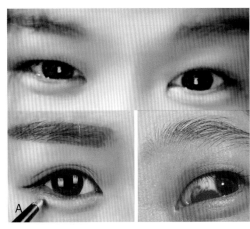
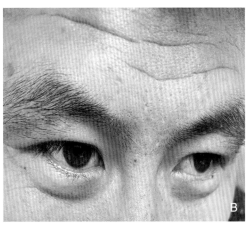

图 1-2-1

《素问·平人气象论》曰："目黄者曰黄疸。"双目发黄色的，应该是黄疸病引起的。

《灵枢经》《甲乙经》曰："诊目痛，赤脉从上而下者，太阳病；从下而上者，阳明病；从外走内者，少阳病。"

双目乏力样子，精神萎靡不振，神志恍惚，自我感觉老爱睡觉，为嗜睡症（图1-2-2）。

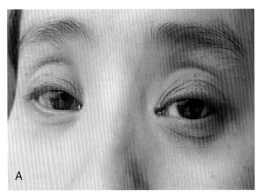
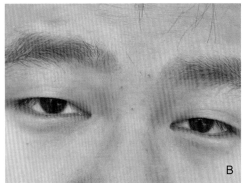

图 1-2-2

《灵枢经·大惑论第八十》曰："卫气久留于阴而不行，故卒然多卧焉。"《伤寒论》281条曰："少阴之为病，脉微细，但欲寐也。"临床可用经方麻黄附子细辛汤，加三仙汤（仙灵脾、仙鹤草、仙茅）及甘草、大枣治疗效果理想。

《灵枢经·论疾诊尺》曰："目赤色者病在心，白在肺，青在肝，黄在脾，黑在肾。黄色不可名者，病在胸中。"以上说明根据目睛五色的变化可判断脏腑病位。目白睛发红，病在心；发白色，病在肺；发青色，病在肝；发黄色，病在脾；发黑色，病在肾；如果黄色兼有其他颜色，并且难以名状形容的，说明疾病在胸中。

《周慎斋三书》曰："久病形瘦，若长肌肉，须从肉眦眼下胞长起，以此处属阳明胃，胃主肌肉故也。此言及瘦渐复之机，又不可不知。"

《医宗金鉴》曰："突起睛高珠肿痛，风热毒火上冲睛。"眼球突出明显，是风热火毒上冲于眼疼痛难忍。可用中成药龙胆泻肝丸服之治疗（图1-2-3A）。

另外，还有甲状腺功能亢进症的突眼（图1-2-3B）。也有脑肿瘤突眼症。

一位85岁老翁，来西安雁塔藻露堂中医医院门诊看皮肤瘙痒症时，主诉为65岁时，遇事气、动大怒后，左眼外突，遗留至今，感觉视力模糊（图1-2-3C）。

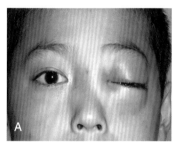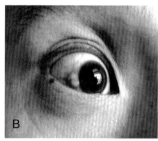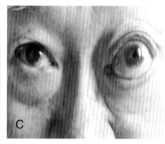

图 1-2-3

《医学纲目》曰："凡百药无效……痰也，又云：凡有痰者，眼皮及眼下必有烟灰黑色，举目便知，不待切脉。"临床男女均可发生（图1-2-4）。

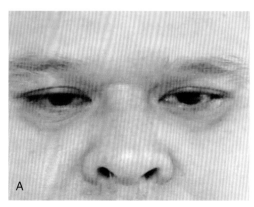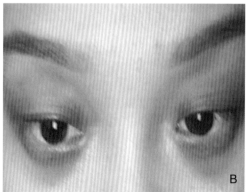

图 1-2-4

《脉经》曰："病人两目眦有黄色起者，其病方愈。"是说久病之人两眦有黄色起者，说明为病愈前兆（图1-2-5）。

眼睛发痒，布满红血丝，为结膜炎，多与过敏有关，过敏与风有关。风邪上受，先犯肺，郁热在肺。所以，用麻杏石甘汤先泻肺热，续用丹栀逍遥丸清肝明目（图1-2-6A）。另外，眼白睛红血管杂乱多，多为近期劳累熬夜所致（图1-2-6B）。

《福建中医药杂志》报道，老中医张伯铭经验："凡临床遇到腹痛，欲辨其寒热，可用老姜汁少许滴入病者目内眦，不觉辛辣而反感觉舒服者，为寒性腹痛，反之为热性腹痛。"

眼球红血丝粗而明显，几乎走延到黑睛边沿，如果此人又是高血压病人，应积极防止脑中风病发生而引起偏瘫（图1-2-7A）。

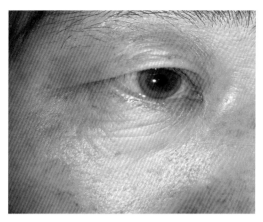

图 1-2-5

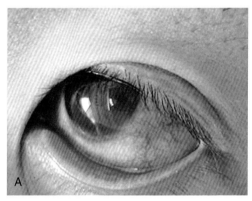

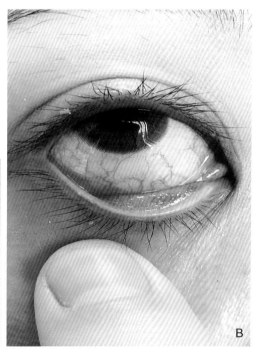

图 1-2-6

2016年1月24日下午，笔者在西安小寨藻露堂中医医院坐诊时，来了一位64岁的陕北绥德县高个子女性，观其左目上方有一条明显血管，几乎走至黑睛，又折回而行，建议她防范脑中风发生，问她家族有无脑中风史？回答说，她母亲生前高血压引起脑中风半身不遂15年（图1-2-7B）。

已故名老中医何绍奇老师在《读书析疑与临床得失》和《当代中医成功之路·我从底谷中来》中说："我曾治一女孩，患儿左眼珠上有一芝麻粒大小之凹陷，视之，认为是角膜溃疡。因没有治疗此病经验，就勉强开了一方清热解毒，杂以菊花、密

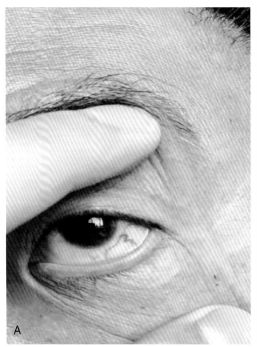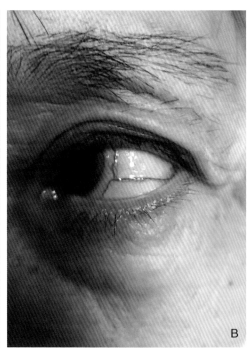

图 1-2-7

蒙花之类眼科套药，服数剂无效。此患儿又就诊于中医眼科名医王汝顺处，王老予以补中益气汤 10 剂。我想，病由发炎引起，用温补岂不火上加油？不料，患者服 10 剂后病愈了。我便虚心求教于王老，王老对我说，我不知道什么叫溃疡，我只知道'陷者升之'四个字而已。可知学海无涯，天外有天。"

大眼角红（内眦），乃是大肠火。用八味大发散（麻茸一两或二两，蔓荆子一两、藁本一两、细辛五钱，羌活一两，防风一两，白芷二两，川芎一两）加酒大黄五钱或一两。注：麻茸：即麻黄捣碎去粉留之为麻茸。生姜八两为引。

小眼角红（外眦），乃小肠之火。用八味大发散，水煎服，治疗。八味大发散，加淮木通一两，车前子一两。注：四味大发散（麻茸一两或二两，蔓荆子一两，藁本一两，细辛五钱）。生姜八两为引。

眼珠夜间胀痛不安，乃肝经火旺。八味大发散，加玄参一两，汉防己一两，炒香附一两，夏枯草一两，水煎服。生姜八两为引。

凡治男女大小内障，上眼皮时常下耷，不喜睁开，此是阳虚，宜用补中益气汤，重加升麻二两，服 3~4 剂，使阳气上升。睁开后仍用补中益气汤，但升麻，柴胡只用五钱，但要蜜炙。以上摘录《眼科奇书》。

已故当代眼科名中医陈达夫创立了"眼内组织与六经相属学说"，视网膜的黄斑区属脾，故黄斑区之病变，皆应从脾论治。四川主任医师余国俊说："恪守黄斑属脾"之训，专理中焦，投东垣补脾升清，和胃降浊，泻敛阴火的升阳益胃汤治之（摘录《中医师承录》）。

**毕人俊教授目诊经验摘录**

当代湖南中医眼科名医毕人俊教授，熟谙玄经络，五轮八廓学说，擅长根据十二经脉，五轮所属察病拟方。

1.瞳孔属足少阴肾经和足太阳膀胱经，属水轮，若见瞳孔散大，呈淡绿色，指压眼球坚硬，头痛呕吐，多系肝经火热上亢。

2.瞳孔散大而无特殊体征者，多系气血肾水亏虚。

3.瞳孔缩小，目赤疼痛，或瞳孔色变绿而散大，多为肝经风热，或痰火上扰。

4.瞳孔不圆，兼有眼目赤肿疼痛，多为风邪夹湿。无目赤疼痛者，多为虚火上炎。

5.瞳孔变白无赤痛，多为肝肾亏虚或脾胃虚衰。瞳孔色变红，为眼内血瘀。

6.瞳孔散大变黄，状如猫眼，多为眼内恶瘤。双目昏蒙，日渐加重，多属肝肾亏虚。

7.目突然昏而不见，眼见红色满目，多为目衄。

8.目突然盲而不见，眼外无形色者，多为心肝火郁。

9.眼前黑花乱舞，多系肝肾亏虚。

10.眼前暗影色黄者，多为脾胃湿热。

又论：眼与三焦，心包的关系最为密布。三焦多气，心包多血，互为表里，主气血之往返，司水火之既济。如下论述：

1.心神不和，水火交战，则玄府闭塞，气血停留，而致视神经、视网膜病变，损伤目力，甚至光华耗没。

2.凡眼底血管充盈，伴点状出血或灰白渗出，为阴虚内热，水少火多，多为肝阳上亢，肾阴亏虚或气血不足。

3.眼底水肿，多为三焦相火蒸腾水气，水气上逆，气机不利所致。

4.眼底污秽，多为三焦热盛化燥，损伤眼底脉络，津液外溢浸渍而成。

5.目系与肝、肾、心经关系最为密切。凡目色深红，境界不清，多为心火上炎或肝胆火炽。

6.目颜色蜡黄或苍白，伴眼底脉络细小，为肾经不足，肝肾亏虚。

7.目颜色淡黄或污浊。多为相火旺盛，热气蒸腾，灼伤目系而致。

**彭静山教授目诊经验摘录**

**（一）目白睛血管（络脉）形状诊法**

1.血管根部粗大，向前延长逐渐变

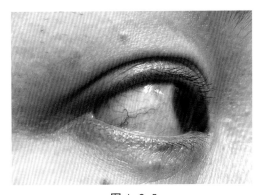

图 1-2-8

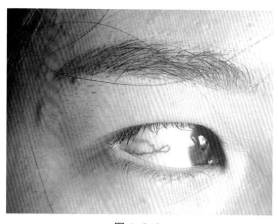

图 1-2-9

细，多为顽固性疾病（图 1-2-8）。

2.血管曲张或怒张。由根部延伸，中间转折曲张以至于怒张，为病势较重（图 1-2-9）。参考眼部目诊法图 1-2-7B 学习。

3.延伸络脉。由某一经区发出后传到另一经区，出现延伸现象，提示疾病有转变。

4.分叉较多。一条脉络从白睛边缘发出，逐渐出现多个分叉，说明病情不稳定而易变化。

5.隆起。一条络脉短浅，似在白睛表面，多属六腑病。

6.模糊。一片络脉短细而多，聚成一小片模糊不清，多出现在肝胆区为肝郁症。

7.垂露。络脉下端垂着一颗水珠一样，如见于肠胃。多为虫积，如见于其他经区，则多为瘀症。

**（二）目白睛血管（络脉）颜色诊法**

1.血管色鲜红，为新发病，属于实热，病热正在发展。

2.血管呈现紫色，为邪热炽盛。

3.血管呈现深红色，主于热病而病势较重。

4.血管红中带黑，主于热病入里。

5.血管红中带黄，说明胃气渐复，为病势减轻。

6.血管颜色淡黄，为疾病将愈。

7.血管颜色浅淡，为气血不足，属于虚证或寒证。

8.血管暗灰，为陈旧性病灶，或疾病早已痊愈，只是在白睛上留下的永久性痕迹，永不消失。

**眼部及眼周异常诊法**

1.双眉短粗之人，临床验证，性格暴躁，易发火动怒（建议临床开导"愚人易动怒，蠢人爱发火"之理）。

2.相学说："女子眉黑又粗，主克夫。"其实，临床调查发现，此类女性肾功能强，性欲旺盛，若丈夫命门之气差，就会丈夫肾衰消耗大会殒命。

3.若白睛血管很细，直又短，数量少，一律走向瞳孔方向者，为白睛健康血管表现，没有病理价值。

4.双目瞳孔均缩小，常见于药物、食物、毒品、农药等中毒史。

5.双目瞳孔放大，为视神经萎缩引起之失眠。若大病、久病双目瞳孔放大，临床危兆。

6. 双目瞳孔大小不一，为脑肿瘤多见。脑外伤，脑血管病，颈动脉狭窄患者也有见到（图1-2-10）。

7. 双目瞳孔变异不规则，为严重脑血管、脑病信号。

8. 上下眼皮肿而光亮，不红不肿，多为咳喘、肾炎、小儿百日咳信号。如果一个人十指尖发憋胀，伴眼胞发胀，为近期咳嗽严重造成。

9. 女性双眼呈深陷的人，易患习惯性子宫肌瘤，卵巢囊肿（图1-2-11）。

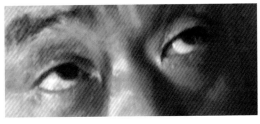

图 1-2-10

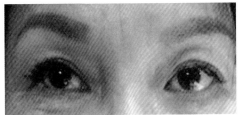

图 1-2-11

10. 双眼胞晦暗，为肾虚。若眼胞似烟熏样，属风痰。

11. 若眼睑发黑颊赤红，为热痰所致。

12. 上下眼睑有青色晕者，为劳欲过度，或失眠所致。

13. 下眼睑内膜色黄白者，为食积。小儿下眼皮内膜有白色小粒者，为体内寄生虫信号（图1-2-12）。

14. 麦粒肿（针眼），初始眼一处小痛痒，发红肿，后慢慢形成硬结，样子

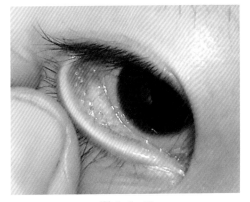

图 1-2-12

像麦粒，按时疼痛，手推能动。若反复不断发生，为脾胃热毒蕴伏、外邪引发所致。可用全蝎研末3～5克冲服，坚持半个月可治愈（图1-2-13）。

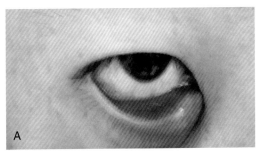

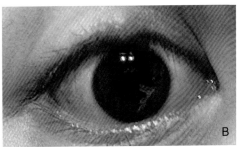

图 1-2-13

15. 上眼睑下垂，影响视力，为经脉失养所致，或风痰挟瘀血阻，或先天不足，或脾气虚弱提升无力所致。严重下垂者为重肌无力所致，需要手术治疗。

16. 两目内外眼角发红色，为心火上炎的征象。

17. 若内眼角皮肤红烂有损，为上焦风热外攻。若外眼角皮肤红烂有损，为胆腑郁热有余所致。

18.《灵枢·五阅五使》曰："肝病者，眦青。"是说外眼角发青色者，主肝脏有风。

19. 目出现迎风流泪症。多为肝血不足，泪液失约，或气血亏虚不能收摄，又受风侵扰，使泪道开疏而致。

20. 一侧眼睛瞳孔增大，为脑疝。双侧眼睛瞳孔全放大，为死亡征兆。

21. 女性若一目瞳孔不居中，说明对称侧应患有乳脂癌信号，应积极防治。

22. 用小手电照射人眼睛，若瞳孔收缩灵活快，为正常。若收缩慢，说明此人对光反应迟钝。

23. 自然光下观察孕妇双眼，在黑睛与瞳孔交界处出现浑浊，在瞳孔与角膜的中心水平线上，透出一点微光，或无光，给人一种神色受困聚集起来的感觉，为男胎。如果黑睛与瞳孔交界处显得很明朗，瞳孔与角膜的中心水平线上，透出明亮、和蔼的光泽，给人一种平淡无拘的感觉，为女胎。

24. 眉毛变成散眉，变稀眉，为肾气衰，久病精血衰竭之症（图1-2-14）。

25. 如果病人眉毛变得稀少，几乎脱落没有了，多为脑垂体前叶坏死、肿瘤、炎症和手术引起内分泌功能减退而致。西医也称脑垂体前叶功能减退症。

26. 如果病人眉毛、阴毛、腋毛及全身细肤毛全脱光，为普秃，应考虑甲状腺激素的分泌减少，而致毛发全脱。

27. 如果病人双眼球外凸而喘，为肺胀所致。若单目外突明显，无其他表

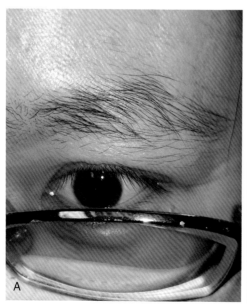
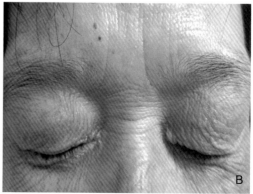

图 1-2-14

现，应积极防止叠卵之危的脑病发生。

28. 如果怕光，为肾阴不足，精气不上荣于目所致。

29. 如果突然间眼底出血、暴盲、斜视、连续眨眼、视不见，多为郁闷之中突然大怒伤肝所致，使肝火上犯于目形成。

30. 目视物有重影，或视一物为两物样，多属肝肾阴虚所致，或目系统受邪之后所致。

31. 双目转动不灵活，为热邪伏里之实证，灼竭津液所致。为病比较重，临床用《伤寒论》中的大承气汤（大黄、厚朴、枳实、芒硝）治之。

32. 进入 60 岁以后，双目黑睛一周有乳白色或发灰色的包围环，为老年环，主脑动脉硬化。

33. 如果目黑睛周边上有苍白色斑点者，提示此患者有淋巴结炎。

34. 如果目黑睛出现淡黄色斑点，提示此人患有化脓性疾病。

35. 如果目黑睛出现金黄色斑点，提示脏腑功能衰弱。出现暗黄色，提示有中毒史。

36. 青年女性如果提前绝经，并出现双手发抖，视物模糊，视力严重下降，应积极防止排除脑肿瘤发生。

37. 左目黑睛外上方处出现五六条白色环线状，应防止心肌梗死、心绞痛及腰痛发生。

38. 目白睛出现蓝色斑点，提示体内蛔虫病。斑的大小多少，同虫的大小多少成正比例。

39. 在眼睛没有受伤的情况下，一侧瞳孔增大，为偏头痛、三叉神经痛信号。

40. 如果近期眼前出现火冒金星，视力明显减退，面色也苍白，应积极防治贫血。

41. 患者小脑出血，往往有强迫性头及眼球震颤等。双目瞳孔大小不等，病情危重时瞳孔散大。脑桥出血特征是两侧瞳孔缩小。

42. 痰饮为万病之源，长期饮冰水，会造成脏器功能萎缩，气血循环障碍恶化，时间一长，会成为万病根源痰饮的症状存在。易发生下列症状：①双眼下睑会出现黑眼圈。眼下方及眼周出现黑斑之人，说明体内有痰饮。②老感觉有恶心呕吐感。③身躯上会常常出现不明原因肿块。④头晕、头痛。⑤短时间内发胖或变消瘦。⑥尿频或尿后仍觉得尿不干净。⑦无名原因出现心跳，更重者会出现中风。⑧胃脘处按压总觉得有压痛感。痰饮，是指脾胃无法顺畅地将体液运送到全身各处时所产生的症状。

**白睛血管及异样改变诊断疾病法**

1. 目内侧有螺旋状弯血管走向黑睛处，为颈椎增生信息。

2. 血管显示开叉分枝，说明体内血瘀或血液循环障碍严重。

3. 血管呈规律性的蜘蛛网状纹路出现，说明此人有哮喘病史。

4. 白睛上出现螺旋状血管，说明血流不畅，血络在挣扎延伸。

5. 目白睛血管上出现暗灰色斑点，为陈旧性病灶的遗留残痕，如目顶上方白睛血管走向黑睛末端出现黑点，好像火柴头一样，多为瘀血症，头受伤史信号。无新的病理价值（图 1-2-15）。

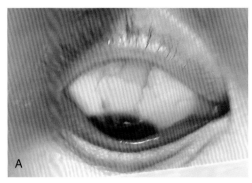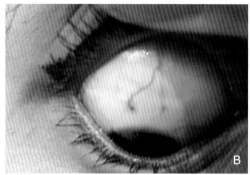

图 1-2-15

6. 白睛血管鲜红色，多为急性病，刚发病，热病信号。

7. 白睛血管深红色，说明病情加重信号。

8. 白睛血管紫红色，说明体内邪热盛。

9. 白睛血管呈黑色，说明体内瘀血较重，正气虚，需要活血排毒。若血管发黄色，说明瘀血正在化解，胃气也正在向旺盛方面发展。

10. 白睛血管发灰色，说明是陈旧性病史。

11. 白睛血管浅淡色，说明气血不足，血行不畅，属虚寒症。

12. 白睛同黑睛交汇处，上半部出现有黑色斑块者，为蛲虫信号。

13. 白睛常常出现血片状，积极防止脑动脉硬化发生。

14. 白睛常常出现小红点，为毛细血管末端扩张的表现，血糖高者多见。

15. 白睛充血样发红色，积极防止高血压诱发脑出血的发生。

16. 白睛色泽如天空样发蓝色，为缺铁性贫血。若白睛发青色或枯黄色，又有不舒服的感觉，多为先天色素沉着形成。

17. 左眼白睛上方如钟表 10—11 时，右眼白睛上方 1—2 时部位有异常血管出现，为疑似肝胆方面疾病。右目如钟表 10—11 时部位有明显血管隆起，为十二指肠球部溃疡。

18. 双目白睛发黄色，为胆道阻塞信号。

19. 双目内眼角白睛同钟表样 12 时处有一条血管连接，或双眼白睛内角有一条血管向上 11—12 时正延伸发展，为慢性鼻炎病史。

20. 双目内眼角白睛有血管变粗或发展增长、分叉，均为咽炎病史。

21. 双目内眼角白睛处有嫩肉状组织明显堆起，为咽炎（图 1-2-16A）。目内侧白睛有血管延长直捣黑睛，只有一条，说明病轻，为腹股沟急性淋巴结炎。若有三条血管直走黑睛，或穿入黑睛，说明病重，为腋下慢性淋巴结炎或淋巴结核急性发作（图 1-2-16B）。

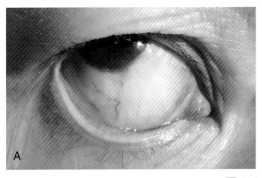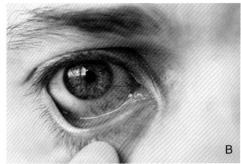

图 1-2-16

22. 双目白睛如钟表 12 时，有血管走向黑睛方向时向外下方发展而行，或血管走近黑睛处，均为腰椎疾病。

23. 目白睛面出现深暗红色大斑块，临床脑出血后恢复期常见。

24. 双目白睛上方，左眼在 1—2 时，右眼在 10—11 时，两部位有紫红色血管弯曲向外下方延长，且末端有瘀点，为肩周炎病史。

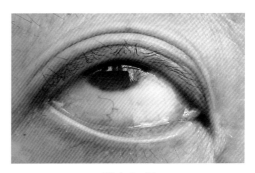

图 1-2-17

25. 双目白睛外下方左目 4—5 时，右目 6—7 时，部位有明显弯曲充血血管向上斜爬行，为内痔疮疾病（1-2-17）。一般左目提示肛门左侧有痔疮，右目提示肛门右侧有痔疮。血管的粗红、多少、分叉，与痔疮核大小数目成正比例。若双目白睛此位出现血管明显怒张变粗，或延长靠近黑睛，可高度提示结肠炎病史，如果患者伴有吃凉食物就拉肚子，可确诊为结肠炎。

26. 女性双目白睛如钟表 6 时，有紫青色血管弯曲延长走向瞳孔内侧方向（图 1-2-18A），且末端有似火柴头样瘀点，可疑似为妇科及胃肠方面疾病（图 1-2-18B）。

27. 双目白睛左目 6—7 时，右目 5—6 时，有杂乱红色细血管向瞳孔方向内侧拓展，为泌尿系炎症病。

28. 双目白睛左目 10—11 时，右目 1—2 时，有一条紫红色血管向瞳孔处延伸发展，且末端有瘀点，可诊断为心胸处憋闷，应积极排除心脏病。

29. 如钟表样目下方 6 点处，有向上走的血管，为胃炎信号（图 1-2-19）。如

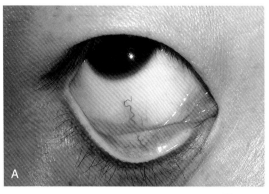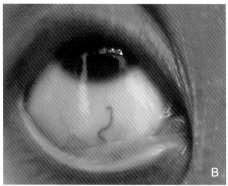

图 1-2-18

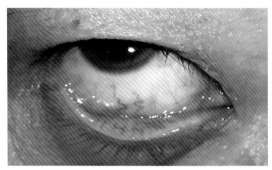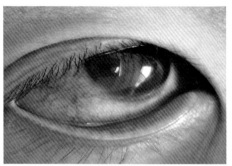

图 1-2-19　　　　　　　　　图 1-2-20

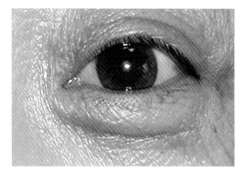

果血管变弯曲明显，又红粗，说明有胃癌切除史。如血管弯曲十分明显，口气如鸡蛋变质味，说明是胃癌无误，应快速治疗不能再延缓。

30. 双目白睛红血丝杂乱布满，为近期劳累熬夜所致（图 1-2-20）。

31. 进入中老年后，脾胃虚弱，眼袋会明显增大影响美观。脾胃功能减弱了，眼袋就形成了。眼袋部位是足阳明胃经的

图 1-2-21

起始之地，与脾关系密切。用《和剂局方》中健脾益气、和胃渗湿的参苓白术散，水煎服，即可慢慢消退肥大眼袋（图 1-2-21）。

32. 目下方如钟表 6 点处，有向黑睛方向呈规律性、弹簧样弯曲血管走势，应积极根据临床是否易腹泻表现，排除直肠癌发生，切记切记!

**古籍经典诊法摘录**

《灵枢·师传》曰："目下果大，其胆乃横。"眼下方大，其人胆气强。

《姚括苍玉管诀》曰："目窥斜视必无良。"一个人习惯双目来回斜视，必定

不是善良之人。

《姚括苍玉管诀》曰："眼中赤脉显者刑死。"一个人双目上方白睛有粗而明显的红色血管走进黑睛，必是大病的先兆信号。

《广鉴集》曰："浓眉为丰资之相，眉内毫长者寿九十。"眉是眼的君，胆的苗，面的表。眉毛又黑又浓为健康之相。而眉毛内生有几根长毛，为长寿眉，说明此人长寿。其实，肾乃发之余，肝肾不分家。临床验证，如果一个青年人出现眉毛内有一两根长寿眉毛，不是健康长寿的象征，而是经常大吃大喝或久服药物伤肝损肾所致，请读者引以为戒，不要认为自豪。而60岁以上的老年人眉毛生有长毫毛才属于正常。其实，不能迷信古人的眉毛中夹有长毫，则寿命可长九十岁之说。《黄帝内经》中，长寿的秘诀在于自我保护，讲究卫生。

1993年北京师范大学校注的《神相全编》中说："交眉必定多。"临床研究表明，两眉距离很近的人，性格固执。女性双乳房对应距离近，易生气，易患乳腺增生病。

《神相全编·卷八》曰："眉粗眼小，福薄。眉小眼大，多贪。眉散乱而少，贫贱。眉垂者，嗜清苦。"译：双眉浓粗厚，而双眼小，这种人遇到挫折往往易于钻牛角尖，常常有轻生或出家的念头。相反，双眉很小而双目大的人，也属于不健康不相称之人。双眉乱散孤立似枪，临床研究发现，此类人易患头痛、腰腿痛及肠胃疾病。双眉低垂形状之人，喜欢清净与世无争的生活。

《月波洞中经》曰："盖眉宇之于人兮，实颜面之奇表。左罗右计而对宫兮，须疏秀而光皎，或一字而过目，或高长而入鬓杪，或弯如新月兮，皆享福而终寿考。"译：眉毛是人颜面的奇表，要左右对称，毛发疏秀色泽明亮，理想的眉毛呈一字或弯月字形盖目，又黑又浓长短适宜，这种眉毛一定是一个幸福身体健康的人。如果一侧眉毛外侧脱落皮色又光，为三叉神经痛引起。如果双眉两侧均有脱落，只有眉中才有眉毛为脑肿瘤信号。眉毛干燥一撮一撮抱团状，说明消化不良，气血亏虚严重。

《神相全编·卷九》曰："目黑似漆，以清秀分，蔚为聪慧体康。"译：眼睛显得清秀，黑而似漆般明亮，炯炯有神，此人一定是聪明健康之人。而眼神似醉似倦呈睡盹状之人，提示此人近期劳累过度或有疾病之象。

《水镜神相》曰："眉长，寿不长，有何说法？"

眉毛不宜早长。二十岁时眉长，则三十岁时夭亡。三十岁时眉长，则四十岁时有凶灾。四十岁时眉长，则五十岁时败家。五十岁时眉长，老吉昌。六十岁时眉长，寿星郎。

译解：多年临床验证，眉毛属肝肾，如果青年人眉长如老人，说明平时饮酒过度，或吃药，或易动怒等伤肝造成，从而眉毛提前变长出现老年人眉毛样子，说明此人肝肾等脏走向衰退。如果老年人眉毛增长，属正常。

《得意歌》曰："两眸中黄白灰色，有疾之相。"一个人两眉之间皮肤发黄色、灰黄色，均为有疾之兆。多为心脾方面有病患。

《何知歌》曰："双眉低垂近眼，贫疾相。"双眉几乎接近双眼之人，临床验证，肝肾功能差，不能饮酒。

《广鉴集》曰："目为心之外户，观其物外而知其内也。"眼睛是心灵的窗户。看其外在的眼神，就知道其内心所想。

《大统赋》曰："竖眉多神则气暴，岂有思维。"眉毛竖直的人，遇不顺心之事，不加思考，易感情用事，性格急躁而好生事。

《孟子》曰："胸中正则眸子了焉。胸中不中则眸子昏焉，眸子不能掩其恶也，善恶在目中偏正，善者，正视神清睛定。恶则斜视不定，神浊。"心胸正，则眼睛明亮；而心胸不正，则双目昏花。眼睛是掩盖不住其内心的恶毒的，一个人的善恶，可以从眼神中去了解，正视的人，神志清爽，眼神稳定，此人必善。而恶人一般总是斜视，并且眼神斜视不定，目光混浊。目乱窜，心乱动。另外，还要明白，人在清醒时神在眼睛里游动，睡眠时，神伏藏在心中。神清的人醒多睡少，神浊的人醒少而睡多。

《太清神鉴》曰："眉重，鱼尾纹多者，喜劳碌。"眉毛比较浓的人，双目外鱼尾纹比较多的人，喜欢皱眉常思考，爱操劳。时间长了，纹就慢慢增多。

《重订通俗伤寒论》曰："凡病至危，必察两目，视其目色，以知病之存亡也，故，观目为诊之首要。"

《内经·素问》曰："肝受血而能视。""目得血而明。""五脏六腑之精气皆上注于目而为之睛。"又曰："目黄者曰黄疸。"

《灵枢经》曰："十二经脉，三百六十五络，血气皆上于面而走空窍，其精阳气上走于目而为之睛。"

《普济方》曰："五脏有病，皆形于目。"

《太平圣惠方》曰："明孔遍通五脏，脏气若乱，目患即生。"

《灵枢经》曰："目者心之使也，心者神之舍也。"又曰："肝病者，眦青。"

《针灸大成·卷九·眼目》曰："偷针眼，视其背上有细红点如疮，以针刺破即瘥，实解太阳之郁热也。"

《医学原始》曰："人之情伪先观目，此心捷报也，心有情，目即露之。"

**临床读书学习笔记摘录目诊法**

1. 早晨起床后，双眼睑水肿，一到下午就减轻，为肾病信号。平时不宜多盐多水，以防给肾脏增加负担而病情加重。因为，多盐多水会使体内食盐浓度稀释后水分贮存在皮下能加重水肿。这样人的泪道就会明显水肿。

2. 青壮年女性双目外眼角出现青色，提示肝气不舒，应排查子宫方面有疾病。

3. 青年女性，眉毛出现干枯而发直者，为血虚、月经不调病。

4. 目白睛肠区对应处上出现绿色点，应积极防止肠梗阻病发生（图1-2-22）。

5. 当瞳孔呈灰色，为视力下降信号。

6. 双目昏羞明，为肝血虚所为。因目依赖五脏六腑精气的濡养，才能发挥目的正常生理功能。

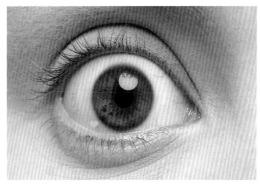

图1-2-22

7. 双目赤肿而痛，为肝火旺盛所致。如果目赤肿痛眼屎多、泪多，用苓桂术甘汤加车前子治之奇效。（民国名医陆渊雷经验）

8. 无论男女，双眉毛粗浓的人，气血旺盛（图1-2-23）。

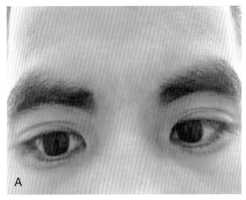
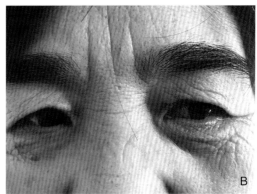

图1-2-23

9. 双眉下垂之人，善于思考。性格与世无争，易出现消化不良（图1-2-24）。

10. 白眼球血管粗而怒张，为高血压信号。若有走进黑睛的趋势，应高度防止卒中的发生（图1-2-25A）。另外，突然间目白睛出现出血斑片状者，为近期劳累引起目衄（图1-2-25B）。

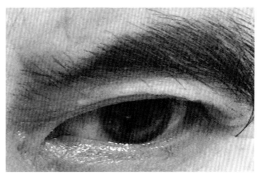

图1-2-24

11. 双目干涩难受，致使频繁眨眼，为目津液缺乏。应用补中益气汤加减治疗，或中成药归脾丸、明目地黄丸。

12. 双眼球疼痛，为血虚或肝火所致。单味夏枯草煎服即可。

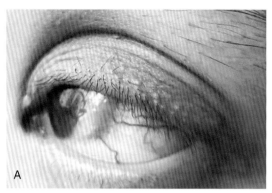
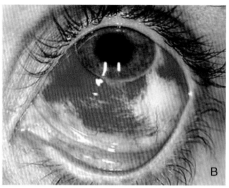

图 1-2-25

13. 双眼周围皮肤出现白色聚集的白色小丘疹，青年女性多于男性，为粟丘疹，也称白色痤疮，用针挑出为发硬的黄白色脂肪粒。临床表现无不舒服感觉（图 1-2-26A）。目周围出现密集小肉瘤样，为汗管瘤（图 1-2-26B）。

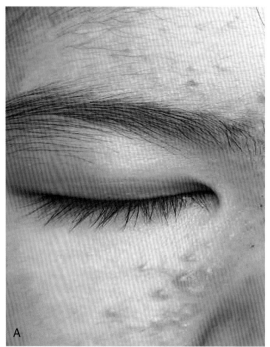
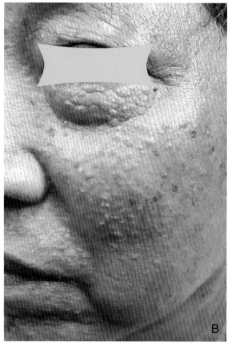

图 1-2-26

14. 如果双目呆视，面色难看，仰天而望叹，表情显得十分痛苦，外界吵闹对其人无影响，说明此人正处于绝望状态，或有轻生的念头，正在思想斗争。笔者临床多年遇到过好几例。

15. 双目内眦发红色，为心火旺盛。

16. 双眼睑皮肤发红黄色，为体内有湿热所致。《脉经》曰："脾之候在睑。"眼睑即眼皮，属脾胃。

17. 双目外眦发青色，为慢性肝病信号。

18. 目周出现红色疼痛小结肿，为眼睫毛囊附近皮脂腺（图1-2-27A）。泪囊堵塞，（图1-2-27B），或者由睑板腺急性感染所致。

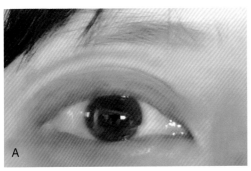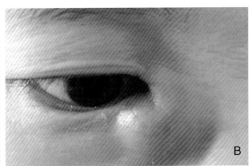

图1-2-27

19. 双眼周呈"熊猫眼"样黑眼圈，一是长期睡眠障碍，二是体内痰饮，三是血瘀循环障碍，四是长期精神压力所致，五是临床发现有遗传倾向。中医治疗以养血化瘀、化痰、保证充足睡眠为原则。中成药：柏子养心丸、血府逐瘀口服液、健脾丸（图1-2-28）。

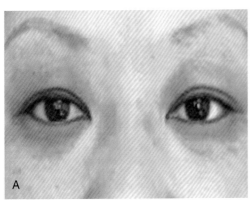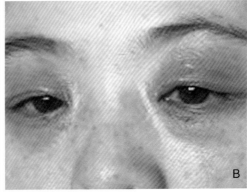

图1-2-28

20. 无论男女，进入中年后，双眼内侧上方出现黄色明显的黄色块状，为睑黄瘤，临床发现一为家族遗传性，二为肥胖血脂高所致，三为体内脂肪沉积过剩所致（图1-2-29）。

21. 双眼白睛过于发白，为贫血。双眼下内膜用手翻开呈苍白色，为陈旧性贫血所致。发淡白色，或靠眼球内一半眼内膜发白，为贫血、脏寒信号（图1-2-30）。

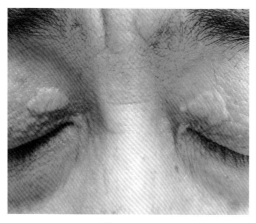

图 1-2-29

22. 如果双目胞水肿明显（图 1-2-31），十指端又发憋胀感，为长期咳嗽形成。

23. 青年男性晨起双目乏力状，双耳垂发青，为夜生活过度劳累所致。

24. 如果咳喘时伴双眼珠突出样，脸也憋得通红，为肺气肿引起。若不咳喘而双眼球外凸，颈项鼓大，为甲状腺功能方面疾病，应加以区别。

25. 久病者，双眼眶明显内陷，说明五脏六腑功能已衰，属于危重病。

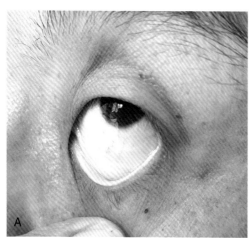
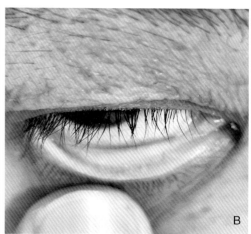

图 1-2-30

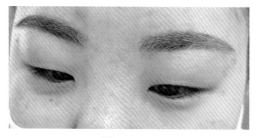

图 1-2-31

26. 患者双目周呈凹陷状，为呕吐、拉肚子、失血、急性病、持续高热等病引起，是五脏精气外脱的表现。

如果患有慢性病，双眼眶凹陷明显，双目无神，面色无光泽，脸消瘦显得颧骨高耸，四肢发凉，颜面表情冷漠，说明此人患有肿瘤、结核等大病所致。

27. 目红多泪，见风就流泪，为泪囊炎，或泪道阻塞所致。

28. 老年人瞳孔变缩小，是肾衰退之表现，不是病症，应加强营养延缓。

29. 进入老年，观瞳孔面出现乳白色斑块状，为白内障信号，或者是增殖性视网膜炎信号。

30. 进入老年，观瞳孔出现青绿色并有反光，这是青光眼的独有特征。并有遗传倾向。

31. 成年人短时间内，出现睫毛增长十分明显，不是美丽标志，而是要积极防止肺部疾病的发生。

32. 如果双眼皮下垂，用力睁眼也难以睁大，为上睑肌发育不良所致。手术治疗是捷径。

33. 双上眼胞肿胀发红（图1-2-32）为脾经风热。下眼皮发红肿胀为胃火积盛。另外，青年人如果晨起偶然出现双眼皮水肿，为熬夜劳累过度所引起。

34. 双目发痒，目涩无泪，为血虚风盛所致。

35. 咳嗽时明显伴有流泪样，为风寒受之严重而剧烈咳嗽所致。

36. 进入老年，双目视物昏而模糊，为肝肾双虚所致。

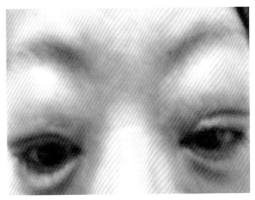

图1-2-32

37. 研究表明，哭而流泪是泪液的分泌。如果一个人为婚姻或其他伤感流泪，泪水中含蛋白质就比较多，用手抹泪会有黏合感。如果一个人失去亲人，或受到挫折流泪过多，就会降低免疫力，有损记忆力，注意力也没有从前集中。如果一个人受外界什么物质气体（如切洋葱）刺激流泪，用手摸就不会有很黏的感觉。

38. 上下眼皮，为脾所主，眼皮水肿是体内水湿停聚的标志，若肿势急而发红为脾热，肿缓而皮松软为脾虚。

39. 进入老年，常出现上下眼皮发肿，是肾阳虚而水湿内停，有时也伴有眼圈发黑。

40. 短时间内双眼白睛发红色，为肺火所致，与红眼病要加以区别。

41. 张景岳认为，人不能远视为阳不足，不能近视为阴不足。而东垣则认为，不能近视者为阳气不足而阴气有余，乃气虚而血盛也。能近视不能远视者阳气有余阴气不足也，乃血虚气盛也。两位医学大家论述相反，使后学者难以从谁。然而，后世大多数医家支持张氏的论述。现在中医认为，不能远视乃气虚血盛，不能近视乃血虚气盛。

42. 白睛发黄为脾胃湿热所致。临床急性肝炎表现最为明显。

43. 高血压患者，短时间内双眼内角白睛出现红色斑点，应积极防止脑中风发生。

44. 双目黑睛看上去暗浊失去光泽，为肝气亏虚。

45. 双眼睑红肿赤烂，为脾经湿火所致。

46. 睫毛、眉毛及头发脱落者，用药不见效，应积极考虑排除甲状腺功能减退。

47. 青年女性双眼下睫毛边缘，与眼下胞相连合处有线状灰黑明亮带，医者以斜45°观察尤为明显。青年女性双眼皮发灰黑色，说明月经不调、白带病症。

48. 双眼睑水肿光亮如"目下有卧蚕"，多为水湿潴留所致。比如风湿之邪袭于表而上先受之，水湿潴留胸颈以上。还有脾阳虚衰，运化失职，水湿会阻滞脾络，目下为胃经所过，脾脏所主，所以，水湿就会随经上犯出现眼睑水肿。

49. 眼皮跳，喜事到。左眼跳财，右眼跳祸。这是老百姓的口头禅。其实，眼皮跳是风邪上犯，因风性主动，眼皮即可随风而动。另外，《金匮要略》有肝主风，外合于筋，肝中风，邪风胜则动的记载，故眼皮跳。陈达夫在《眼科直述》一书中说："眼虽是局部器官，却系脏腑结晶，不能孤立地就眼论眼……目病是经脏生病，有诸内始形诸外，故当详审病形。"

50. 肌肤甲错，双目黯黑，是由于五劳虚极导致经络营卫气血的运行受到阻滞，使血液不能荣于双目，致瘀血内停的目黯黑。《金匮要略》曰："五劳虚极赢瘦，腹满不能饮食，食伤忧伤、饮伤、房室伤、饥伤、劳伤、经络营卫气伤，内有干血，肌肤甲错，两目黯黑，缓中补虚，大黄䗪虫丸主之。"

51. 女性独身易出现下列症状：①目光易发出异样光彩。②各种慢性疾病缠身。③易梦同神鬼乱事。④颧骨部位泛红。

52. 下眼睑皮肤呈现铁青黑色，提示临床为肝郁、脾郁，或近期熬夜所致。临床治疗方用解郁汤、炙甘草汤。

53. 双眼睑肌震颤，为正气虚衰，风邪内动证信号。

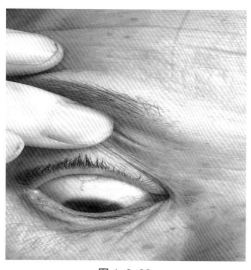

**图 1-2-33**

54. 双下眼睑肥大，俗称眼袋、卧蚕。临床总结：①久咳之人。②体内湿气过重之人。③年龄偏者多见。④肥胖与饮食肥厚者多见。

55. 目上方如钟表12时处，出现有"U"形血管者，应积极防止肝病发生（图1-2-33）。

56. 一目或双目前出现好似飞虫样游行，为目飞蚊症。

57. 双目眼球发红，为红眼病。

58. 下眼皮内膜出现白色小点粒状，或目白睛面出现灰蓝色点者，或目白睛下方胃肠区出现独立黯色者，均考虑为体内寄生虫病。目白睛血管呈粉色，细；血管末端尾呈现粉红色斑，多为寄生虫致贫血病。

59. 双目下眼皮内膜出现鲜红色，泌尿系感染多见。如果出现苍白色，为陈旧性贫血信号。

60. 目上眼皮下垂状，正气虚衰表现，中毒时也会出现此临床表现。

61. 单侧眼皮红肿，多为蚊虫叮咬所致。如果双侧眼皮红肿，多为风邪热毒所致，湿痰风邪上行所致（图1-2-34）。

62. 目白睛生有肉样斑块状，为目胬肉（图1-2-35）。

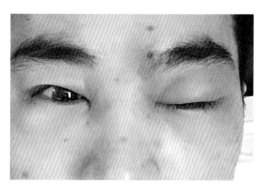

图1-2-34

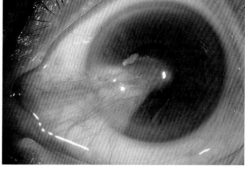

图1-2-35

63. 无论男女，眉毛内出现黑痣者，易腰痛（图1-2-36）。

64. 目内侧白睛内靠黑睛处有不规则缺口，应积极防止食道方面严重病变（图1-2-37）。

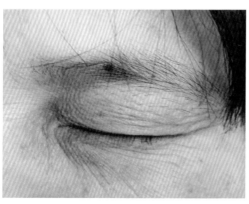

图1-2-36

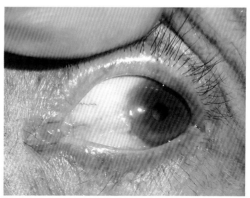

图1-2-37

王念觉教授目诊经验精要摘录

（一）目白睛简易诊断法

1. 目睛发苍白色、淡白色，为气血虚而致阳气不足，贫血史。宜用中成药：人参养荣丸、十全大补丸。

2. 目白睛黄色、淡黄色。多为湿邪郁热。临床多见于胆囊及肝病者。治则：清热退黄。方用：小柴胡汤、五苓散加茵陈、茵陈蒿汤。

另外，对目睛金黄色，应排除急性肝病，或药物中毒，暗深黄色，应排除以上病外，再考虑各种恶变病信号。

3. 目衄。多为熬夜、劳累受热所致。治则：清热瘀血，引血下行。

4. 目白睛蓝色。多为长期缺铁性贫血。短期应排除肝病、外感引起眼病。治则：补益气血健脾。

5. 目白睛上出现有血管走向瞳孔方向，且末端有暗黑色斑块，说明体内有瘀血。药用活血化瘀药治疗。

6. 目白睛上方有灰色样斑点，说明体内有湿，有气滞或血瘀。治则：活血化瘀，除湿解郁。

7. 目白睛面出现出血样红色或紫色点者，多为体内有热、外感高热等疾病。

8. 目白睛上方面出现深黑色斑点者，为陈旧性受伤史信息。

9. 目白睛面出现淡白条样斑，为正气不足气虚信号。治则：补益气血。

10. 目白睛膜皮下出现褐色灰白色条状暗斑，为体内有湿邪，又兼痰滞。治则：祛湿方药中，佐加少量化瘀药。如果条状色暗加重，说明瘀结、痰结较重。

11. 目白睛膜下出现青蓝色条状斑，说明体内有寒瘀。治则：温化活血除湿。条状色越重，说明病症越重。

12. 目白睛膜出现有白色斑块，为阳气不足、气血运行差所致。治则：补阳化瘀行气除湿。

13. 目白睛膜出现有色泽带乌色，或褐色斑块，为体内湿阻气机证，常见于胃炎、支气管炎等慢性病，色斑越发暗，说明有瘀，宜活血化瘀药治疗。

14. 目白睛膜出现蓝色斑，为气滞血瘀，并有痛证出现。

15. 目白睛膜出现黄色斑，为体内有湿邪郁热。临床肝及胃病常见。

（二）白睛血管诊断疾病法

1. 白睛血管鲜红色，为热证。西医认为是组织性缺氧。色泽深淡与热轻重成正比例。

2. 白睛血管鲜红色，带有弯钩者，为郁热性实证。

3. 白睛血管根粗延长一直红色者，为实热证。

4. 白睛血管没有根，或根淡红，为血虚燥热证。

以上四条治则：清热、凉血、燥湿。

5. 白睛血管出现粉红色，为贫血，血虚证。治则：补益气血。

6. 白睛血管出现淡红色，为气虚证。治则：补气养血。方用：生脉饮、保元汤、四君子汤。

7. 白睛血管出现灰色，为痰饮及郁积证。治则：化痰饮，解郁，活血。方用：二陈汤、血府逐瘀汤。

8. 白睛血管出现紫黑色，为热盛证。治则：温阳活血化瘀。

9. 白睛血管出现黑色者，为瘀血证。西医认为是循环性缺氧。治则：温阳活血。

10. 白睛血管出现蓝色或淡蓝色者，为气阻寒证，疼痛证。色泽深浅与证轻重成正比。治则：行气理气，活血化瘀。

11. 白睛血管出现绿青色者，为气滞血瘀兼痛证。治则：温阳活血化瘀止痛。《黄帝内经》皮部论曰："其色多青则痛，多黑则痹，黄赤则热，多白则寒。"

12. 白睛血管出现黯黑色者，为阴寒重而血凝病。临床多见危症。治则：温阳救逆四逆汤。

13. 白睛血管出现绛红色者，为热盛兼实证。治宜：清热凉血活血。

14. 白睛血管出现暗红色者，为热郁血瘀实证。治则：活血化瘀，清热解郁。

15. 白睛血管短期出现比鲜红略淡色者，多见于阴虚发热的低烧病人。治则：补阴清热法。

16. 白睛血管出现浅红如嫩嫩的樱桃色者，为气虚发热的虚火证。治则：清热补中益气。

17. 白睛血管呈粉红或淡淡黯红色者，为血虚发热证。多为出血性病引起。治则：清热补血解郁活血。

18. 白睛血管呈浅浅的黯色者，为血虚证兼少血瘀。治则：补益气血，兼活血化瘀。

19. 白睛血管呈浅红色兼淡黯色者，为血虚血郁热证。治则：补血活血，解郁清热法。

20. 白睛血管淡白色者，临床多见乏力症的气虚血瘀证。治宜：补中益气汤合桂枝汤加减。

21. 白睛血管发青色者，多为气滞血瘀兼痛证。治宜：温阳，活血化瘀。

22. 白睛血管呈紫黑色者，多为气血败绝证，真寒假热证。治宜：回阳救逆法。

23. 白睛血管呈黯粉色，为气虚血瘀证，寒证。治则：补益气血，温阳活血。

24. 白睛血管呈黯红色，为实热，血瘀证。治则：活血化瘀，清热。

25. 白睛血管呈黯灰色，为血瘀痰饮郁积证。

26. 白睛血管呈黯蓝色，为主寒，血瘀重证。治宜：温阳活血兼以止痛法。

27. 白睛血管呈深蓝黑色，为血瘀寒证明显。治宜：温阳活血。

28. 白睛血管呈紫蓝色，色紫主热甚，为热极反寒证。治宜：温阳化瘀。

29. 白睛血管呈紫黯色，为热盛血瘀重证，转寒之虞。治则：清热化瘀。

（三）目白睛血管形状诊法

1. 目白睛杂乱血管中，其中有一条笔直细血管出现，说明病症比较单一，或初起而轻。

2. 目白睛出现弯曲血管角度小，近乎成钩，为伴有郁证。

3. 目白睛血管出现弯钩，为郁证。向上弯钩，为肝气上逆；向下弯钩，为肝气横逆，弯钩长短与患病时间长短成正比。观弯钩色泽，断寒热属性。

4. 白睛脏腑区域血管出现平行状，多为表示该脏腑患病两年；出现 3 条，说明患病 3 年，以此类推。

5. 目白睛血管分叉而行，分为以下几种：

一是分叉代表病情处于发展阶段。分 1 叉，说明病程为 2 年；分 2 叉，说明病程为 3 年。以此类推。

二是如果分叉 1 条血管粗至 0.2 毫米，说明病程已经有 5 年病史。直径为 0.5 毫米以上，说明病程已有 10 年。分叉很细血管，说明患病 1 年时间。

三是分叉角度小，说明病势仍在发展中，多为实证。

四是分叉角度大，也说明病势仍在发展中，但正气虚，多为虚证。

6. 白睛血管交叉而行，为病证涉及两个以上的脏腑，相互干扰作用的病理关系。观察时，看何脏腑之血管在上层，上层干扰下层脏腑。

7. 目白睛血管出现小串环状，为血瘀气滞兼痛证。

8. 目白睛血管形成"8"字状，或绕小圈链环状者，说明病势郁滞，成反复顽疾难愈。

9. 目白睛血管形成网络状穿错者，为气血郁结，内蕴积证。

10. 目白睛血管两侧如同雾绕而穿，为气滞血瘀内风证。临床防止高血压危病。血管狭窄、输卵管狭窄、肿瘤均可见。

11. 目白睛血管如虎尾巴样，一浅一深色泽交替延行者，为痰瘀气结证。临床多见于肿瘤初期。

12. 目白睛血管出现糖葫芦状者，或血管分叉末端有珠状者，为气虚气滞，血瘀痰结，或兼有痛证。临床肿瘤病人也能见到此血管。

13. 目白睛血管超过本脏腑长度的 1/3，为发病时间长。

14. 目白睛血管红而短，为身体健康，或发病时间短病轻。

15. 目白睛血管粗状，为气滞瘀血证。发病时间长，血管色鲜红色，实热证。血管粉红色，气滞燥热证。血管色黯淡，为气滞血瘀。

16. 目白睛血管特细状，为病轻，或近期熬夜劳累。

17. 目白睛血管浮露状，为虚实兼证。而目白睛血管显于膜下深状，为气滞实证。

18. 目白睛血管从目肌内走出有根，为正气旺盛。而白睛血管根淡而虚，为气虚证。

19. 目白睛血管无根状出现，为虚证明显。

20. 目白睛血管根及身枝在同一脏腑，走行平直，弯曲 1~2 条，说明患病时间长，多为慢性胃气虚证候。如果平行 2 条，说明患病两年。以此类推。

21. 目白睛血管根在 A 脏，身头走向 B 脏，为 A 脏病累及 B 脏。

22. 目白睛血管末端呈火柴头状黑色者，为气血郁阻，导致末端气血功能受阻成为小血栓。治则：化瘀化痰，除湿。

23. 目白睛血管末端出现火柴头状为青色者，并高出白睛面，为体内有囊肿信号。

**（四）观瞳孔诊断法**

1. 急病、久病、大病时出现瞳孔缩小，为元气将绝之兆，危证。

2. 久病、大病之人瞳孔散大，为气虚欲脱元气不固之危证。

3. 双目瞳孔大小不一，对光照也无反应收散变化者，为左右目气血失衡，阴阳离决，多见于重证，脑瘤病人。

4. 瞳孔对光照反应迟缓，或对光照瞳孔呆滞，不显变化，均为气机之逆乱的危证。

**（五）观目白睛斑点斑块诊病法**

1. 目白睛黯黄斑，为寒湿郁滞证。

2. 目白睛灰色紫斑，为湿郁气滞证。

3. 目白睛黯灰色斑，提示寄生虫病，血瘀湿郁，瘀邪较重证。

4. 目白睛黯褐色斑，为血瘀、湿热邪轻证。

5. 目白睛灰褐色斑，为湿邪郁热较轻证。

6. 目白睛出现黄色斑，为湿邪郁热证。

7. 目白睛出现黄点斑者，为湿郁化热，气结证。

8. 目白睛出现黄褐色斑，说明湿浊郁热轻证。

9. 目白睛出现黄条斑者，为湿、气滞、郁热较重。

10. 目白睛出现黄紫斑者，为阴虚，湿阻郁热证。

11. 目白睛出现粉色独立点者，常见于体内有结石病者。

12. 目白睛出现蓝色独立点者，常见于气滞寒郁者。

13. 目白睛出现红色独立点者，常见于高血压，或血管壁内有斑块者。

14. 目白睛出现红色空泡独立点者，多见高血压，或肿瘤患者。

15. 目白睛出现淡红色独立肉结者，为气虚高血压；粉红色者，血虚高血压；鲜红色者，为实证高血压。

16. 目白睛血管出现交结或变粗，说明疼痛之疾反复折磨此人。治则：温化血脉。

17. 目白睛出现淡淡黯黄色雾漫状，为肝癌晚期之信号。

**（六）观目诊断人体中毒法**

1. 眼球出现震颤，为巴比妥类药物中毒史。

2. 眼球出现转动障碍，为氯丙嗪类药物中毒史。

3. 白睛汪泪状，血管紫黯色，提示阿片类药物中毒史。

4. 白睛穹隆部红色雾漫，血脉紫黯色，多见于汽油中毒，锰中毒，慢性砷中毒信息史。

5. 瞳孔缩小，白睛血管紫黯色，多为巴比妥类药物中毒，或农药中毒史。

6. 瞳孔缩小成针眼状，白睛血管紫黯色，为阿片类药物中毒，以及相近类毒药中毒史。

7. 瞳孔散大，白睛血脉淡黯色。多为阿托品类等其他药物中毒史。

8. 用光照时，瞳孔反应迟钝，白睛血管淡黯色，为巴比妥类中毒或相似类药物中毒史。

9. 瞳孔散大，光照反应迟钝，白睛血管淡黯色，为严重中毒或离世危兆。

10. 瞳孔先缩小后散大，白睛血管紫黯色为阴阳离决之危证。或者是为中药、川乌、草乌或相近药物中毒。

11. 目上眼皮下垂状，正气虚衰表现，中毒时也会出现此临床表现。

12. 双眼睑肌震颤，为正气虚衰，风邪内动证信号。

**（七）观目辨肝虚诊断法见王氏目诊脏腑区域划分法（图 1-2-38）**

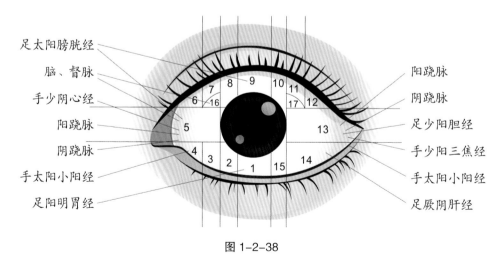

图 1-2-38

1. 双目白睛肝区出现血管微细杂乱，色淡，说明肝气虚信号。

2. 双目白睛肝区血管细而淡，细淡为气虚血管交织曲杂，为胁处有疼痛信号。

3. 目白睛肝区血管娇红色，粗浮无根或血管根淡细，此位又出现娇红漫状色，为肝气虚热兼内风证。

4. 目白睛肝区血管红黯色，弯钩，为热瘀兼痰气郁结证。

5. 目白睛肝区血管红色泡状，为肝腹水，肝郁癥积信号。

6. 目白睛肝区有鲜红色血管上行，为肝火上炎信号。

**（八）观目辨肝虚实夹热诊断法**

1. 目白睛肝区有紫红色斑，或明显血管，为月经不调。

2. 目白睛肝区有殷红色斑，或明显血管，为肝郁，肝气不舒，

3. 目白睛肝区有粉黄色斑，底色殷红，多为"三高"类疾病信号。

4. 目白睛肝区有殷红色打结环状血管，为反反复复之肝气郁结类病症。

5. 目白睛肝区有各类黄色斑，为肝郁日久。

6. 目白睛肝区有白色水肿状斑，或红色细血管呈网状，多为肝阳上亢致眩晕证。

7. 目白睛肝区、脑区出现黯斑，为脑瘀血引起失眠，方用血府逐瘀汤加炒酸枣仁效果好。

**（九）观目白睛心区诊断法**

1. 目白睛心区色淡，血管色也淡，为心气虚证。

2. 目白睛心区黯色，有长条斑块，血管色也淡，为瘀血证。

3. 目白睛心区无色水肿状，红色泡，为水气凌心之实证。

4. 目白睛心区底大红色状，血管绛色，为实热证，心火旺盛。

5. 目白睛心区出现黄色片状，有高出白睛平面肉斑。为湿浊扰心证。如果白睛心区出现淡黄色者，为痰火扰心证。

**（十）观目脾区诊断法**

1. 目白睛脾区血管色淡，又浮，无根，为脾气虚，需询问病人是否有肝病史。

2. 目白睛脾区血管色淡，但粗无根，为脾气虚严重。

3. 目白睛脾区血管色黯淡，根虚，为脾气虚寒证。

4. 目白睛脾区血管娇红色，浮而无根，为脾气虚发热证，也称虚火证。

5. 目白睛脾区血管底部发粉红色，血管粗浮无根，为脾气血均虚，或有发热。

6. 目白睛脾胃区出现黄絮斑，为阴虚，湿阻瘀热证；血管殷红，粗浮无根，多见于糖尿病。

7. 目白睛心区有各类黄色红色肉斑，多为水气凌心之热证。

8. 目白睛脑区部有黯色斑，血管黯色，多为脑部瘀血致头痛，或头晕病症。

**陈达夫以六经为纲要的辨眼病精要摘录**

1. 凡眼暴病，白珠红赤，大眦内血丝较粗，或从上而下者特甚。为太阳病眼病。

2. 气轮（白睛）血丝满布，乾廓，坤廓尤多，羞明流泪，额前痛，目眶痛者，为病在阳明。

3. 目赤羞明，锐眦兑廓血丝较甚，为病在少阳。

4. 肉轮（眼睑）浮肿而软，气轮血丝细碎，或乾坤二廓血丝较多，为病在太阳。

5. 病人突然目赤，坎离两廓血丝较多，不畏光，无眵，而头痛如锥，是少阴表虚伤风，如果目不全赤，坎离两廓仅血丝一二缕，则属于虚。

6. 病人头痛，而风轮随起灰白色翳膜，白珠红赤梗痛，为病在厥阴经。

另外，八廓是说某种眼病发生的表现，并非每个病员都有廓病，更不是一般正常的人也分八廓。古代医著《证治准绳》《审视瑶函》所载八廓部位切合实用。八廓的脏腑归属，以《医宗金鉴》论述最为合理。

**目白睛血管颜色断健康法**

1. 白睛血管呈紫红色，说明热盛伤津，液耗，血液循环不畅而变成紫红色。

2. 白睛血管呈浅淡色，虚证使气血不足，寒证使气血凝滞，血流缓慢，所以血管色淡。

3. 白睛血管呈鲜红色，多为实热证，新生病，血瘀刚始，故色红。若颜色鲜红引人注目，为热邪逼迫血液加速形成。

4. 白睛血管呈黑红色，为热炽血滞，新病转热，所以红兼黑。

5. 白睛血管呈深红色，为病加重，病由表传入五脏。

6. 白睛血管发淡黄色，说明尚有余热。为患者疾病痊愈的征兆。

**《民族医目诊法》摘录**

1. 中老年眉毛呈浓黑，乃肾气充足健康的表现。若出现脱落稀少，为气血虚肾虚。

2. 上眼皮肿胀光亮，为肾水泛上。临床可见失眠多梦。

3. 下眼皮浮软虚肿，为脾肾阳虚。

4. 下眼皮发黑为肾气虚，月经不调，或为孕妇难产信号。

5. 进入老年黑睛周边变灰白，为脑动脉硬化，衰老征象，或眩晕头痛信号。

6. 双目红肿湿烂，为脾胃湿热，肝胆湿热。

**眉毛诊病法**

眉毛反应颈椎病：

因为眉毛的中间眉心位置，是第七节颈椎的一个压力点，如果颈椎一旦出现了问题就会通过这个压力点反映到眉毛上。

眉毛反应颈椎问题：

具体表现：眉心毛孔粗大，眉心的黑头粉刺特别粗大，是因为颈椎压力太大。因为这里反射的是第七节的颈椎的压力点。假如颈椎很不舒服或者压力很大，眉心这个地方的毛孔就会变得粗大。

眉毛高低不平：

两条眉毛出现一高一低，也是颈椎出问题的表现之一。由于颈椎屈度的异常，导致出现各种颜面部的问题。外观上，可以看出脸部眉毛高低不平，鼻梁歪斜，眼睛比例不对称，鼻孔大小不均，嘴角高低不等的现象。而相学曰：此为同父异母之人多见。相学来源于医学，此人从小受后母育养，长期心理受束缚或者受压制，或即使后母再好心里老感觉有怒气，常常出现肝气郁结等现象，目又属肝，由于心情波澜起伏干扰，长此以往就会出现眉毛高低不一。

眉心疼痛：

眉心疼痛是常常伴随着颈椎疼痛出现的，其原因是颈椎骨质增生压迫三叉神经所造成的疼痛。

面鳌黑色，一眼或双目视物有黑色雾遮盖不散，观舌头水淋湿样，脉弦又心悸头晕，辨为水气上冲，蒙蔽清阳之证。为苓桂术甘汤加泽泻治愈为止（《伤寒论临证指要》）。

# 第三节　鼻诊法

鼻子，古人称面王。俗话说，颜面是朵花，全靠鼻当家。鼻位于面部中央，是一个三维锥体，不受任何东西遮盖，它的长短标准应占本人面孔的上中下的1/3。望鼻诊法，就是通过医者观鼻外部或鼻孔内周的色泽纹理、形态来判断一个人的健康与疾病的方法乃至心理活动状态。

另外，鼻子之所以称为面王，是因为足阳明胃经起于鼻部。脾胃属土称中气，五行以土为中心，中气为枢轴，运转阴阳升降，化生四象，中气为土，土合四象，是谓五行。中气既为四气之始点，又为四气之终点。脾胃就是枢转中土，恢复中土之生气。人胃脾运化正常，身体才能健康。

**经典论鼻的生理**

《素问·金匮真言论》曰："肺开窍于鼻。"译解：鼻与喉相通而联于肺，鼻和喉是呼吸的门户。

《灵枢·口问》曰："口鼻者，气之门户也。""肺气通于鼻，肺和则鼻能知臭香矣。"（《灵枢·脉度》）译解：说鼻的嗅觉和喉部发出的声音，都是肺气的作用。

《灵枢·五阅五使》曰："鼻者，肺之官也。"译解：鼻是肺的官窍。

**经典论鼻的病理**

《灵枢·五阅五使》曰："肺病者，喘息鼻张。"译解：肺的病变出现呼吸急促，鼻翼翕动。

《灵枢》曰："五色独决于明堂乎？小子未知其所谓也。黄帝曰：明堂鼻也，阙者眉间也，庭者颜也，蕃者颊侧也，蔽者耳门也，其间欲方大，去之十步，皆见于外，如是者寿必中百岁。"

译解：黄白赤青黑五色变化，能单独从明堂来进行辨别吗？不知道是怎么回事。

黄帝回复雷公说，明堂就是鼻，阙就是两眉之间的部位，庭就是前额（天庭），蕃就是两颊的外侧，蔽是耳前方的部位。以上所谈到的明堂阙庭蕃蔽这些部位的正常表现，应该是端正，宽大丰满，远离十步以后还能看得清清楚楚。如果观察到某个人有以上的表现，他的寿命一定会达到百岁。

《灵枢·本神》曰："肺藏气，气舍魄，肺气虚则鼻塞不利，少气，实则喘喝胸盈仰息。"肺主一身之气，魄寓居在肺气之中，肺气虚就会鼻塞，鼻翼张呼吸不利而气短，肺气实，就会出现胸满气粗，喘喝而仰面呼吸的症状表现。

《素问·五脏别论》曰："五气入鼻，藏于心肺，心肺有病，而鼻为之不利也。"五气入鼻，藏留于心肺，所以心肺有病变了，就会鼻为之不利了。

《灵枢·忧恚无言》曰："鼻洞涕出不收者，颃颡不开，分气失也。"鼻腔涕液下流不能收摄，是颃颡闭塞不开（颃颡即鼻道），分气失职，多伴有鼻塞声重。

《素问·气厥》曰："胆移热于脑，则辛頞鼻渊，鼻渊者，浊涕不止也，传为衄蔑瞑目。"译解：胆的热邪移传于脑，则鼻梁内感觉辛辣发为鼻渊，鼻渊的症状是鼻流浊涕不止，如果日久不愈，则转成鼻中出血和头目不清的临床症状表现。这句经典之诲语，纠正了以往治鼻渊习惯用宣肺通窍法，创立了清胆醒脑论治之法，故临床治疗鼻窦炎时，用龙胆泻肝汤，加桑叶、石菖蒲，水煎服，疗效好。

### 古前贤鼻诊法

1.《灵枢·五色》曰："明堂者，鼻也。"明堂乃鼻及周围区域。此处广阔为寿相，狭小陷者，为易病易夭折相。

2.《灵枢·五色》曰："五色独决于明堂。"五色即：青，赤，黄，白，黑。

3.《望诊遵经·明堂周身部位》曰："欲观气色，先识明堂，欲察明堂，先识部位。"

4.《金匮要略·卷上》曰："问曰：病人的气色见于面部，愿闻其说。师曰：鼻头色青，腹中痛，苦冷者死。鼻头色微黑色，有水气（真武汤治之佳）；色黄者，胸上有寒；色白者，亡血也。"

5.鼻大者，脏气有余，鼻小者，脏气不足，肿起者，邪气盛，陷下者，正气衰。
鼻呼吸时翕动者，肺虚，鼻呼吸时仰息者为肺实。鼻窍孔干燥者，阳明之经病。鼻流清涕者，外感风寒，鼻流浊涕者，外受风热，鼻渊者，脑中热，故涕下渗。鼻衄者，阳络伤，故血外溢。口鼻虚张短气者，肺绝。鼻孔黑燥无涕者，肺绝也。身热目痛鼻干，不得卧者，伤寒阳明经之证也，鼻塞流清涕，发热咳嗽，自汗恶风，伤风也。痰清涕清者，寒未去也。口鼻出血不止者，脑衄也。鼻衄发热，身无汗，口干鼻燥者，邪气实也。鼻衄面黄白，身无热，血出多而不止者，正气虚也（《望诊遵经·诊鼻法提纲》）。

6."凡人面王鼻隧纹人中看上去皆有气，其滋润而明亮者吉，暗而枯燥者凶也。"

《杂病证治准绳·七窍门下》曰："鼻塞不闻香臭，或但遇寒目多寒，或略感风寒便塞，不时举发者，世俗皆以为肺寒。"

7.《灵枢·师传》曰："鼻孔在外，膀胱漏泄，鼻柱中央起，三焦乃约。"鼻孔向外翻，则膀胱功能薄弱；临床发现这种人易失眠腰痛。鼻梁高起的，说明三焦机能正常。鼻诊女见图 1-3-1A，鼻诊男见图 1-3-1B。

8.《灵枢·师传》曰："鼻隧以长，以候大肠。"鼻隧纹深而长，离口两侧距离适中，说明大肠功能正常（图 1-3-2）。

临床研究发现：

（1）鼻隧纹双侧或一侧，末端走流入口。笔者多年临床调查发现，此类人平时反而爱吃温度高的烫食物，硬食

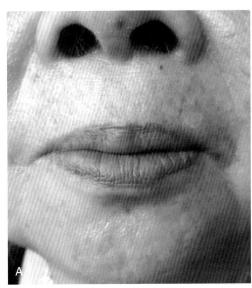

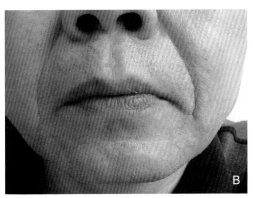

图 1-3-1

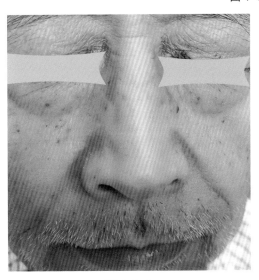

图 1-3-2

物，爱喝酒。提示食道癌信号，或家族有食道癌遗传史。《医学摘粹》讲："腾蛇入口，主饿死，询问必是呃逆病。"（图 1-3-3）。

（2）鼻隧纹自然一侧长，一侧短，见 1-3-4A。一侧深，一侧浅，见图 1-3-4B。临床发现为家族性脑出血信号。

（3）鼻隧纹一侧分叉而行，或分小叉似根须状，临床发现为关节炎信号（图 1-3-5）。

（4）鼻隧纹一侧断裂状发展而行，临床发现为慢性腹泻史。忌凉食物。

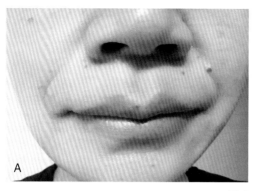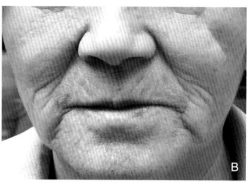

图 1-3-3

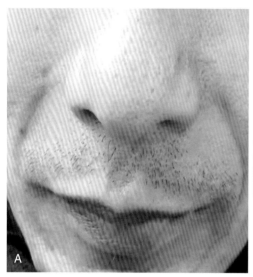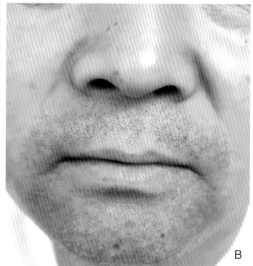

图 1-3-4

见鼻诊（图 1-3-6）。

（5）鼻隧纹双侧加深明显同自身年龄不相配，为此人肾功能差，小便频数。易患便秘，易乏力疲倦，视力差。

9.《素问·刺热篇》曰："脾热病者，鼻先赤。"脾脏发生热病，鼻部先赤色。脾统血，鼻尖也叫鼻准，属脾，为血脉聚集之地。脾出现热，血热则鼻尖皮肤红赤，鼻尖微赤，说明脾经有虚热。热湿风邪也可壅结于肺脾二经，致鼻准发赤色。

10.《形色外诊简摩》曰："鼻黄色而亮者，有瘀血。"鼻子黄带黑色而发亮者，为气虚，气滞寒滞引起的体内有瘀血症，方用桂枝茯苓丸治之。

11.《形色外诊简摩》曰："鼻孔黑如烟煤而燥者，阳毒也。"鼻孔干燥发黑色似烟煤状，为阳毒热甚。

12.《形色外诊简摩》曰："鼻头汗出如珠，为心脾痛极。"如果一个人，鼻

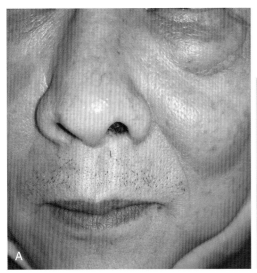

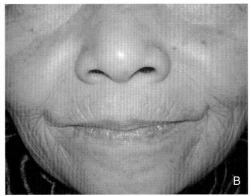

图 1-3-5

头汗出多如珠，说明此人心腹痛正在发作。

13.《望色启微》曰："鼻孔冷滑而黑者，属阴毒冷极。"

14.《望色启微》曰："鼻色发白者，为气虚。""鼻中干燥，气粗衄血，乃脾热传肺。"

15.《望色启微》曰："鼻塞浊涕，属风热。鼻流清涕，属肺寒。"鼻涕浊稠者，为风热，或肺经有火。鼻塞流清涕为风寒袭肺。

16.《伤寒瘟疫条辨》曰："鼻干不得卧，身热又目痛，说明伤寒传至阳明，方用葛根汤主之。"

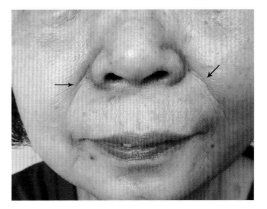

图 1-3-6

17.《灵枢》四十九曰："男子色在于面王，为小腹痛，下为卵痛，其圜直为茎痛，高为本，下为首，狐疝？阴之属也，女子在于面王，为膀胱子处之病，散为痛，转为聚，方员左右，各如其色形。其随而下至胠为淫，有润如膏状，为暴食不洁。

译解：男子病色出现在鼻头上，主小腹疼痛，向下牵引睾丸也发生疼痛。若病色出现在人中沟上，主阴茎疼痛，出现在人中沟上部的是阴茎根部疼痛，出现在人中沟下部的阴茎头部疼痛，这些都属于狐疝、阴囊肿大等疾病。女子病色出现在鼻头上，主膀胱和子宫病变。病色散漫不收的，为气滞引起的疼痛；病色搏聚不散的，为血液凝结而形成积聚病。积聚的表现，有的是方向，有的是圆的，有的在左边，有的在右边，都和病色的表现相一致，病色随之下移到唇部，则为白淫，带下污浊等病变。如果兼见唇色润泽如脂膏样的，为暴饮暴食、饮食不洁之物所引起的疾病。

18.《灵枢》曰："黄帝曰：人之寿百岁而死，何以致之？岐伯曰：使道隧以长，基墙高以方，通调营卫，三部三里起，骨高肉满，百岁乃得终。"

译解：黄帝说，怎样才能知道人活到一百岁以后才会死亡呢？岐伯说，这样长寿的人，鼻道深邃而长，面部的颊侧和下颌等部位的骨高肉厚而端正，营气、卫气的运行调和通畅，颜面上部的额角、中部的鼻、下部的下颌都隆起，骨骼高大而肌肉丰满。有这些表现，才能活到一百岁。

19.《金匮要略》曰："鼻头色青，腹中痛，苦冷者死。鼻头色微黑者，有水气。色黄者，胸上有寒，色白者，亡血也；设微赤非时者，死。其目正圆者，痉，不治。又色青为痛，色黑为劳，色赤为风；色黄者，便难；色鲜明者，有留饮。"

清代医学家尤在泾注释：鼻头，脾之部；青，肝之色；腹中痛者，土受木贼也；冷则阳亡而寒水助邪，故死。肾者，主水；黑，水之色；脾负而肾气胜之，故有水气。色黄者，面黄也；其病在脾，脾病则生饮，故胸上有寒；寒饮也。色白，亦面白也；亡血者不华于色，故白；亡血则阳不可更越，设微赤而非火令之时，其为虚阳上泛无疑，故死。目正圆者，阴之绝也；痉为风强病，阴绝阳强，故不治。痛则凝血泣而不流，故色青；劳则伤肾，故色黑，经曰，肾虚者面如漆柴也。风为阳邪，故色青；脾病则不运，故便难；色鲜明者有留饮，经曰，水病人目下如卧蚕，面目鲜泽也。

20.《脉经》曰："病人鼻下平者，胃病也。微赤者，病发痈；微黑者，有热；青者，有寒；白者，不治。唇黑者，胃病。微燥而渴，可治；不渴者，不可治。"

21.《景岳全书》曰："时流浊涕，而或多臭气者，谓之鼻渊。"

22. 黄疸肝炎多数鼻两侧发黄，舌两边肿大，即是肝肿大信号。

**现代鼻诊病法**

1.鼻梁上长黑斑，为胃肠功能障碍引起。

如果一个人一笑，鼻梁上横纹多，提示肝脏功能弱，一到下午就易出现疲乏腰腿痛。临床发现此类人爱操劳（图1-3-7）。

2.青年男女若鼻子皮肤短时间出现颜色较黑而无光泽，女性早晨起床后眼睑微肿，男性早晨起床后双耳垂发青色，均为夜生活过度伤肾所致。治宜五子衍宗丸、桂附地黄丸。

3.青壮年鼻头出现涂油青黑色泽，提示为猛吃暴饮伤脾胃所致。

4.鼻及鼻周明显出现冷凉者，提示肺胃气大伤。方用理中汤、附子理中丸治之。

5.双鼻孔干燥，呼出气时，手放在鼻孔手感如蒸样明显温度，为肺胃热盛或感冒燥热引起。治宜枇杷清肺饮、三黄汤加减。

6.鼻色发黄而兼黑，出现小便不利，怕冷腰困倦，慢性肾炎病患者多见。

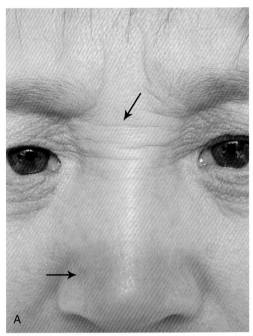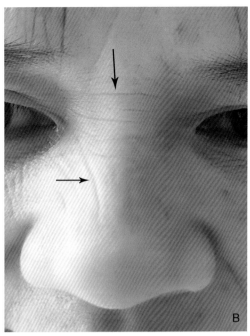

图 1-3-7

7. 鼻及面色灰黑而发黄,为慢性肝病之信号。鼻子无名原因稍稍偏歪,为头痛信号(图 1-3-8)。

8. 伤风感冒,发热咳嗽,伴浊涕下而不止者,为胆移热于脑,鼻渊之病。

9. 遇某些气味刺激后,鼻流水性涕,多为过敏性鼻炎、急性鼻炎,或风寒感冒、流感、麻疹、猩红热等病的前期症状。

10. 鼻出黏脓性鼻涕者,为慢性鼻炎、鼻窦炎。

11. 鼻出豆腐残渣样鼻涕者,为干酪样鼻炎。

12. 鼻涕偶然间带血丝,为伤风,由鼻外伤、鼻息肉所致。

13. 一个人如果每天早晨起床后唾的第一口痰老带血,鼻涕也老带血丝,一侧脸有蚁行感,为鼻癌发生信号。

14. 鼻涕发奇臭味,为萎缩性鼻炎

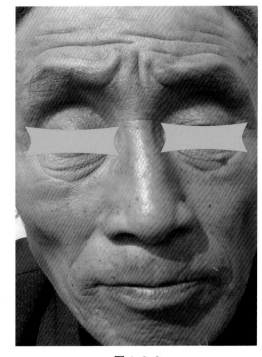

图 1-3-8

信号。

15. 鼻塞阵发，伴鼻痒，清涕，打喷，一阵一阵发作，为寒湿袭肺，肺脾肾虚弱。

16. 鼻塞日久，不闻臭香，多为内伤脏腑，功能失调。

17. 久病，单鼻或双鼻发塞，涕黄浊，量或多或少，反复烦人不止，为肺脾气虚，肾阴虚。

18. 鼻孔痛痒兼之，有溃烂皮损发热，为肺热或脾胃湿热上蒸所致。

19. 若鼻涕水多者，鼻孔发痒明显，稍有痛感，为脾虚湿盛所致。

20. 若双鼻孔无名原因有痒感明显者，应积极排查脑瘤发生。

21. 若双鼻孔干燥发痒，皮肤变粗，为血虚化燥生风，肌肤失养所致。

22. 鼻孔周生小疖肿者，为胃火上炎，热聚生疔。若火热很盛使疔肿增大疼痛引脑，用杜记独角膏外用即愈（图1-3-9）。

《素问·阴阳应象大论》曰："风胜则动，热胜则肿，燥胜则干，寒胜则浮，湿胜则濡泻。"

译解：风动就是游走不定，摇摆，抽搐。热太盛了，就会出现壅肿红肿。燥气偏盛，就会出现干燥。比如，皮肤干燥而枯，大便也干燥，小便短少，口唇干燥，鼻干咽干，乃至九窍干涩，都属于燥。寒盛则浮，寒邪偏盛伤阳气，阳气就不能化水饮。故，寒邪偏盛就造成了水肿（浮）。湿盛则濡泻，濡泻就是湿邪所致大便溏，大便

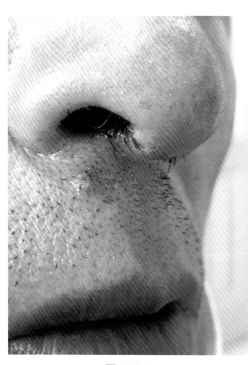

溏。湿气偏盛就黏腻，就易伤脾胃。外湿可以伤脾，脾虚可以产生内湿。内湿外湿都是湿气偏盛,濡者,湿也,易伤脾，就会造成运化失职，便出现了泄泻。

23. 鼻孔黏膜高起肿而红色，为肺胃郁火较重。

24. 若鼻孔呈黑红色而干燥，为瘀邪致燥，或阴虚火旺之症。

25. 儿童和青少年鼻出血频繁发作，为血热妄行，或脾虚不统血所致。

26. 患病日久，面色苍白，头汗，四肢发冷，兼鼻翼翕动者，为肺气损伤严重。

27. 如果产妇出现双鼻孔发黑色，应积极防止恶露上冲发生。

28. 鼻梁感到冰冷，色黑，为体内虚寒所致。

图 1-3-9

29. 鼻子发黄，为胸中有寒气，而发黄带有润色，为康复之信号。

30. 鼻子整个发红肿，为肺经火盛形成。

31. 鼻子整个变硬，为脑动脉硬化所致。

32. 鼻尖发红色或发蓝黄色，按红鼻子用药无效时，提示应积极防止心脏病。《伤寒论》中炙甘草汤为首选方。

33. 鼻梁中间出现竖皱纹理，提示心脏病功能异常。如果一个人同时患有鼻病和心脏病，因鼻病使鼻腔狭窄给氧气不足，应先治鼻病，那么心脏问题就易解决了。

34. 鼻子过于短小，同身高体形不成正比例，提示先天性肺功能差（图1-3-10）。

35. 鼻子过于短小肉又薄者，提示心肺功能极差，易患心肺方面疾病。故，古人有"鼻小骨陷者，主夭"之论。

36. 鼻两侧白色，为积食所致（图1-3-11）。

37. 鼻头增大发硬，并有毛细血管明显者，一是疑为酒渣鼻，二是要排除肝硬化发生（图1-3-12）。

38. 短时间内鼻子发红色明显，应积极检查红细胞是否已经增多。

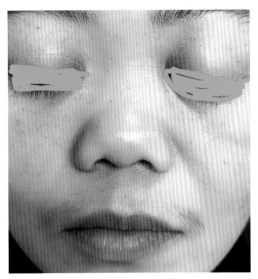

图 1-3-10

39. 鼻沟发红渗油样，为体内缺锌信号（图1-3-13）。

40. 青年女性鼻梁或鼻翼皮肤出黑红色或黄褐斑色素斑块，提示月经不调，或闭经信号。

41. 鼻头发青色明显者，为腹痛正在发作（图1-3-14A）。兼人中皮下有青色斑，为尿管结石引起信息（图1-3-14B）。青壮年男性，尿管结石发作时引起腰痛者也常见。

42. 鼻尖发浅蓝色者，应积极排除心脏病发生。

43. 如果一个青壮年人，鼻尖用手触摸时冰冷，提示体内虚而寒，临床以中成药：附子理中丸、理中汤治之。

44. 鼻梁中央色泽正常，隆起，为三焦功能健康旺盛。若此部位凹陷状，说明三焦功能差。

45. 鼻头薄小而引人注目，为生殖系方面功能异常。

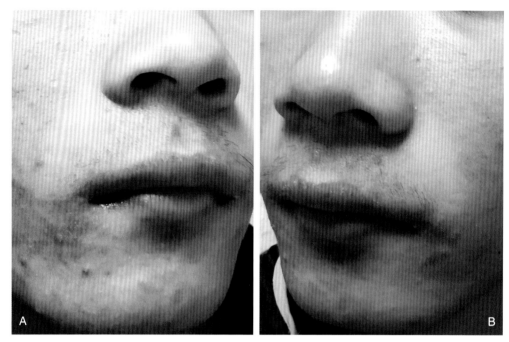

图 1-3-11

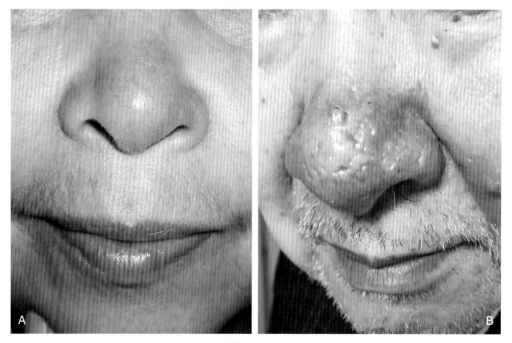

图 1-3-12

46.鼻子上有肿块出现者，提示胰腺或肾脏有疾病信号。

47.双鼻孔大而明显者,异物冷风易进入造成感染,易患鼻炎、咽炎(图1-3-15)。

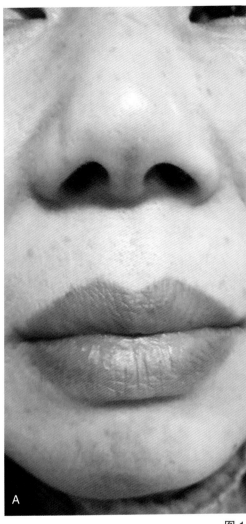

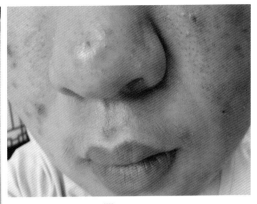

图 1-3-13

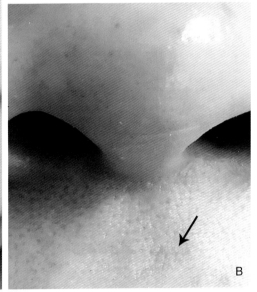

图 1-3-14

48. 鼻梁上皮肤出现黄色皮损，并向双颧骨处发展，为系统性红斑狼疮，此病青年女性多见。

49. 健康人的鼻子是红润有光泽的。如果鼻色发青为寒。发白色为血虚。

50. 鼻梁中部偏歪，是此人脊椎变曲之信号。

51. 如果一个人双鼻孔发嫩样红色皮肤，说明肠炎正在发作。

52. 双鼻孔过小引人注目，易患呼吸道方面疾病，临床研究发现，此人肺活量差，爬楼、比赛性短跑后易气喘急促、胸闷（图 1-3-16）。

53. 鼻梁上出现青色斑块，为腰部受伤，腰椎间盘突出病信号。

54. 鼻梁上出现明显褐色斑块者，为胃病信号。

55. 青年女性鼻翼发红色或有红色皮肤色斑块者，提示闭经、月经不调。

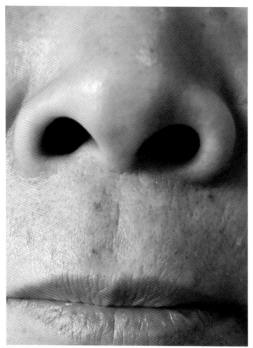

图 1-3-15

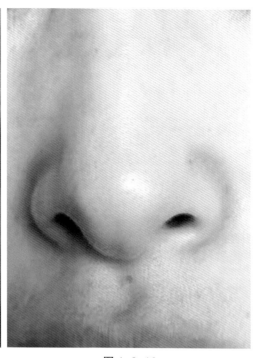

图 1-3-16

56. 鼻子大而鼻头齐，为此人喜欢写作，易患脾胃消化不良病。

57. 女性鼻翼上出现黑痣者，双鼻翼薄，讲话时易翕动，提示易患乳腺增生（图 1-3-17）。

58. 无论男女，鼻尖上有明显黑痣者，提示生殖器对应处有痣。临床验证易腰痛（图 1-3-18）。

59. 鼻子中央明显向两侧凸出肥大，临床验证有家族肺结核病史。

60. 鼻尖鼻翼下弯，给鼻孔明显做个屏障，保护防止异物冷风不易侵犯，为健康长寿信号（图 1-3-19）。

61. 无论男女，鼻子高而挺拔，无肉感。临床验证，男性性格孤僻不合群，女性为习惯性流产，终生无法育孩子。为子宫内膜天生光滑绒毛皱褶很薄弱，

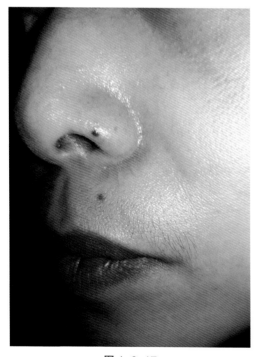

图 1-3-17

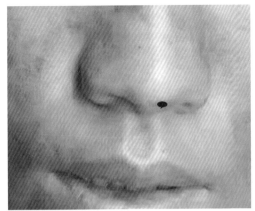

图 1-3-18

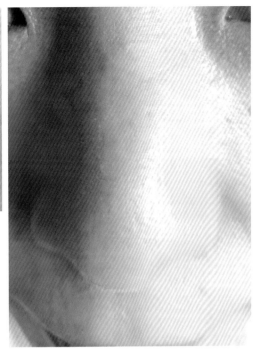

图 1-3-19

故，怀孕五六个月孩儿变大增加重量后悬挂不牢而稍动就会流产。

62. 一个人鼻、口、眼大小相称，眉又浓，双目大，鼻高而圆，双唇也厚，说明此人健康。若一个人鼻子瘦小，说明其身体常常处于亚健康状态下。

63. 鼻子虽然高，而肉薄，提示易患肺疾病，如肺结核。

64. 一个人鼻子发硬，并波及周围皮肤、口、脸颊，讲话时表情僵硬不出现皱纹，以额头最为明显，为面部硬皮病多见。

65. 双鼻孔口发红肿，为肺胃积热所致。

66. 一个人鼻子发黑黄又亮，为体内有瘀血所致。

67. 一个人鼻翼薄小，鼻孔外显，提示肺功能差，如果患有咳喘病比较难治。而鼻翼肥大，鼻孔不外露之人，双肩又宽大结实之人，患有咳喘病，易治。

68. 鼻根色泽发暗色，应考虑排除肝病发生。如此处有烟雾样色泽，建议此人积极戒烟，应考虑肺疾病向严重方面发展。

69. 女性鼻根出现横纹，提示操劳过度，应去医院检查排除子宫方面疾病发生（图 1-3-20）。

70. 鼻子发白，为贫血表现。若青年女性鼻尖出现色白，又有白色小粒，为月经量淡而少的表现（图 1-3-21）。

71. 男性鼻翼发黑色波及人中，为小腹痛到阴茎、睾丸痛。女性为痛经、月经不调。

72. 鼻子上下几乎一样宽阔，相学称其"狮子鼻"，女性多见，提示健康、性格开朗。

73. 鼻小面小，不成正比例，提示易患痔疮（图 1-3-22）。

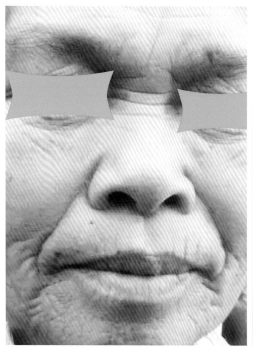

图 1-3-20

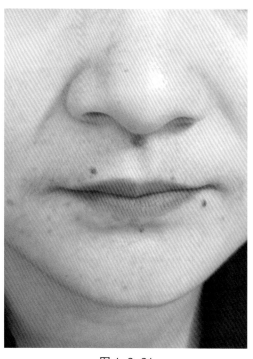

图 1-3-21

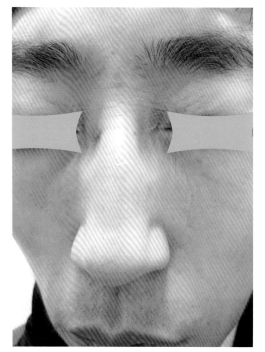

图 1-3-22

### 古人相学论鼻说健康精选

相学来源于医学，来源于人体生理结构的生理特征表现。这是笔者多年研究的浅薄认识。读者只要认真阅读以下古代现代医家，对鼻子诊法的分析认识，看到相学论鼻时，一定会做出"相学原来不是迷信的认识"，而是真正的实用规律科学，懂得了这个原理，你的诊病技能才会步入上乘，才算学问做到了家。以上经验此言不出前贤书，是笔者研究心之识。

摘录部分宋代陈抟所撰的《神相全编·卷八》对鼻论述如下：

1.惟鼻高者号嵩岳，以居中为天柱而高矗。梁贵乎丰隆贯额，色贵乎莹光溢目。

译解：鼻子称为嵩岳，以鼻中央称

为天柱，天柱的上面接着天庭。鼻子最好是要高隆，一直贯通至额部。鼻子的色泽，最好是莹光温润，光泽溢耀。鼻乃面王，一身之主。

2. 窈小悭劣，头低孤独。青黑多凶，黄明广福。

译解：鼻孔小的人，呼吸不是多么畅通，其性格多数是吝啬小气。鼻子尖薄小而低下之人，其人生育功能极差导致无子女，老年就会无依无靠而孤独。一个人鼻子的色泽青呈黑色，就会出现疾病的祸端。如果鼻子的色泽呈黄明色则佳，必定是健康有福之人。

3. 准头隆起，诚信，法令深者，严肃。鼻子尖薄，悭吝小缩。

译解：鼻头是一个人的面部主要部位，也是标本之象征。如果鼻头端隆而高，色泽红润，其人是一个讲诚信的人。法令纹（医学上称为鼻隧纹，笑纹，是鼻子两旁的下行皱褶纹理，35岁以后才会出现），纹理又深又长，不间断，粗细一致而明晰，说明此人性格严肃而长寿。如果一个人鼻尖小而薄弱，此人一生会疾病缠身，性格小气吝啬斤斤计较。

4. 鼻头似悬胆，鼻兮高山，要白于面。梁峻准见明圆，智誉兮名资大炫。窈小而头低尖曲，庸兮性多孤。

译解：一个人鼻子尖要像悬胆一样，鼻子要像高山一样高耸，色泽要像颜面一样润泽而无斑点。鼻梁峻起，鼻头形状又圆，色泽红润，这样的人，必为健康聪慧者。肺开窍于鼻，而鼻孔小，鼻尖小而低垂下曲之人，必然是一个身体不健康的信号，其人性格古怪，老年也不合群孤寡。并长期患有支气管咳喘疾病。临床实践证明准确率高。

5. 切防唇上两侧纵纹、法令入口兮、终饿死之必然（《神相全编·卷八（何知诀）》）。

译解：口鼻两侧纵纹，相学叫法令纹。《灵枢经·师传》称口鼻两侧纵纹为鼻隧纹。是说有明显此纹末端走流入口内的人，提示以后会患有食道癌疾病后，不能吃饭，会饿死。《医学摘粹》一书也有"腾蛇入口，主饿死，询问必是呃逆病。"的描述。

《史记·游侠列传》中的汉代著名大侠郭解，他的外婆许负人称天赐奇女，尤善面相，精通《周易》，对天文、方术、地理、医学、武术皆通。公元前202年，被汉高祖刘邦封为鸣雌亭侯，时年许负才19岁。她小时候在门外玩耍，偶有一白发老翁对她说，小姑娘，我能否向你讨碗水喝？等许负端碗茶水出来，却不见老者，当她左右呼喊老爷爷时，忽然发现自家门前石狮子底座上用石头压了一本书，上前一看，书面上写着"心器秘旨。"旁边用小楷写了几句短句："天道暗，莫负谁？相人者。其慧眼。群雄起，天下乱，慎相之，助君贤。"

她得到此书后认真学习，后在实践中百看百准，名声鹊起大震。为了不辜负老者的用心，她并将自己的原名莫负改为负。后随之名声大震，很快传到咸阳。有一次，许负为大将军周亚夫（也称柳亚夫）看相说：“将军大约九年后会饿死。”亚夫一听大笑道，“国太开玩笑吧，我听说天是一个大天，人是一个小天，我如此权贵，怎么会饿死呢？”许负指着柳亚夫鼻外侧走入口中的鼻隧纹说，“将军有纵纹入口，此当为饿死之征兆也，如不相信，且拭目以待！”

旁边有人问道，那应如何防止发生？许负答：“应罢官，薄食，方可免之。”柳亚夫本人及同僚根本不相信。仍然大吃大喝地我行我素。果真九年后，柳亚夫因无法进食而终。临死前告诉家人及御医，他死后一定要剖开他的胸脯，看看到底什么东西阻碍他难以美食，要了他的命，引以为鉴，启示后人戒饮烫酒，暴食。经君王和柳亚夫家属同意后，御医剖解他胸脯发现，柳亚夫食道上长了一个不规则的巨大肿块。

相传宋代开封城内有个木匠，有一天他感觉自己吃饭吞咽困难，一天比一天严重，临死前告诉自己的两个徒弟，死后一定要剖开他的胸脯看个究竟，结果发现食管上长了一个鸡蛋大小的不规则肉瘤。两个徒弟为了表示对师傅的孝心和敬拜，便把他们养的唯一的一只大白鹅杀掉，把白鹅的血倒进放有师傅食道上肿瘤的碗内，放在师傅的灵堂前以示祭奠。第二天一看，肿瘤竟然泡在鹅血中化去了一大半。受此启发，有心人就把鹅血让患食道患病的人饮用试试，结果证实确有很好疗效。

中医认为，鹅血味咸性平，可解毒。《本草求原》：“苍鹅血，治噎膈反胃，白鹅血能治吐胸膈诸虫血积。”《中医食疗学》也有“杀鹅取血，治疗食道癌，每次用 10～15 毫升，乘热饮之”的记载。哈尔滨医科大学肿瘤研究所选用北方鹅血，进行了实验，研究表明，生鹅血及冻干鹅血粉，对消化系统癌症效果可靠，花费少，对延长患者生存期有一定效果。现在临床应用时，没有白鹅血时，白鸭子血也有疗效。

另外，多年临床发现验证，有个别食道癌患者鼻隧纹并没有明显地走流入口角内，而有杂乱无章纹理生于口角。

**古籍经典诊法摘录**

《惊神赋》曰：“女子鼻仰唇牵，贫相。”女性鼻孔仰露明显好似牵扯口唇的人，属于不健康陋相之人。

《通神万全气色篇》曰：“赤色忌浸法令，酒色身亡。”如果一个人短时间内口鼻两侧鼻隧纹理出现赤色明显者，就说明其人酒色过度，是危及生命的信号。

《海底眼》曰：“夫鼻者，运五脏之精华。肺之苗。肺虚则通，而色莹光明，无病多吉；肺灾则塞，而色惨黑暗，大患至，而多凶。若见鼻色惨黑暗者，大病速至，病人最怕此色。”

译解：鼻子乃面部之表，运通五脏之精华，是肺的苗，肺虚就通，通就色莹光明，这样的人就会无病健康，如果有肺炎鼻就塞而不畅，就会鼻色泽惨暗，就会有大病

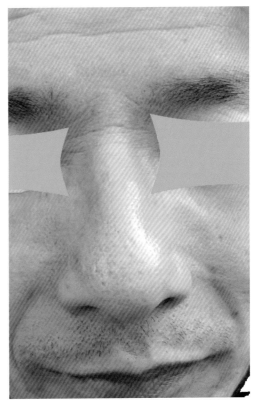

的来临先兆。鼻子色泽惨黑，说明人就有病，久病之人最怕这样的鼻色出现。

《海底眼》曰："鼻大面小，主内不调，性懒惰。"一个人面容窄小，而鼻子很高大，说明其五脏之肺不合身躯成正比例。而见性格好吃又惰又懒，怕吃苦。同时，临床研究发现，这种人易患严重痔疮（图1-3-23）。

《证治准绳》察鼻曰："鼻头色青者，腹中痛，苦冷者死。微黑者水气，黄色者小便难。白色者为气虚，赤色者为肺热，鲜明者有留饮也。鼻孔干燥者，属阳明之热，必将衄血也。鼻孔干燥，黑如烟煤，阳毒热深也。鼻孔冷滑而黑者，阴毒冷极也。鼻息鼾睡者，风温也。鼻塞浊涕者，风热也。鼻孔扇张者，为肺风，肺绝而不治也。"

《赤水玄珠·望色》曰："鼻色青，主腹中痛，若冷者死。"一个人鼻子发

图 1-3-23

青色，说明腹痛正在发生，如果加之鼻子冰冷没有温度，说明病危及生命。

乌鼻症、乌尖鼻与乌嘴的病人常见，病因为血虚经寒，治疗温经散寒有效。以当归四逆吴茱汤治之。

《医门法律》望色论鼻曰："鼻头色青，腹中若苦冷痛者死，此一语独刊千古。后人每恨《卒病论》亡，莫由上溯渊源，不知此语工其大旨也。盖厥阴肝木之青色，挟肾水之寒威，上微于鼻，下微于腹，是为暴病，倾之亡阳而卒死耳，其谓鼻头色微黑者有水气，又互上句之意。色黄者胸上有寒，寒字《伤寒论》中多指为痰，言胸有积痰也。色白者之血，白者肺之色，肺主上焦，以行营卫，营不充则鼻色白，故知之血也。"

《脉因证治》曰："酒渣鼻，乃血热入肺，齄鼻息肉，乃肺气盛。"一个人鼻子出现红鼻子色泽，说明肺中有热。鼻孔内生有息肉，为肺气过盛所致。方用：四物汤加酒炒黄芩、红花，水煎熬服治之。外用鼻息肉方：枯矾研末调为膏，绵裹塞鼻内，日数次用，慢慢会自消。

《都契医库》曰："一个人短时间内感觉舌头不舒服，上伸舌头时，舌尖努力上翘，若舌尖同鼻尖不在一条直线上，应高度防止脑中风发生。若伸手拿筷子、纸

张，抓拿无力易掉在地上，走路也歪斜不正的样子，应积极去医院排查中风发生防治，千万不可大意。"

# 第四节　面诊

**经典古籍诊法摘录**

《素问》曰："视其外，以知其内脏，则知所病矣。"《灵枢·论疾诊尺》曰："从外知内。"

《丹溪心法·能合色脉可以万全》曰："欲知其内，当以观乎外，诊于外者，斯以知其内。盖有诸内者，必形诸外。"又曰："诚能察其精微之色，诊其微妙之脉，内外相参而治之，则万全之功。"《神相全编》曰："头面乃一体之尊，精神之表，百骸之长，六阳群集之府，喜怒哀乐无不流露于此。"

望诊学是一种最为简便最直觉的诊病方法之一。它应占医者诊断疾病的80%左右，尤以身体暴露部位，以彰于头面和手掌，以及人的动作形态与肢体语言。

一个人生活活动在社会大家庭里，就会必然受到社会这个系统的影响。比如，人的思想、生理、心理、压力、矛盾、饮食、七情六欲及工作学习生活环境等。这些必然会使一个人在双手掌及面部五官，身躯四肢形成一个阳性反应物符号。把这些阳性反应物加以临床反复锤炼弄清楚，就可以对人疾病像天气预报一样，进行预示性的分析后加以防治。所以，望诊是一门实用的学问，也是作为一个健康工作者必须了解掌握的，要想在中医领域或养生领域内达到比较高的水平，就必须学习被中西医同时列为四诊之首的望诊法。《千金方》一书在开卷就对望诊做了"大医习业第一"的硬性规定：望而知之谓之神。说明望诊乃是中医上乘之工。《难经》也称望诊是中医"望闻问切"诊断疾病之首。比如，一个人心灰意冷时，他当时的外表神情必然是枯而呆滞。

《素问》曰："肺热者色白而毛败，心热者色赤而络脉溢，肝热者色苍而爪枯，脾热者色黄而肉蠕动，肾热者色黑而齿槁。"译解：肺脏有热的，面色发白而毛发败坏。心脏有热的，面色发赤而络脉充溢。肝脏有热的，面色发青而爪甲枯槁。脾脏有热的，面色发黄而肌肉蠕动。肾脏有热的，面色发黑而牙齿焦槁。

《素问·上古天真论》曰："五七阳明脉衰，面始焦，发始堕。"就是说在通常情况下，女性35岁，就会颜面出现焦色，即黄褐斑，发也开始慢慢脱落。所以，医学上把35岁以上孕妇称为高龄产妇。而男性则会出现双耳枯焦色，均为黑色素沉淀所致。故，男女用补肾方法再适量加活血药均有效果。

《灵枢》曰："癫疾始生，先不乐，头重痛，视举目赤，甚作极已，而烦心，候之于颜，取手太阳，阳明、太阴、血变而止。"

就是说，癫痫病要发作时，病人先出现精神郁闷而不喜悦，头部沉重疼痛，两目直视而发红。

发作厉害时，病势危急；发作过后，感到心烦。诊断时，主要观察额部的色泽来推断病情。治疗时，应当取手太阳小肠经、手阳明大肠经、手太阴肺经的腧穴针刺放血，等到放出血液的颜色转为正常，才能停止针刺。

《灵枢经》卫气失常篇曰："色起两眉薄泽者，病在皮。唇色青黄赤白黑者，病在肌肉。荣气濡然者，病在血气。目色青黄赤白黑者，病在筋。耳焦枯受尘垢者，病在骨。"译解：病色出现在两眉之间而光泽较少的，是疾病发生在皮肤。口唇出现青、黄、赤、白、黑色泽变化的，是疾病发生在肌肉。由于营气外泄，皮肤汗多而湿润黑色的，是疾病发生在骨。

《伤寒论》《脉经》曰："……人恐怖者……其面白，脱色也。""……人愧者……面色乍白乍赤。"

《医门法律》望色论曰："《刺热篇》谓肝热病者，左颊先赤，心热病者，额先赤，脾热病者，鼻先赤，肺热病者，右颊先赤，肾热病者，颐先赤。病虽未发，见赤色刺之，各曰治未病。"

《医门法律》望色论曰："凡诊病不知察色之要，如舟子不识风汛，动罹覆溺，鲁莽粗疏，医之过也。故，察色之妙，全在察神。血以养气，气以养神，病则交病。失睡之人，神有饥色，丧亡之子，神有呆色，色素自神失所养耳。"

《金匮要略》曰："若面热如醉，此为胃热上冲，熏其面，加大黄以利之。"

《石室秘录·论气色》雷真君曰："看病必察色，察色必观面，而各有部位，不可不知。"

从人的脸面不仅可以反映出人的心理状态、智力，更主要的是能通过脸面气色看出一个人的健康状况。而人的面孔也能反映出人的内心活动和心理习性。

《诸病源候论·十八》曰："面青颊赤，眼无精光，唇口燥，腹有块，日日瘦损者是痞。"

《神相全编》曰："面无肉而焦枯兮，橘皮破兮，少子。"脸色焦枯无肉之人，皮肤也像橘子皮那样破露之人，这种人生育功能差。临床验证，这种人双耳也干瘪而枯色呈灰暗色。

《中藏经》曰："脾病，面黄，体重，失便，目直视，唇反张，手足爪甲青，四肢逆，吐食，百节疼痛不能举，其脉当浮大而缓，今反弦急，其色当黄而反青，此十死不治也。"

《金匮要略》开篇第三节望闻曰："病人有气色见于面部，愿闻其说。师曰：鼻头青，腹中痛，苦冷者死；鼻头色微黑者有水气，色黄者，胸上有寒；色白者，亡血也。设微赤时者死，其目正圆者，痉，不治。又色青为痛，色黑为劳，色赤为风；色黄者，便难；色鲜明者，有留饮。"鼻部内应于脾，鼻青色，又见腹中痛，则为肝邪乘脾；鼻出现微黑，水色为黑，此属肾阳衰弱，寒水凝聚不化之象，故主水气之病。黄色土色，内应于脾，若面色暗黄，为主脾气衰弱，谷精不能四布，水饮停于胸膈之间，所以主胸上有寒。若面色白者主亡血；色青为痛，因青为血脉凝涩不通，所以青色主痛。色黄便难，面黄为脾虚不运，津液不布，不能滋润大肠，而主便难。色鲜明者有留饮，面色鲜明为水饮内停，溢于皮表，面部水肿，故见面部明亮光泽之色。

《素问》刺热篇曰："肝热病者左颊先赤，心热病者颜先赤，脾热病者鼻先赤，肺热病者右颊先赤，肾热病者颐先赤。"

《河间六书》察色论曰："若乃肺风而眉白，心风而口赤，肝风而目青，脾风而鼻黄，肾风而肌黑，以风善行而数变故尔。肝热而左颊赤，肺热而右颊赤，心热而颜赤，脾热而鼻赤，肾热而颐赤，以诸热皆属火故尔。以至青黑为痛，黄赤为热，青白为寒，以九气不同故尔。鼻青为腹水，黑为水气，白为无血，黄为胸寒，赤为有风，鲜明留饮，而五色取决于故尔。"

《管格人论渊奥赋》曰："猴面之人，贫相。"长相像似猴脸之人，为先天性遗传所致。调查研究表明，多为麻风病人后代遗传。

《灵枢经》师传曰："原闻六腑之候。岐伯曰：六腑者，胃为之海，广骸，大颈，张胸，五谷乃容。鼻隧以长，以候大肠。唇厚人中长，以候小肠。目下果大，其胆乃横。鼻孔在外，膀胱漏泄。鼻柱中央起，三焦乃约。此所以六腑者也。上下三等，脏安乃良矣。"

《石室秘录》曰："看病必察神色，察色必须观面……其间之更妙者，在察五色之有神无神而已，色暗而神存，虽重病亦生，色明而神夺，虽无病亦死。"有神的面色，含蓄明亮，为健康之色，即使生病也并不严重，无神的面色，暴露晦涩，这是病态的颜色。

《灵枢经》五阅五使篇曰："肝病者眦青，脾病者唇黄，心病者舌卷短颧赤，肾病者颧与颜黑。"

《灵枢经》逆顺肥瘦篇曰："瘦人者，皮薄色少，肉廉廉然，薄唇轻言，其血清气滑，易脱于气，易损于血。刺此者浅而疾之。"《外诊法》注："皮薄色少，秉天气之足也。肉廉廉而瘦洁，薄唇轻言，秉地气之不足也。血清者水清浅也。气滑者肌肉薄而气道滑利也。"

《神相全编》曰："凡人颜色如变，是非已分。"一个人的喜怒忧思，可以改变其脸色，故通过一个人的神色可以推知其内心之所想。

《灵枢经》曰："十二经脉，三百六十五络，其血气皆上于面而走空窍，其精阳气上走于目而为睛，其别气走于耳而为听，其宗气上出于鼻而为臭，其浊气出于胃，走唇舌而为味。其气之津液皆上薰于面，而皮又厚，其肉坚，故天气甚寒不能胜之也。"以上说明，人不仅心之华在颜面，而且其他脏腑的精气，也通过经络而上荣于头面。这是人冬季面部显露于外，其经络丰富，气血充盈而不怕冷的主要原因。

《烛誉经》曰："山根川纹印上，数损忧遂。"印堂山根处有明显川字纹的人，此人常常善于思考所形成。临床验证，思出于心而应之于脾，易患消化方面病。

《丹溪心法》黑白人药食禁忌曰："凡面黑人不可多服黄芪，以其气实而又补之也。面白之人不可多服发散，以其气虚而又亏之也。面白人不可饮酒，以酒耗血之故。"

《证治准绳》察色要略曰："《黄帝内经》曰心热则颜先赤，脾热则鼻先赤，肝热则左颊先赤，肺热则右颊先赤，肾热则颐先赤。若赤而青，赤而黄，为相生，则吉。如赤而黑，为相克，则凶。经言赤如鸡冠者，如衃血者死。盖准头，印堂有赤气枯夭者死，明润者生也。如肺病见赤气者，则难治。"

黄色属土，主湿，乃足太阴脾经之色。黄如橘子明者，热也。黄如熏黄而暗者，湿也。凡黄而白，黄而红，相生则吉，若黄而青相克者，则凶也。《黄帝内经》曰："黄如蟹腹者生，黄如枳实者死。若准头、年寿、印堂有黄气明润者，病退而有喜兆也。若枯燥而夭者死。凡病欲愈，目眦黄也，长夏见黄白则吉，若黄青则凶者。"

白色属肺金，主气血不足也，乃手太阴肺经之色。肝病见之难治。《黄帝内经》曰："白如豕膏者生，白如枯骨者死。凡印堂、年寿白而枯夭者凶，白而光润者吉。若白而黑，白而黄相生，吉也。若白而赤，相克，则凶矣。凡伤寒面白无神者，发汗过多，或脱血所致也。"

黑色属水，主寒，主痛，乃足少阴肾经之色也。凡黑而白，黑而青，相生则吉。若黑而黄，相克则凶。《黄帝内经》曰："黑如乌羽者生，黑如炲者死。若准头、年寿、印堂黑气枯夭者死，黑中明润者生也。黑气自鱼尾相牵入太阴者死。黑气自从鼻翼经口角的法令、人中入口者死。耳目口鼻黑气枯夭者死。凡面、准头、命宫明润者生，枯暗者死。若心病见黑气在头者死也。"华佗曰："凡病人面色相等者吉，不相等者凶。如面青目白、面赤目青、面黄目青、面赤目白、面白目黑、面黑目白、面白目青，皆为不相等，故曰凶也。相等者，面目俱青、俱红之类也。

《证治准绳》察目曰："凡目睛明能识见者，可治。睛眼昏不识人，或反目上视，或瞪目直视，或目睛正圆，或戴眼反折，或眼胞陷下者，皆不治也。凡闭目而欲见人者，阳证也。闭目而欲见人者，阴证也。凡目中不了了，睛不和，热甚于内也。凡目疼痛者，属阳明之热。目赤者，亦热甚也。目瞑者，必将衄血也。白睛黄者，将发身黄也。凡病欲愈，目眦黄，鼻准明，山根亮也。"

《何知诀》曰："面色如橘皮，口撮似吹火，人中浅缩短，黄晦面似啼，双目焦枯如鼠耳。"头是全身之主宰，四肢的元首，面及身之表，发乃血之余。一个脸色粗糙枯黄的人，口像吹火一样，人中又浅又短，双目昏黄，面容像哭泣一样，双耳干枯又小，形似老鼠耳朵。这样的人，肝肾功能极差，且生殖系统弱。

《钦定古今图书集成》曰："人之骨法中贵者，莫出于头额之骨；头额之奇者，莫出脑骨，或枕之人有枕骨，犹如山石有玉，江海有珠，一身以此可辨荣显康也。枕骨丰起者，壮健，低陷者，贫相不康也。"人的骨法中最重要的是头骨，额骨枕骨宜长得奇特丰满，成年人的枕骨健与差，就像山上的石头，里面会有玉石，江海里有珍珠一样自然体健，凡枕骨丰隆耸起，必是健康聪明之人，如果枕骨凹陷，必是属先天性体质较差之人。

《博物汇编》曰："少年额阔平无纹，助眼身壮倍精神。"青少年额头部宽阔平展，没有皱纹，说明此少年双目炯炯有神，身体结实精力旺盛。

《博物汇编》曰："朝观气色非虚诈，吉凶可辨须详细，膜肺腑中多不假，若得知之吉凶，无不应矣。"观一个人的气血色泽好坏，所选择时间应该是早晨起床不做任何运动最好，要仔细观察才行。因为一个人的肺脏里健康状况全反映在此。懂得了这个道理，使用起来是准确的。比如，观其人口角处有明显的黑青色，提示有大病发生信号。腮部发黑，说明脏腑功能失调，下眼睑呈青色，说明夜间多梦，或心事多，没有休息好。

《通神万金气色篇》曰："黑气若穿五窍，身陷幽冥。"一个人脸上的五窍充满了黑气，说明这个人有危及生命的大病。

《相学》曰："印堂发黑，非病即实。"用中医学来说，一是说明肾脏中水寒气上泛所致。二是说此人血脉严重瘀阻不通畅所致。前者治疗应补精血，把上泛之肾水收纳下来。后者应用理气活血治则，让气血活跃起来即可。

另外，印堂也属心，从心理学来说，临床上如果一个人目前有巨大的压力，额头就会出一朵黑团色相。并非是看相，应加以区别。

《达摩五官健康总论》曰："五官者，一曰为采听官；二曰眉为保寿官；三曰眼为监察官；四曰鼻为审辨官；五曰口为出纳官。五官相称，其贵老终。"

采听官——耳须要色鲜，高耸，过于眉，轮廓完美贴肉，敦厚，风门宽大。

保寿官——眉须要宽广清长，首尾丰盈，高居额中。

监察官——眼须要含藏不露，黑白分明，瞳子端定，光彩射人，目睛清亮无浑浊色。

审辨官——鼻须要梁柱端直，印堂平阔，鼻形似悬胆齐如截筒，色鲜黄明。

出纳官——口须要方大，唇红端厚，角弓开大合小。

译解：

健康采听官——耳须色泽要色鲜，并高耸，上端的顶部要超过眉毛的高度，耳的轮廓要完全贴肉，并且敦厚，耳孔还要宽大。

健康保寿官——眉须要宽广清长，眉头首尾都要丰茂而盈，眉要高居在额中。

健康监察官——眼须要含藏不露，眼珠要黑白分明，瞳子端正稳定，光彩照人，目睛清亮无浑浊色。

健康审辨官——鼻梁柱端正挺直，并且在双眉中间，中正之下，鼻梁之上即印堂要平坦开阔，整个鼻子要高高隆起，鼻头要圆，似悬胆一样，鼻孔齐端如截竹筒一样，鼻子色泽要黄亮鲜明。

健康出纳官——口必须方正阔大，唇红润，唇端厚实，口不露齿，口要张开时要合起来时则小。

"五官相称，其贵老终。"现代各单位招聘人员，首先要求五官端正，说明其人健康，现代解剖学证实，五官不端正之人，五脏位置也不正。

《万金相》曰："夫面斜不正，倾侧缺陷，面又如洗光，皮薄绷鼓，内不调。"面部为人全身百个部位的灵居，是通向五脏的神路，其健康显表地位十分重要。一个人五官丑陋不正，面部皮肤又如水洗后干涩无润泽，脸皮单薄如绷鼓一样紧紧的，说明脏腑功能失调。

《素问·平人气象论》曰："面肿曰风。"面部浮肿的，是风病。

山根（两眉之间）出现疼痛，众医不明，延痛年余。遵"诸痛痒疮，皆属于心火"。定是体弱血虚心中虚火无疑，虚火上浮引起。用当归补血汤合胶艾汤加吴茱萸、川牛膝、肉桂，引虚火下行，药到病除（清代《陈菊生医话》）。

**现代诊病法：脸头型诊断法（头脸分上中下三等分）**

1. 中间大上窄：这种人肺腑功能好。但易患咽喉性疾病。

2. 上大下小：即头盖骨比较大，面孔上宽下窄，如同水坝。这种人易患头痛病，易偏激思虑过度，导致脾胃病（思出于心而应之于脾）。

3. 下大上小：即头面呈上窄下宽之梯形状，腮部骨阔，这种人消化功能好，但因消化好，不忌口，易患急性肠胃炎和胆囊方面疾病，俗称胆囊脸。

4. 上中下相等：即头面上下宽窄相等。这种人肥胖者很少见，身材比较均匀。喜欢运动性工作，善于活动性工作，但易患关节肌肉性方面疾病。

**观察左右偏头诊断法**

一个人老是听别人讲话时，偏头稍稍向右侧，那此人一定患有慢性咽喉炎。

一个人老是听别人讲话时，偏头稍稍向左侧，那此人一定患有慢性消化不良。

**望面部五色诊病法**

面色与五脏对应：赤为心，白为肺，青为肝，黄为脾，黑为肾。

**（一）赤色（主热证，戴阳证）**

1.脸色全赤色，主心病。无论胖瘦，若整个脸面呈深红色，为防治高血压病信号（图1-4-1）。若整个脸面通红，为体内有火，为实热性疾病信号。如果全脸如

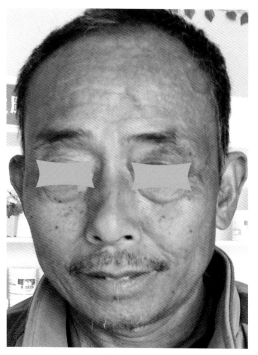

图 1-4-1

涂状样发红色，为体内虚火信号。

2. 面部发潮红似醉，并发烫，或起小皮疹子，或发水肿，均为胃实热造成。女性最多见。

遵《黄帝内经》曰："颜面诸疾，皆从胃治。临床用白虎汤加水牛角丝、大黄、桂枝治之即可。"

对反复易发作者，可用荆芥连翘汤加减治疗。

3. 若久病中午脸面发红，以颧骨处明显，多为体内虚热。若午后唯双颧处发红，口唇又干，为阴虚火旺所致。

4. 如果额头上发红赤色，说明上焦有积热。

5. 如果面颊及腮部发红赤色，说明下焦有热。

6. 如果面红发光者，多为上焦热下焦寒信号（厥阴体质）。

7. 如果面红而呈忧愁面容，多为下热上寒（厥阴体质）。

8. 如果面潮红色而说胡话，多为实热壅结于腑。

9. 如果面红咽干，兼咳嗽唾痰黄色，为风热咳嗽。

10. 如果面红兼轻微脱皮，又有分泌油样渗出，为脂溢性皮炎。

**（二）白色（主寒证，虚证，失血，夺血）**

1. 面色呈淡白色者，为肺胃虚寒造成。

2. 面色发苍白者，说明体内有寒而怕冷阳虚。如果面色发苍白兼口唇牙龈也发淡白色，常常乏力气喘，说明此人患有贫血。

3. 面色发白色，弯腰抱肚肠鸣，为寒性泄泻。

4. 面色发白，为体内虚寒信号。若咳嗽唾清稀痰，又流涕，为风寒咳嗽。

5. 面色发白，人很瘦而乏力，为气血双虚造成。

6. 面色突然间发白，心跳加剧，为惊吓紧张所致。

7. 如果一个青少年脸色有几块大小不一，稍燥脱屑圆斑，为消化不良功能障碍，或是体内有寄生虫信号。皮肤科称为白色糠疹（图 1-4-2）。

**（三）青色（主寒证，疼痛，气滞，瘀血，惊风）**

1. 如果一个人面色发青色，说明面孔毛细血管在收缩，为体内或身体某个部位

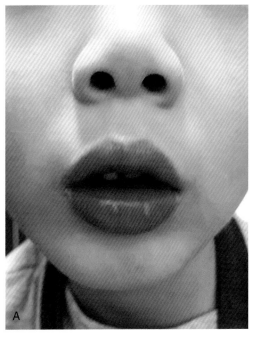 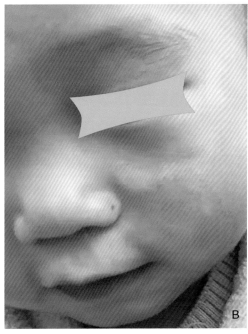

图 1-4-2

寒痛发作形成。

2. 如果一个人脸色发青，鼻尖青色更明显，为腰痛或腹痛正在发作。

3. 如果一个人面色发青白色，又是皮包骨头样消瘦，说明肾气衰弱严重。

4. 如果一个人面色突然发青色，呼吸加促者，为紧张形成。

5. 如果一个人面色长时间青暗色，为严重肝病造成（图 1-4-3）。

6. 小儿哭泣，面色发青，手足冷，不食，为脾胃受寒所致。

（四）黄色（主脾虚，湿证）

1. 面色呈黄色，为脾热。

2. 长期面黄处于亚健康状态下，无实质性大病，饭量也大，提示内热。

3. 面色黄，又发热，身重体痛，脉又沉，体表有湿，若腰痛，如坐水中，为胃中水气重。

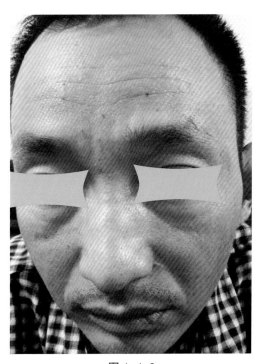

图 1-4-3

4. 面色黄肌瘦，为脾胃功能差，虚热。这种人冬季怕冷，双手也冰冷；而夏季双手发热，胸脯用手背触摸，发热十分明显，这种人很难发胖。

5. 面黄而身体发胖者，为胃中有痰有湿。

6. 面黄又发水肿，纳差乏力，说明患有消耗性疾病。

7. 青年女性面色呈熏黄色，为月经不调。

8. 较胖，面色及双目下轻度肿者，为体内痰饮所致。

9. 口唇发白色，面部发黄，为虚寒性泄泻。

10. 面色黄亮，为体内湿热信号。

11. 面色暗黄，为肝肾有病信号（图 1-4-4）。

**（五）黑色（主肾虚，寒证，水饮，瘀血）**

1. 面色呈黑中带黄色，说明体内有瘀血。

2. 双颧骨发青黑色，为肾功能弱。

3. 双眼周呈"熊猫眼"状，为肾虚，体内水饮，痰瘀，遗传或长期熬夜所致。

4. 双颧骨处皮肤有蝴蝶样色素斑块，称黄褐斑（图 1-4-5）。

5. 颜面有筛状褐色斑点，为雀斑（图 1-4-6）。

6. 面色黄黑，为脂肪肝信号。

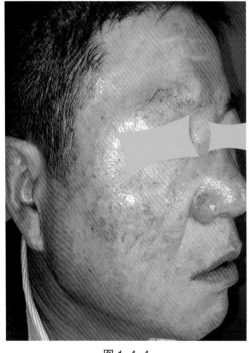

图 1-4-4

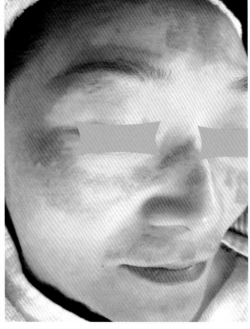

图 1-4-5

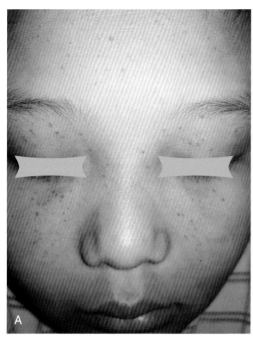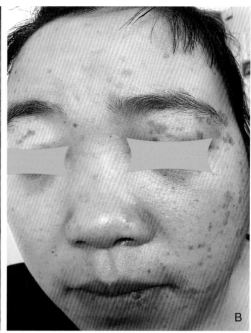

图 1-4-6

**笔者面诊经验**

黄褐斑及雀斑面容：黄褐斑皮损大多成片状，均匀分布双侧脸上，色为黄褐色或更黑一些，皮损表面光滑，边界不齐。此病多见于女性，病因多为妇科慢性炎症，痛经等月经病引起，或化妆品应用不当，或为肠道宿便毒素引起。

雀斑多为遗传所致，形状多为点状黑色斑，不连成块状。

《伤寒论临证指要》曰："病人面色呈黧黑之水气，双眼周黑圈对称，鼻梁、双颊、额头均出现妇女怀孕时蝴蝶斑，为水寒射肺，心下内伏寒饮，寒饮为阴邪，必伤阳气，故面黧黑。"

如果一个人短时间内出现双眼眶下陷，双目欠表情，口干舌燥，双颧凸显，鼻梁变消瘦，面色灰白，额头出冷汗，双手掌根位皮肤变皱，提示此人是因呕吐、腹泻而致的脱水。

如果一个人出现"满月脸"，为肾上腺皮质功机能亢进症面貌。俗称激素脸。因脸形如同圆月一样。另外，有的激素脸脸上伴有小丘疹，身上毫毛浓密，人体也发虚胖，说明是此人大量长期服用激素所致。

如果一个人面部水肿苍白，或者发暗褐色，同时兼双脚腕发肿，水肿最先是出现在眼睑部位，皮肤绷紧，脸额用手压时有凹陷出现，一般是早晨起床后明显，这是肾病表现的面容。

头面部皮肤搔之出现麻痒，有蚁行感者，为气血不能上养之，用补中益气汤治之即愈。

青年女性脸面用化妆品过敏，脸面
出现水肿、丘疹及红斑，甚至皮损流水，
更有甚者头及颈处也波及皮损，皮肤常
发痒、发肿、灼热（图1-4-7）。

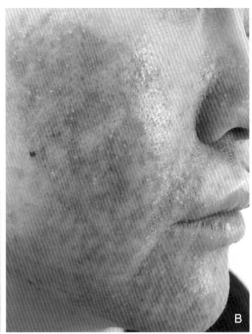

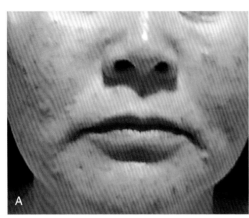

图1-4-7

出血热面容：面红似饮酒后醉酒面貌，目虹膜黄染。特征为面红，颈红，上胸部红，头痛，腰痛，浑身痛，发热。流行性出血热是由病毒引起的自然疫源性急性传染病。

满面通红，多为里热亢盛。

面色苍白，为阳气暴脱。

面色苍白，而时有颧红如妆，多为虚阳上越。

面黄色、青色，为水湿内停时。

面黑色、青色，为体内有疼痛。

面色黄虚浮者，为脾虚湿蕴。

水为阴邪，上凌于心。心之华在面，心阳不振，荣卫凝涩，则面必黧黑，名曰："水气"；其甚者，或在额、颊、鼻柱、唇围、下颏等处，皮里内外，出现类似"色素沉着"之黑斑，名叫水斑（《中医心神学说与临床》）。

肺结核面容：脸部消瘦发白，常伴有潮热，盗汗，咳嗽，下午脸色易成绯红色，但双目有神。

肺结核病人属于阳性者，会发低烧；而属于阴性者，一般不会发烧，脸色暗晦，无光泽，这是虚的表现，要补阳，以中药百部为主，因为百部能杀死结核杆菌，同鸡炖营养丰富，临床上需要坚持60天，体重才会明显增加。

若一个人出现"环口苍白圈"，即脸面充血样潮红，而不出现红色皮疹，口鼻周显得苍白。脸色一片潮红，杨梅舌，兼发热，即可确诊为猩红热。

此病是由乙型溶血性链球菌产生的红疹毒素，促使身体敏感性增高，而引起充血，血管扩张反应。

如果一个人（女性多见）脸色出现紫色红斑兼水肿，以双眼睑面颊明显，用手压之不凹陷，或者有毛细血管扩张，并伴有关节痛，无力，有低热出现。这是皮肌炎面容之表现。

如果一个男性，不长胡须，面部皱纹多又深，尤其是颈部皮厚有明显成块，为切除睾丸形成，或先天隐睾症信号。

如果一个老年人（男性多见），头发全白，面部红润明显，为脑动脉硬化多见。

如果一个老年人摇头不止，为老年性震颤病，为肝风内动所致。

如果一个人面容看上去憔悴，面色发晦暗，双目视物昏暗，面容看上去乏力倦怠，说明此人胃气受损，患有慢性疾病。

青少年及青壮年人，脸面出现形似扁豆样小丘疹，表面光滑，皮疹色泽似皮肤一致或略带淡褐色，发丘疹少者七八个，多者泛波及全面部及双手背，并有规律排列样丘疹出现，此为扁平疣病，是一种病毒性疾病，好发于青少年，女青年。内服中成药：血府逐瘀口服液。或《伤寒论》柴胡桂枝各半汤加生薏苡仁30克。水煎服，一般7~14剂即愈（图1-4-8）。

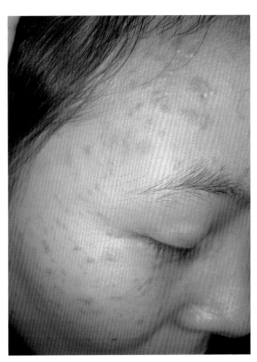

图 1-4-8

如果一个人口唇发紫蓝色，伴心慌气短，双脸颊和舌头也呈暗红色，说明此人患有先天性心脏病信号，多为二尖瓣狭窄。

如果一个人面部肌肉消瘦，目光惊恐，易怒烦躁易上火，兴奋，双目也突出明显似羊眼样，提示此人患有甲状腺功能亢进方面疾病。

面部及身体一侧出汗，而另一侧不出汗，为半身汗，多因气血不调所致。如果只顾止汗会无效。《黄帝内经》曰："汗出偏沮，使人偏枯。"应积极预防中风发生。因为半侧汗出后，汗侧皮就会空疏，易受风邪入侵致半身不遂。临床用人参养荣丸、十全大补丸加减，以益气养营，助阳固表治疗。

近年来，有学者研究后，把人的头面形特征归纳分为四大类判断健康状况。

1. 呼吸型：面形呈枣核形状，即中间宽，上下小，面颊骨突出，下巴呈钝角形，双目距离相近。此类型人呼吸能力较强，但体壮易积热。易患咽喉方面及气管炎等肺部方面疾病。

2. 梯型：头形状呈上大下小倒梯形状，头盖骨大前额宽，下巴尖而细。此类人智力发达聪明，但易患头痛，失眠，神经衰弱及强迫症，精神方面疾病。

3. 消化型：脸型呈正常梯形，即上小下大，这类人口唇厚，口也大，下部肌肉膨胀而软。此类人消化功能好，由于胃口好，所以放松保养，常常饮食不节，易患消化不良及胆囊、肠炎腹胀类疾病。

4. 肌肉型：头面呈上下一致的长方形，面部匀称。此类人运动力强，故易患关节炎和肌肉方面疼痛性疾病。

颜面发暗黑，伴口臭之人，必是大便困难之人，暗黑乃毒素上扰所致，疏通中焦乃治便难之根本。《千金要方》曰："便难之人，其面多晦。"

### 谭礼初面诊经验

1. 青年女性上唇色晦暗者，多是闭经。色明润而泽者，常属早期妊娠。

2. 鼻子中央部位属肝，耳门位于耳前部，为胆经所循。此二处气色暗浊而呆滞，同时又伴双目内眦白睛血脉曲张，充血比较明显者，常有胁痛之症。若久病或年老突然患病者，出现面色艳明而浮，多为不祥之兆，切不可认为病情好转，放弃观察。

3. 面似饥色（营养不良的样子），多是失眠。男目下色青，每主遗精。女妊娠面青，为母亡之兆（病危担心）。妊娠舌青，子无生机。

### 叶有福老中医望诊经验

叶氏认为，面部出现青筋（静脉）突起，表示阴部有疾病。男性遗精，阳痿。女性闭经，月经不调，甚至子宫下垂。儿童为疳积，营养不良。

### 夏德馨望诊经验

1. 两颧骨黯黑带青，额头色黑都是有瘀。

2. 面颊光滑，分泌物似油者，是湿浊重的表现，此类人免疫功能低下。

3. 面颊色素沉着的贫血患者，多属再生障碍性贫血患者。

4. 面色萎黄的贫血患者，多属溶血性贫血。面色淡黄的贫血患者，多属缺铁性贫血。

杜文斌认为，面部为膀胱、子处对应处，出现隐青，为曾患血崩或闭经出现月经过多。如果此对应处呈三角形状，三角形尖端指向面首，此妇女均患有滴虫性或真菌性阴道炎所致外阴瘙痒症，证属湿热生虫，虫蚀阴中。治疗以清热利湿，杀虫止痒，以止带汤加使君子仁、雷丸、白薇等，再配合蛇床子洗剂坐浴熏洗。

**罗元恺望诊经验**

1. 面色㿠白：一般提示病在肺。在妇科多为气虚，血脱。长期失血，如崩漏、月经过多者常见面色㿠白无华。

2. 面色苍白：即白中带青的颜色，乃气血俱虚兼有肝风之象。可见于失血后的头晕、头痛，或经行头痛。

3. 面色萎黄：是面色淡黄，枯槁无泽，多为脾虚、血虚。常见于月经过多、闭经、漏下或产后失血过多，或胎萎不长。

4. 面色红赤：多为实热，可见实热导致月经先期、月经过多、崩漏、产后发热或急性盆腔炎。

5. 面色晦暗：常见于生殖功能不正常的慢性病。面色晦暗或兼有面斑为脾肾两虚，尤以肾虚为主。无论阴虚或阳虚，都可见晦暗无华之象，并须结合出现的部位来辨证。如，上下眼眶均黯黑者，多为肾虚。下眼眶黑者，多为脾虚。面颊黯黑，常有面斑，多属脾肾虚。上述之黯黑者，多见于不孕症、滑胎、闭经、月经过少、崩漏或早衰者。病好转或愈，黯斑退或减轻。

另外，罗氏说，凡临床见妇女环唇黯黑者，多有月经病或难生育。大多由于肾虚或兼有血瘀。经妇科查体，此病人宫颈有黄豆大小的瘀斑。子宫直肠窝有多个病理性结节，子宫后位，活动欠佳。诊为子宫内膜异位症，原发性不孕症。

满面通红，为外感发热或脏腑盛之实热证。如果重病面白时而泛红如妆，为虚阳浮越于上，阴盛格阳之假热。

下巴外凸出之人，先天身体不足。常常会出脾胃循环障碍。而几乎无下巴的人，腰腿、子宫及其附属器官都会偏弱。

面色又光又亮，为体内水积信号。

面色及双耳焦色，高度提示为防癌症发生信号。

面部水肿，眼睑水肿同发的，为肾病信号。

腮颊面肿，牙痛龈宣，为胃火动；目黄口苦坐卧不安，为胆炎动；舌干喉痛，便秘不通，为大肠火动；癃闭淋沥，赤白带，为小肠火动；少腹作痛，小便不利，为膀胱火动；头眩体倦，手足心热，为三焦火动（《伤寒论临证指要》）。

# 第五节　头部诊病

美国的医生通过近50年的随访观察得出结论：A型血的人，患高血压、高血脂、动脉硬化、冠心病、紧张性头痛、偏头痛，比一般心胸开阔的人发病率要高出20倍。有的学生，一遇到考试就头痛，一放假就好了，这都是心身性疾病（《走进中医》郝万山）。

若脑后痛用药几日不效，诊脉为"尺浮"。乃为相火旺，淫于膀胱，沿经上灼而后头痛，用知柏地黄丸可愈之。

一个人脾脏出现功能障碍时，会出现偏头痛和两侧太阳穴处痛。

中老年人，头摇不能自主，为肝风内动。

中风前兆表现：晚上睡觉前头部血管有一收一收的自我感觉，还兼有放射性疼痛之感，或者低头时眼前有一阵发黑感觉，此时应注意平卧休息，若脾气急躁就会诱发疾病发生，这是脑中风十几天前的感觉临床表现。防止脑中风发生，临睡前多喝一杯温开水，会稀释血液浓度，不要怕夜间小便。女性一般夜间发生脑中风多，男性中午发病多。

人的血液在上午11时最旺盛，即午时，所以，古代处决死囚就在午时，推出午门斩首血喷射有杀一儆百之作用。

人血液在11时汇聚心脏后，再重新分布全身，若分布不均，过不去，就会出现中风之风险。口服丹参片之类有防范作用。

人患感冒，有中风危险征兆出现时，千万不要喝鸡汤、吃鸡肉，因为它会增加发病概率。

感冒的人，体内有寒气在，免疫力下降，寒邪有收敛作用，这时，血管会有收缩、变狭窄。盲目喝燥热高温性的酒，吃鸡肉等，收缩变形的血管见寒气就寒热相加，血压会升高，加之再出现剧烈运动一下，或便秘用力，血管就有破裂的风险，或血瘀块有堵塞的风险，从而提高了脑血管发生概率。

《黄帝内经》曰："牛甘，犬酸，猪咸，羊苦，鸡辛。"鸡肉是大补，温性，中医说，鸡属东方木畜，有风木之性，似风一样，有动性质，能鼓动人体阳气，所以有病人患皮肤病医生提醒少吃动风之物就是这个意思。而产妇吃鸡肉饮鸡汤，是因为女人生孩子时筋骨是抖散的，饮鸡汤有收复筋骨作用。

# 第六节　观耳诊病

**古籍经典诊法摘录**

黄帝问："耳中鸣者，何气使然？岐伯曰：耳者宗脉之所聚也，故胃中空则宗脉虚，虚则下溜，脉有所竭者，故耳鸣。"（《灵枢·口门第二十八》）

译解：耳是人身宗脉聚集的地方，若胃中空虚，水谷精微供给不足，则宗脉无以为养，脉中亦空虚，宗脉虚则阳气不升，精微不得上达，人耳的经脉气血不得充养而耗伤，而致耳中鸣响。

"上气不足，脑为之不满，耳为之若鸣，头为之苦倾，目为之眩。气不足。"（《灵枢·口门第二十八》）

译解：上焦气不足的病证，就会使得脑髓不充，有空虚之感，耳鸣，头部支撑无力而低垂，双目晕眩。中焦气不足（此为大气下陷之证）。

《灵枢经》宗全和译解白话版本脏四十七说：耳的位置偏高的，肾脏的位置也偏高；耳向后下陷的，肾脏的位置偏低。耳坚挺厚的，肾脏坚实；耳瘦薄而不坚实的，肾脏就脆弱；耳端庄匀称，向前贴近牙床的，肾脏端正；一侧耳偏高的，肾脏偏斜。以上这些变化，能够注意调摄，保持功能正常，人体就会安然无恙；如果不注意调摄，使五脏受损，人体就会发生疾病。

"耳鸣头痛，九窍不利，肠胃之所生也。脾胃一虚，耳目九窍皆为之病。"（《黄帝内经》）

译解：临床治疗耳鸣辨证：

若发怒引起耳鸣耳聋者，属肝胆经气实，用小柴胡汤加川芎、当归、山栀治疗。

若耳鸣不严重，为其人多欲致肾虚耳鸣，方用地黄汤加减治疗。

若气血俱虚，用八珍汤加山栀治疗。

若中气阳气虚，用补中益气汤加柴胡、山栀治疗。

若午后耳鸣甚者，阴血虚也，四物汤加白术、茯苓治疗。

人的外露五官面目、双手如同人体的展览馆，会把人的内脏腑，性命，健康史，性格以及疾病与智商一一展现出来。《灵枢经》曰："耳者，宗脉之所聚也。"又说，耳黑色小者，肾小；耳大者，肾大；耳高者，肾高；耳后陷者，肾下；耳坚者，肾坚；耳薄者，肾脆。

观双耳垂三样走向皱褶沟，断冠心病、耳鸣耳聋、脑血管病（图1-6-1~图1-6-4）。耳垂根位萎缩，垂直皱纹，为脑血管及脑萎缩信号（图1-6-5~图1-6-7）。

观肝癌病人，耳肝区周围有环状凹陷及梅花样改变皮皱痕。观精神分裂症耳甲上有压痕。

《广鉴集》曰："耳大高耸，耳孔毫毛出者延年，或有辅骨起而遐寿，耳轮靥生性必智，耳垂坑窝者欠康。"（图1-6-8、图1-6-9）。

译解：一个人双耳大，且双耳孔生有毫毛者，或双耳背辅骨突起明显者，说明此人肾气足，为健康长寿之特征。如果一个人双耳轮处有凹坑状，说明此人性格机智而善辩。若双耳垂出现有凹陷形状，临床验证凹陷贴近脸膛者，为低血压疾病信号、小儿盗汗信号。凹陷大于耳垂二分之一者，为癫痫病信号。双耳垂变干枯瘪状，为脑萎缩先兆。凹陷偏耳垂偏上外侧者，为强迫症信号。凹陷偏耳垂偏上内侧者，为精神病信号（图1-6-8、图1-6-9）。

《证治准绳》察耳曰："凡耳轮红润者生，或黄，或白，或黑，或青而枯燥者死。薄而白，薄而黑，皆为肾败。凡耳聋，耳中疼，皆属少阳之热，而为可治。若耳聋，舌卷唇青，皆属厥阴，为难治也。"

《博物汇编》曰："欲知寿绵远，耳后耸余地。"

译解：观一个人是否健康长寿肾气足，看双耳后背后面有无高凸明显就知道

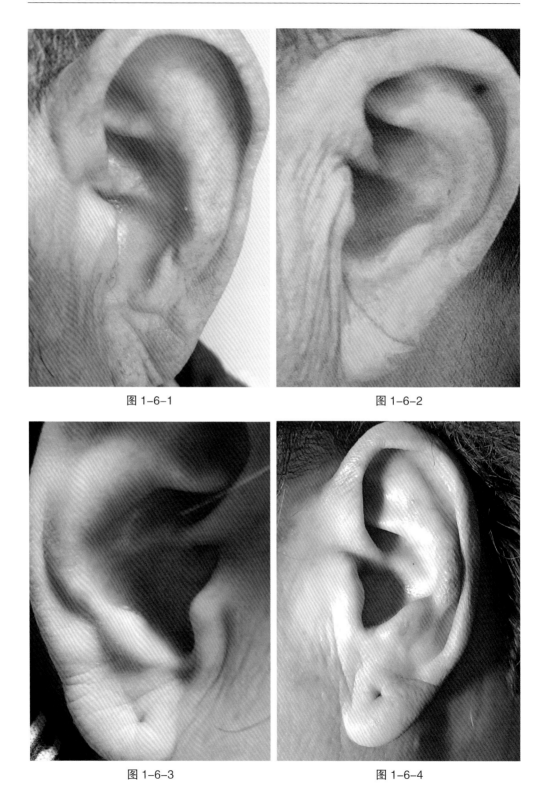

图 1-6-1

图 1-6-2

图 1-6-3

图 1-6-4

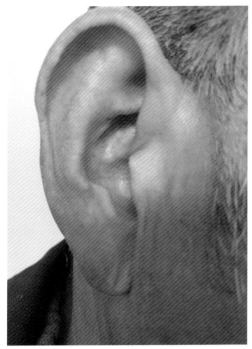

图 1-6-5

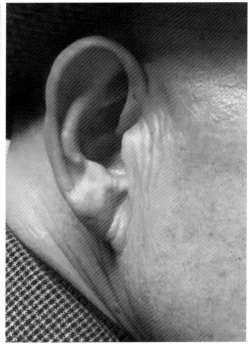

图 1-6-6

了。

《灵枢经》曰："耳前后脉涌，厥头痛。"

译解：耳前后脉络有热感，经气上逆头痛剧烈，或痛时伴有口吐涎沫，为厥阴经头痛。

《博物汇编》曰："双耳焦黑肾气虚。红润丹田病尽除，须信形神元且妙，建通气色目光舒。"

译解：一个人双耳肌肤焦黑色，说明其人肾气虚，肾脏有病信号。如果双耳细润的人，为健康的气色，说明五脏六腑及丹田都无隐有疾病。

《烛誉经》曰："面方耳大，荣康终生。"

译解：脸面方正，双耳又大的人，说明此人健康肾气足而长寿。

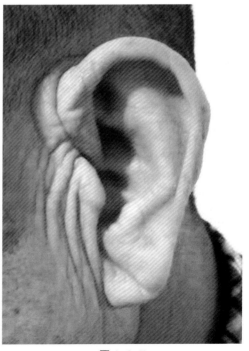

图 1-6-7

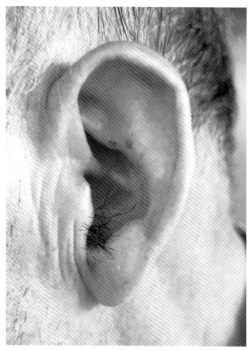 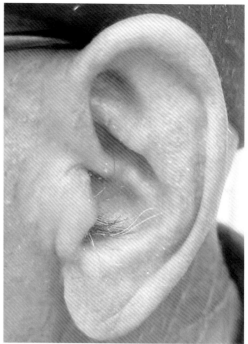

图 1-6-8                    图 1-6-9

但临床验证：耳大无力又柔软，提示肾功能弱，怕冷者多。

《素问》曰："精脱者耳聋。仲景曰：耳聋无闻者，阳气虚也。"

《罗真人赋》曰："前视不见双耳，体健。"

译解：就是说一个人从正前方望去，腮满而大，几乎看不见其人双耳朵，双耳朵紧贴头皮，说明此人健康幸福。

《广鉴集》曰："双耳呈黑青色，肾脏丧不久也。"

译解：一个人双耳朵皮肤粗糙又青黑色，说明其人肾功能丧失已经很严重了。

《太清神鉴》曰："命门难入指，肾虚短寿。"

译解：双耳孔窄狭难入小指尖的人，说明肾脏功能先天性不足。耳门大小能容放入小指尖为好，耳门大，健康长寿（图1-6-10）。

《惊神赋》曰："耳如纸薄，面似皮绷，莫言寿箕。"

译解：一个人双耳薄呈青色，脸面皮肤绷很紧的人，是不健康的。

《烛誉经》曰："人禀阴阳之正气，形似天地以相同，人的相貌分清奇古怪，班秀气纯厚之容，清者，寒潭秋月；奇者，耸壑乔松，古似嵯峨盘石；怪似峭壁孤峰。人能有此相称，则富贵隆钟。"

译解：人秉承着阴阳的正气，形貌各异，与天地万物相同，人的脸上五官气色同脏腑和色相映视。人的形貌可分清奇，古怪各种，如貌清之人，像寒漂秋月那样，貌奇之人，像耸立的沟壑，像挺拔的乔松；貌古的人，像嵯峨磐石；貌怪的人，似峭壁孤峰。一个人无论属于哪种体形，只要骨骼肌肉、毛发肤色上下相应，说明表里如一，身体健康有福之人。如果一个人五官身躯骨肉上下不对称之人，说明此人不是一个完全体美健康之人。

《烛誉经》曰："身形粗满腹隆者，寿不穿窿。"

译解：身体过于肥胖的人，会出现三高和冠心病等疾病。法国谚语：腰带越长寿命越短。

清代名医钱峻论治耳聋病曰："耳聋男右因色欲，女人左聋缘忿怒。左右俱聋厚味伤，补虚顺气病除去。"（《经验丹方汇编》）

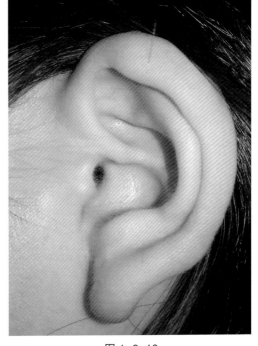

图 1-6-10

《神相杂论》曰："形体相之根本，根本固，则枝叶繁，根本枯，则枯叶谢，气偏，则色焦；气滞则色枯；气蔽则憔悴，黯黑见于色，皆贫康之相。"

译解：形体是人的根本，如果根本稳固，则枝叶必是繁茂。如果根本干枯，则枝叶必是凋谢。如果人的气已偏，则气必焦；气滞时，色就枯，气蔽的时候，色就憔悴，肤色灰暗无色泽时，说明身体有疾病了。

《神相全编》曰："耳生贯脑而通心胸，为心之司，肾之候也。故肾气旺则清而聪，肾气虚则昏而浊，厚而坚，耸而长，皆健康长寿相也。"

译解：耳朵贯通大脑和心胸，是心脏肾脏行使功能的外观。所以，肾气健旺的时候，耳听音就清楚灵敏；肾气虚弱的时候，耳听音就模糊混浊。耳朵长得丰厚坚实，耸起而长，是长寿健康之象。

**现代观耳诊病法**

1. 耳朵是人体各个脏腑器官的缩影。人体各脏腑器官与耳部皆有集中反应点，脏腑组织有病变必然反映于耳。故，观耳可以知内脏对应疾病。在自然光下，通过肉眼观察耳朵皮肤上的各种大小形状改变、色泽、增生物、血管及脱屑等阳性反应物来判断对疾病做出诊断。比如，耳轮正上方出现结节丘疹，说明此人患有痔疮日久。耳垂二分之一短时间内自然发红色，为慢性扁桃腺炎急性发作。耳垂上方皮肤上出现白色样小点阳性反应物，为神经衰弱失眠信号。用火柴头在耳朵

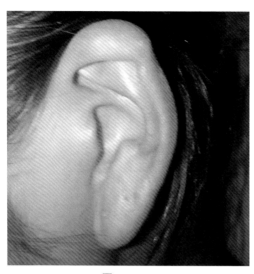

图 1-6-11

表面的体内脏腑反应点上点压时，有明显的痛感，说明对应的脏腑有病。再比如，急性腰扭伤在耳穴的腰骶椎可见点状或片块鲜红色阳性反应物，临床上用三棱针刺该反应点，眼前就有立竿见影之效果。

2. 耳垂皱褶纹诊病。美国有医学家研究，在尸体解剖中发现，死于冠心病的患者，耳垂均有一条明显皱纹，给耳垂有皱纹的病人做冠状动脉造影，发现有 90% 以上的人冠状动脉中存在粥样硬化斑块。人耳垂由结缔组织构成，对缺血十分敏感。故，血管粥样硬化斑块导致出现血液循环障碍，耳垂就会出现自然皱纹。

3. 用手搓双耳朵，没有血色，为贫血信号。

4. 青年男性早晨起床后，双耳垂发青黑色明显者，为夜生活过度所致。

5. 双耳朵短肥厚，为高血压、脑血管病家族遗传信号（图 1-6-11）。双耳垂肥大，为高血压信息（图 1-6-12）。

6. 双耳朵发焦干，为肾精亏虚过甚所致（图 1-6-13）。

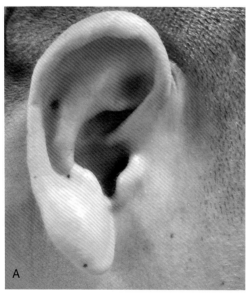
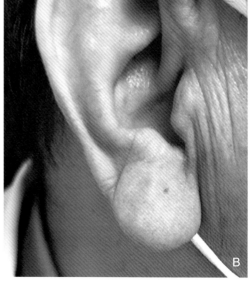

图 1-6-12

7. 双耳朵出现湿疹样皮损，为旋耳疮，胆脾湿热所致。临床小儿多见。

8. 耳朵胆、肝、脾区出现有软骨隆起样丘疹结节，或者有异样色泽改变，应积极防止肝、胆囊、肝硬化、肝脾肿大及肝癌发生。

9. 青年女性单耳朵三角区有半毫米或一毫米条状增生物，建议积极防止子宫肌瘤发生。

10. 耳三角区神门穴处生而干皮屑状，为慢性荨麻疹信号（图1-6-14）。

11. 耳垂上方处生有小凹痕或生有小鼓包者，为此人精神压力大，强迫症信号（图1-6-15）。

12. 耳垂上方处生有鼓包，或肿大，

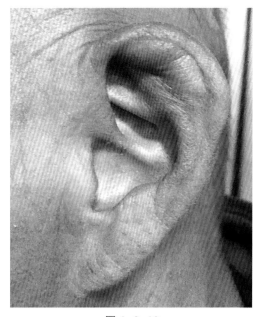

图1-6-13

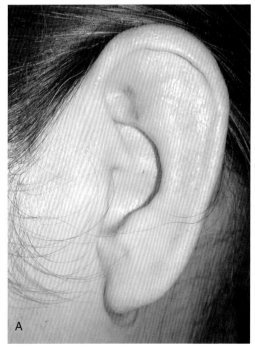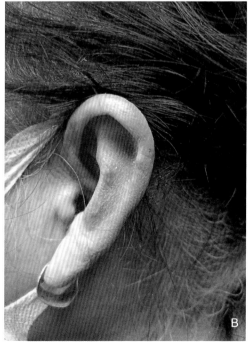

图1-6-14

为肺气肿信号（图1-6-16）。

13. 耳垂生有黑痣，为慢性咽炎信号（图1-6-17）。

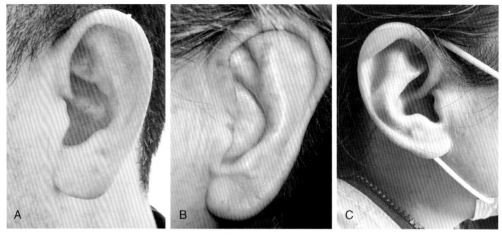

图 1-6-15

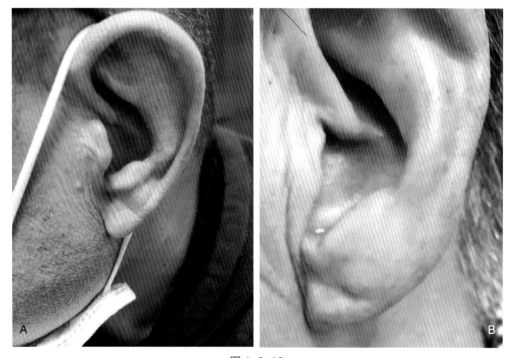

图 1-6-16

14. 耳轮上生有小肉结石,为痛风信号(图 1-6-18)。

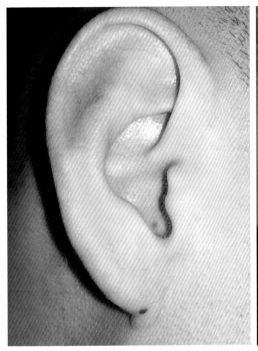 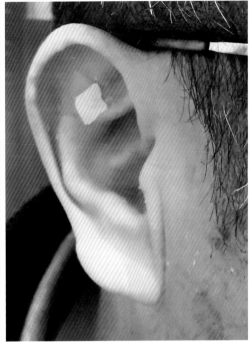

图 1-6-17                                        图 1-6-18

## 第七节　咽喉痰饮诊法

**临床读书学习笔记摘录**

妇人咽中贴贴如有炙脔，或如梅核结咽间，半夏厚朴汤最效，半朴苏茯姜引煎。

孙思邈曰："咽中贴贴如有炙肉，吐之不出，吞之不下，即如有炙脔也，俗名梅核气。盖因内伤七情，外伤寒冷所致。宜用半夏厚朴汤治之。"（《医宗金鉴·十八卷》）

打呼噜睡眠呼吸暂停综合征：俗话说，"一夜睡好觉，精神百倍生；整夜难入睡，浑身愈无力"。睡眠质量的好坏，是一个人修养生息，养精蓄锐的过程，如果睡眠不充足，第二天就会反应迟钝，没精打彩而影响工作学习。正所谓，药补不如食补，食补不如睡补。《道德经》曰："一阴一阳谓之道。"

什么样的人易打呼噜？一是下巴内缩之人；二是睡觉习惯枕高枕头之人；三是颈项短粗之人。因为，三者使下巴回缩等能迫使气道变狭窄，通气不宽畅，就易打呼噜。下巴内缩短的病例见图 1-7-1、图 1-7-2。

另外，女性更年期多易打呼噜。体内湿盛，脾虚，劳累后易打呼噜能迫使胃气上返，出现反酸烧心。

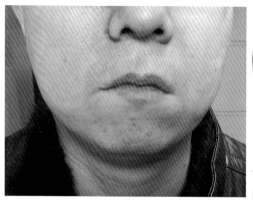

图 1-7-1

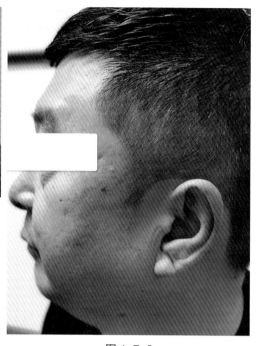

希波克拉底说："对于一个医生来说，了解一个患者，比了解一个患者什么病重要。"所以，为医者不但会开方，还要询问对病有影响的其他情况。建议病人如何改变不良生活习惯。

图 1-7-2

**经方治疗选择思路**

1. 半夏厚朴汤合泽泻汤（《金匮要略》）。

适应治疗儿童增殖腺肥大，即顽固性睡后打呼噜声。《金匮要略》第 20 条曰："咳逆倚息，短气不得卧，其形如肿，谓之支饮。"《伤寒论》第 6 条曰："自汗出，身重多睡眠，鼻息必鼾，语言难出。"打呼噜与痰有关，与食道壅阻有关。

处方：苏叶 12 克，茯苓 24 克，厚朴 30 克（后下），法半夏 24 克，生姜 2 片，加白术 30 克，泽泻 60 克。记忆：苏苓厚半生。

临床时，加神曲 30 克，石菖蒲 30 克，葶苈子 10 克，神曲能畅通气道，葶苈子善治痰证，石菖蒲开九窍。

服用方法：水煎服。黄昏服 1 次，临睡前服 1 次。

2. 附子理中丸（《伤寒论》）。

附子理中丸加减适应体内湿盛而脾虚，劳累后打呼噜者。

组方：人参 10 克，干姜 30 克，生白术 30 克，制附子 10 克，加桂枝、辛夷花、通草、苍耳子。

服用方法：水煎服。每日 2 次，黄昏服 1 次，临睡前服 1 次。

单方：打呼噜治疗减轻，或轻微打呼噜者，可用葶苈子 10 克，优质大枣 2 枚分裂，沸水泡服，坚持 1 周，即可。

患者主诉胸腔到咽喉下处老有发烧发热，感觉难受，为津液满而不下，小柴胡汤治愈。

唾痰少黏难出者，为燥痰。痰黄稠有块者，为热痰。

嗳气、呃逆的病机，为胃气上逆。咽喉红肿灼痛，多为肺胃热毒壅盛（《中医诊断学》）。

《医学入门》问诊曰："咽痛否：暴痛多痰热，惯痛多下虚。"

**陈渭良咽喉诊断经验**

1. 咽喉色红者，多有热。

2. 咽喉肿疼痛，甚者化脓溃烂，多为肺胃热毒壅盛。

3. 咽喉色白者，多为阳虚。

4. 咽喉漫肿色淡，多为痰湿凝聚。

5. 咽喉色淡，如水浸疱，多为阳虚水乏。

6. 咽喉色黯，或有瘀斑，多为瘀血内阻。

7. 咽喉红色娇嫩，肿痛较快，多为阴虚火旺，虚火上炎，其阴虚多为肺胃阴虚或肝肾阴虚，亦可因肝气郁结，化火上炎所致，临床当结合辨证治疗。

**王鹏咽喉诊断经验**

风寒束肺：邪在表，偶咳嗽伴恶风寒，身痛等不适，无喉干、喉痒、喉痛，望诊咽喉多充血不明。

病在气分：咽喉充血，喉痒咳嗽，咳出黄痰。

病深入营分：咽喉充血，色稍暗红，咳嗽时间较长，咽干。

**干祖望诊咽喉病经验**

1. 咽喉黏膜充血红艳者，为风热或胃热。

2. 咽喉充血暗晦者，为瘀滞证。

3. 咽喉鲜红者，为相火偏亢。

4. 咽喉红白相杂者少液者，为肺肾阴虚。

5. 咽喉若充血不明显，伴见表面附有白色透明分泌物者，多为脾虚生痰。

6. 咽后壁淋巴滤泡散在性增生，其病在肺肾。

7. 咽喉团块增生者，其病在脾。

8. 咽喉镜查见声带充血艳红色者，多为风热。

9. 咽喉充血紫暗者，多为气滞血瘀。

10. 咽喉暗红而瘦小欠润泽者，多为阴虚火旺。

11. 若声带肥厚、息肉、小结呈苍老色滞者，多为血瘀夹痰。

12. 咽喉嫩泽多淡白如水疱样者，为痰浊夹瘀。

13. 声带闭合不全，呈梭缝者，多中气不足。

14. 咽喉后端呈三角缝者，为肾不纳气。

### 张赞臣诊咽喉经验

咽喉诸症，局部色白，必须明辨其寒热。不可因症见色白，一概视之为虚寒之象。凡色红者，则都属于火。唯红有深艳浅淡之分，火有虚实之别。色淡隐红，为虚火上炎。色艳红者则为实火。凡咽喉黏膜嫩红兼肿痛者，多缘热毒壅盛所致，其中色大红或伴有肿烂者，多为肺脾积热，心肝火旺。红中带紫色为积邪于内，感邪于外。咽后壁淋巴滤泡色红而肿者为火盛。

色淡而肥厚者有痰湿。形高突者为实。形扁平者多虚。咽后壁扩张之毛细血管，纹粗而色鲜红为虚火实火相参。纹细而色暗红者，则属虚火。

### 易玉泉诊咽喉经验

咽喉部红肿疼痛多与火热有关，红肿且发痛快速的多属实证。红肿高突，经过3~5天疼痛加剧，为有化脓趋势。若微红微肿，多为虚火上炎。若不红肿，即肿亦轻微，颜色粉淡而不鲜红，则证属虚寒。实热证红肿甚者，疼痛显著。微红微肿者，疼痛亦轻微。虚证咽喉部多有哽哽不利之感，疼痛轻微，时痛时止。上午痛者属气分有火。下午及夜晚痛者属血分有热。色红疼痛而痒者多属风热实证。淡红而痒者多属肺燥。但红不肿而痒者多属阴虚火旺。咽喉赤脉纹粗而色鲜者多为实火。赤脉纹细而暗红者多为虚火。帘珠颗粒细而暗红的多为虚火。

颗粒形大，色泽透明的往往挟湿。咽喉并无肿痛现象，但觉有异物梗阻多为肝气郁结，气痰交阻。肿胀嫩红而剧痛者，多为热毒血瘀。肿胀色淡而痛轻者，多为痰气互结。

咽喉奇干，难受瘀日久，临床用遍诸法难获理想疗效。遵"瘀能致燥"采取活血化瘀一法，意在血液瘀滞，不能载精气运行布散所然。临床见口唇舌面咽喉乌色者。即可采用血府逐瘀汤加减治疗可愈（《望手诊病图解》）。

人有咽喉干燥久而疼痛，人以为肺热之故，谁知是肾水之涸竭乎。夫肺金生肾水者也，肺金清肃，自能下生肾水，唯肺气既虚，则肺中津液，仅可自养，而无如肾水大耗，故欲救肺之干燥，必先救肾之枯涸也，方用子母两富汤治之。

处方：熟地3两（90克），麦门冬3两（90克），水煎服。1剂而燥少止，3剂而痛少止，10剂而燥与痛尽去也。

熟地滋阴，救肺子之枯也。麦门冬滋肺，救肾母之涸也。此肺肾之必须兼治，而熟地、麦门冬，所以并用而能出奇也（清代陈远公《辨证录·咽喉痛门》）。

咽喉干燥难忍，兼有发烧之慢性咽炎。《黄帝内经·阴阳类论篇第七十九》曰："咽喉干燥，病在脾土。"《诸病源候论·卷三十》曰："咽喉者，脾胃之候也。"古人认为，其病因是由于脾胃虚弱，气化乏源，精微不能上承，从而出现咽干，或兼发烧，有痛感，或有异物感等症状。方用培土生金的六君子汤加减治之。或用益胃汤加减治疗（干祖望）。

**蔡福养诊咽喉经验**

**（一）望喉关，即咽前，喉核，悬雍垂，舌根等组成**

1. 喉关鲜红而肿者，多属风热犯袭，或肺胃热盛。

2. 喉关淡红而肿者，多为风寒初袭。

3. 喉关微红微肿者，经久不消者，多为虚火上炎。

4. 喉关淡白肿胀者，多属痰湿结滞或阳虚寒盛。

5. 喉关暗红而肿者，多属瘀血阻滞，或夹瘀之证。

6. 单侧或双侧喉核鲜红而肿，或上布白星，白膜，疼痛较甚者，多为急性乳蛾。

7. 喉核微红肿，或红轻肿甚，或暗红肥肿，经久不消者，多属慢性乳蛾（状如蚕蛾为主要症状的喉病）。

8. 小儿喉核肥大不消者，则多为石蛾。

9. 喉关红肿，一侧隆起如卵，或中央透白，蒂疔于对侧者，多为喉关痈。

10. 蒂疔前外上腭红肿，形如葡萄，大如半个核桃，或顶现白色者，多为上腭痈。

**（二）望咽喉，即咽腔，咽后壁的色形，肿烂等变化来辨别其寒热虚实属性等**

1. 新病咽喉鲜红而肿，或喉底起红赤豆者，多为风热燥邪侵袭，或肺胃壅热，痰热交阻。

2. 咽喉淡红而肿者，多属风寒侵袭。

3. 久病咽喉微红肿，或干燥萎缩者，多属肺肾阴虚，虚火上炎。

4. 咽喉淡白而肿者，多属阳虚寒盛。

5. 若咽腔色红肿，喉底帘珠突起，异物明显者，多属肝经郁热。

6. 若喉底累起小结，状如帘珠、豆珠，上有白黏脓液者，多属痰湿结滞。

7. 咽喉暗红肿厚或萎缩结痂者，多为气血瘀阻之象。

8. 喉底红肿，一侧隆起如丘，肿塞咽喉者，多为里喉痈。

9. 咽腔红肿变狭，而喉核于咽喉中央，颌下颈肿，项强厌动者，多为颌下痈。

10. 咽腔不红不肿，某处生有白色斑块，或大或小，界限清楚，其厚如钱者，多为阳虚寒结，或痰湿上泛。

11. 咽喉干燥，起红丝戈窖纹，或如海棠叶背纹，甚则溃烂如苔状，经久不愈者，多属阴虚喉癣（戈窖纹，即如明代瓷碗样纹理）。

12. 喉底腐烂，状若苔藓，附有腐秒黏浊脓液，味臭，久不愈者，多属阴虚喉癣。

13. 咽喉肿痛，流脓黄稠者，多属火热或湿热。

14. 流脓稀者，多属寒痰或气虚夹湿。

15. 新病喉核红肿，咽前舌柱之间隐有黄稠脓者，多为肺胃火盛。

16. 久病喉核微肿，或肥大肿硬，咽前后柱间隐黄脓者，多属阴虚火旺，或夹有湿热。

17.隐脓白黏者，多属阳虚夹湿。

18.喉核暗红肥大，或肿硬，隐脓腐秽者，多属气血瘀滞，邪毒久留。

19.新病喉底红肿，附有黄色脓分泌物者，稠黏若痰者，多属肺胃火热，或痰热交黏。

20.久病喉底黏微肿，或暗红增厚，帘珠突起，附脓色黄而黏者，多属阴虚火旺或气血瘀阻。

21.色白而黏者，多属痰湿结滞或阳虚夹湿。

22.咽喉溃烂，边缘不整，界限不清，或咽喉部新生肿物，生长迅速者，多为恶性肿瘤之征。

### 《医学传心录》望痰诊病法总结

1.因风而生痰者，痰唾涎沫，其脉浮弦，治疗以前胡、旋覆花之类。

2.因寒而生痰者，痰唾清冷，其脉沉迟，治疗以生姜、桂枝、细辛之类。

3.因湿而生痰者，痰唾碧绿，其脉浮缓，治疗以苍术、茯苓之类。

4.因热而生痰者，痰唾胶黄，其脉洪数，治疗以黄芩、黄连、栀子、石膏之类。

5.因暑而生痰者，痰唾腥臭，其脉虚微，治疗以香薷、扁豆之类。

6.因燥而生痰者，痰唾如线，或小珠，或如胶漆，咳嗽难以，其脉滑数，治疗以瓜蒌仁、天花粉、贝母之类。

7.酒积生痰者，痰唾呕恶，清晨发嗽，治疗以猪苓、葛花之类。

8.食积生痰者，痰唾桃胶，蚬肉之状，胸腹闷闷不安，治以香附、枳实、神曲、麦芽之类。

9.因脾虚生痰者，痰唾之时，倦怠，少食，治疗以白术、陈皮之类。

10.因肾虚生痰者，痰唾之时，即如潮涌，发于五更，治以麦门冬、天门冬、五味子之类。以上皆以二陈汤、导痰汤、滚痰丸为主加减治之。

陈修园《医学从众录》曰："无火者，纯是清水，有火者，中有重浊白沫为别耳。"是辨有火之痰和无火之痰的精准之深入浅出的表述。

咽喉不利，胸满气短，喉中好似有物，吐之不出，咽之不下，阻呼吸，说明被水寒闭塞于喉。方用苓桂术甘汤治之。

咳嗽伴有犬吠声加暴喘，呼吸急促，说明此人患有白喉病。

犬吠样咳嗽，多为急性喉炎。

# 第八节 颈项诊法

### 古籍经典诊法摘录

《素问·平人气象论》曰："颈脉动喘疾咳，曰水。"

译解：人的颈部人迎的脉搏跳动急迫，并见频频咳嗽，为水气病。

一般人喉结以下至缺盆中央长四寸，缺盆以下至剑骨突长九寸。如果超过九寸的是肺大，不满九寸的是肺小。又说，剑骨突以下至天枢长八寸，超八寸的是胃大，不满八寸的是胃小（《灵枢·骨度》）。

《神相全编·卷八》曰："允谓瘦人，颈短致灾殃，肥人颌长，必夭横。颈项似鹅似豕皆不令。"

译解：身体消瘦的人，脖子宜长，如果脖子短，说明身体易出现疾病。肥胖的人，颈项宜短为宜，如果脖子变长，也说明易患疾病。如果人的颈项不适中，反而像鹅那样太长，像猪那样太短，都是不相称、不健康的象征。

《神相全编·卷八》曰："颈宜圆厚实，光隆温润。夫贵背之丰隆，阔厚平正，身乃愫而安定，定为厚福之人。而项肩头小困相。"

译解：颈项为人身之栋，上扶着头，下总百骸之会。所以，一个人脖子丰圆厚实，肌肉色泽温润而隆，同本人的背部相称，必是健康长寿之人。而一个人脖子呈扁平形状兼头又枯小，说明此人一生处于不健康状态下。颈粗头小之人，主短命。

70岁以上的老年人，若大椎穴处出现环状纹绕颈出现，说明此老年人健康更长寿。

《医学入门》问诊曰："肩背痛否：暴痛为外感，久痛为虚损挟郁。"

无名原因脖子痛，第二天又下巴痛，如此交替手臂肩膀等疼痛，为心脏病之心肌梗死信号。

《医学入门》问诊曰："颈项强则为风寒，久强则为痰火。"

《石室秘录》论气色曰："看病必察色，察色必须观面，而各有部位，不可不知。面上之两眉心候肺也，如色红则火，色青则风，色黄则湿，色黑则痛，色白则寒也。两眼之中为明堂，乃心之部位。明堂心下，在鼻之中，乃肝之部位。肝位之两旁以候胆也。鼻之尖上以候脾，鼻尖两旁以候胃，两颧之上以候肾，肾位之上以候大肠。肝胆位下鼻之两旁以候小肠。肺位之上为额以候咽喉。额之上以候头面，心位之旁以候膻中。鼻之下人中为承浆以候膀胱，三焦无部位，上焦寄于肺，中焦寄于肝，下焦寄于膀胱。其余各部位俱照《灵枢》无差错也。"

建议保健方法：常饮绿茶，绿茶有茶多酚，有抗氧化作用，茶中绿茶素也抑制血栓形成作用，对心脏病预防好。另外，保护心脏的有：①大葱，生姜，大蒜。②芹菜，芫荽。③木耳，香菇。④海带，紫菜（《都契医库》）。

一个人在开会时，好像有意伸长脖子坐着，说明这个人有傲气，自信。而垂着双肩坐在那儿，甚至缩着脖子，说明他内心感到受到排挤，不自信。

《灵枢·水胀》曰："水始起也，目窠上微肿，如新卧起之状，其颈脉动。"

译解：患者水胀发病的时候，其下眼睑微肿，似同刚刚睡醒时眼微肿的样子，人迎脉搏动明显。

**笔者临床诊病经验**

临床表现，病人短时间内或几周来，常常左颈脉管发胀痛明显，跳动令病人不安。尤以夜间发作为频繁而甚，脉怒张出现憋胀痛不止，令人难受。此为常见的水气凌心之证。属于心阳虚衰。

2014 年 5 月 15 日，一位 40 岁姓张女士，在介绍人陪同下来门诊，主诉：她左侧颈项发胀憋痛难受 3 个月左右，特别是一到晚上就更难忍受。到 × × 医院做过颈动脉 B 超血流检测，检查没有实质性肿瘤之物，用药也不见效。

笔者为她开了"苓桂术甘汤"（茯苓 30 克，桂枝 10 克，白术 20 克，炙甘草 9 克），7 剂，病愈。

刘渡舟教授赞此方治"水心病"为独树一帜之王牌。药只四味，配伍精当，大有千军万马之声势，临床中疗效惊人。

颈项前肿大，提示甲状腺内有结节或者肿块，甲状腺病发病年龄：多见于20 ~ 40 岁女性。发病缓慢，少数发病急，多发在明显的情绪精神创伤，或感染后发病。临床证明，此病有遗传倾向。病例一：2020 年 12 月 9 日，妹妹，47 岁（图 1-8-1）。病例二：2020 年 12 月 9 日，姐姐，51 岁（图 1-8-2）。

颈部检查：正常人颈部两侧对称柔软，活动自如，甲状腺一般看不到，肿大后眼能视之发现。

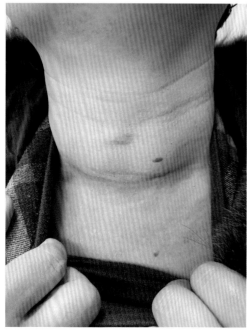

图 1-8-1

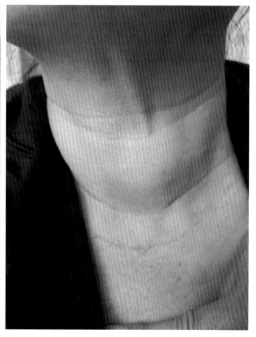

图 1-8-2

1.触诊法：一是医者位于病人身后，双手拇指放在病人颈后，其余四指在颈前区触摸甲状腺（图1-8-3）。二是对镜子自我伸长脖子，做吞咽动作，看上下移动。三是白我用手慢慢上下捏摸感觉（图1-8-4）。

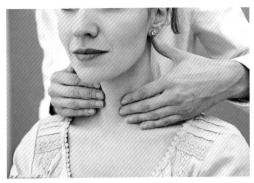 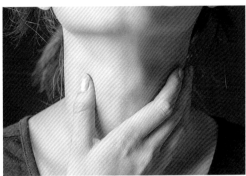

图1-8-3                          图1-8-4

甲状腺结节：是甲状腺内的结节或者肿块，临床用 CT 扫描诊断，一般为良性，不需要手术治疗。同时，不要轻视，注意观察发展动向。

2.甲状腺内结节增大，说明有肿瘤出现，并发囊内出血。

3.出现自我感强，消瘦，大便数次多，女性经量减少，不孕。

4.合并甲减，表情呆滞，反应迟钝，体重增加，便秘，乏力。

甲状腺癌：为异常细胞在甲状腺内可引起甲状腺癌，颈部肿大或肿块，为甲状腺癌的常见症状。甲状腺癌最好的治疗方法是手术切除，治愈率高。

甲状腺癌的临床早期表现：

1.肿块增大，压迫周围气管，咳嗽，咽喉不舒。

2.压迫食道，出现咽物梗阻感。

3.出现声音变哑。

4.淋巴转移，颈部甲状腺以及颈其他处有硬肿块。

甲状腺癌淋巴转移症状：肿块压迫血管，颈痛，锁骨下动脉受压会引起脏器缺血，臂神经障碍疼痛。即使转移也可以通过手术治愈，目前甲状腺癌手术治愈率很高。

## 第九节　颧骨诊法

《灵枢》曰："颧骨者，骨之本也。颧大则骨大，颧小则骨小。"

译解：颧骨是人体骨骼表现的基本标志，颧骨大的人，全身骨骼就大；颧骨小的人，全身骨骼就小。

《灵枢》卷二曰："若形充而颧不起者骨小，骨小则夭也。形充而大肉？（指肌肉汇聚的地方）而有分者肉坚，肉坚则寿矣；形充而大肉无分理不坚者肉脆，肉脆则夭矣。"

译解：形体充实，然而颧骨低小不能外露的，是骨骼弱小，也是易于夭折的表现。形体充实而肌肉发达坚实，分理清楚的，是长寿的象征；形体充实而肌肉松软脆弱，没有分理，是不能长寿的表现。

《灵枢经》五色篇曰："雷公曰：人不病死，何以知之？黄帝曰：大气入于脏腑者，不病而猝死矣。雷公曰：病小愈而卒死者，何以知之？黄帝曰：赤色出两颧，大如拇指者，病虽小愈必猝死。黑色出于庭，大如拇指，必不病而卒。"译解：雷公说：人没有疾病却突然间死亡，是何道理？黄帝说：这是因剧烈的邪气乘人体正气虚弱侵入脏腑，所以没有明显疾病表现就会突然死亡。雷公说：疾病稍微好转却又突然死亡，怎样才能了解这种情况呢？黄帝说：两颧出现拇指大小血型赤色的，即使疾病稍微好转，仍会卒然死亡。天庭出现拇指大小的黑色，虽然没有明显疾病表现，也会突然死亡。《外诊法》曰："赤色出于两颧，黑色出于庭，即谓肾乘心，心先病，肾为应，色皆如是。"

双颧骨高的男性，自信，好强，倔强，这种人如果患有呼吸道方面疾病，康复比较慢。

双颧骨高的女性，好强而追求完美的同时，性功能也强。

无论男女，双颧平平，为性格内向，做事有耐心。

双颧潮红，多为阴虚阳亢。

双颧午后红，多为阴虚内热。

一个人双颧骨处暗黑发青色，额头也为黑色，为体内有瘀所致。

如果是产妇颧骨处出现黑色斑，为产后虚劳症胃肠功能障碍。

另外，颧者，骨象也，古代医家有颧骨大其本身骨架也大，若颧骨大，而骨架小。形体同双颧骨不相称，说明此人患大病后难以康复。

哲人说，看书求理，须令自家胸中点头。与人谈理，须令人家胸中点头。以上笔者多年临床验证无疑（《都契医库》）。

《医门法律》望色论曰："《灵枢》谓赤色出于两颧，大如拇指，病虽小愈，必猝死。黑色出于天庭，大如拇指，必不病而猝死。夫久病之色，必有受病之应：肺热病者，色白而毛败应之。心热病者，色赤而络脉溢应之。肝热病者，色苍而爪枯应之。脾热病者，色黄而肉蠕动应之。肾热病者，色黑而齿槁应之。"

# 第十节　观人中诊法

**临床读书学习笔记摘录**

人中虽然不在人体的几何中心，但它名副其实就是在人体的中点。如果一个人腰痛，人中出现有暗黑色斑块，为尿管结石信号引起。

男性人中及鼻翼发黑色，为下身阴囊病（阴茎、睾丸痛）。

人中明显变成暗黑色，多见于尿毒症，肾病综合征。

孕妇人中出现发青暗色，兼舌下冰冷感，提示应积极排除死胎出现。

临床研究表明，人中同会阴相对应。人中短，会阴也短。就是说，肛门口到会阴之间距离短。如果见到女性人中短，建议大便后用卫生纸向后擦，如果向前擦，浊物引起外阴感染概率高。

女性人中偏向哪侧，子宫就偏向哪侧，易造成不易受孕。理想的方法是平躺在床，做双足合掌动作，长期坚持必愈。

中老年人手抖，人中变浅，提示高度防止中风病发生（《都契医库》）。

**古籍经典诊法摘录**

《医学正传·腹痛论》曰："人中黑色者，脐下忽大痛，多为死讯。"

《杂病证治·腹痛》曰："人中黑色者，脐下忽大痛，此肝肾俱败，不治。"

《神相全编·人中论》曰："人中短厚肥而兮，养他姓之子息。"

译解：有些人看了这句话，一定会说：这不是迷信看相吗？其实，相学来源于医学。女性人中短而肥厚，看上去不美观，像一块肉贴在人中上似的，这种人将来要抱养别人的孩子养育以防老。临床证明：女性人中肥厚者，为子宫发育不良，即幼稚型子宫，无法怀孕。

《灵枢经·五色篇》曰："面王以下者，应膀胱子处也。"

《类经·第六卷》曰："面王以下者，人中也，是为膀胱子处之应，子处，子宫也，凡人中平浅而无髭者多无子。"

《形色外诊简摩》曰："人中内应脾胃，下应膀胱子户。"

《神相全编·人中论》曰："夫人中者，沟洫之态，深则疏通，浅则迟延。"

译解：人中就像大河水沟一样，应该清流四渎，潮接四海。所以，人中宜深而宽明显标准，人生就会健康长寿。如果人中浮浅不标准，人生就会不健康。

《神相全编·人中论》曰："人中浅短嗣而夭命，深长宜子以延年。"

译解：一个人的人中既浅又短，就会代表生育功能方面很差，并且因此不会健康长寿。如果人中又深又长而标准，就会说明生育方面健康,而长期心情舒畅能长寿。

《神相全编·人中论》曰："人中靥，成微如一线之纹，主难产。"

译解：女性人中中央部位出现酒窝样，或人中狭窄似一条缝线状，为日后难产之信号。

**笔者临床经验摘录**

孕妇人中发红，并自觉有灼热感，或孕妇人中生红疹子，为胎毒严重信号。

孕妇人中比平时拉长并色红，比以前爱饮水，多为男孩概率高。

女性绝经后，人中就会慢慢地出现长竖沟，人中变松弛变浅而皱褶多，无弹性。

中青年女性人中 1/2 下出现短竖沟纹，为子宫切除之痕迹信号。病例一：女，48 岁，子宫切除 8 个月（图 1-10-1A）。病例二：女，50 岁，因葡萄胎子宫切除（图 1-10-1B）。

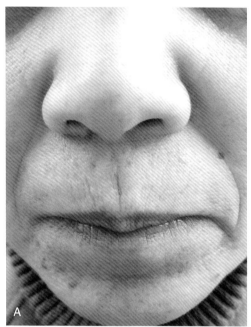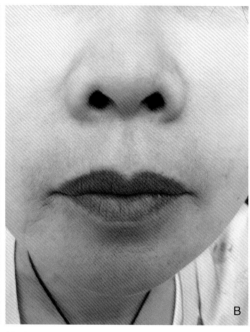

图 1-10-1

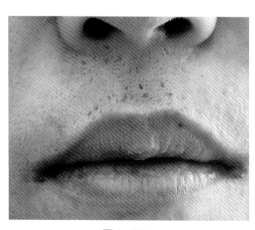

图 1-10-2

女性人中自觉有颤动感，为子宫受累，子宫出血过多，或中风史所致。

青年女性人中自觉有麻木感，为子宫肌瘤信号。而人中平坦，为子宫发育不良信息（图 1-10-2）。

女性人中两侧凸起入向鼻孔，并在人中沟中间处有横墙样条带，表于此女孩为双子宫，双阴道横膈。

无论男女，人中生有青春痘样小疖子，为胃中有积食，胃火上炎所致（图 1-10-3A）。中老年人，人中出现明显的横皱褶纹，为劳心劳累过度所致（图 1-10-3B）。

无论男女，若人中出现呈黄土色，多为脾胃虚寒信号。

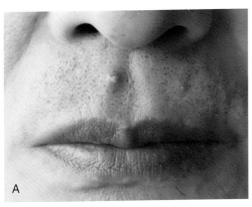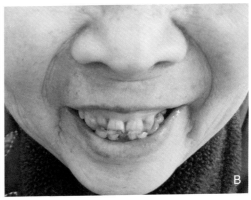

图 1-10-3

无论男女，人中平塌，为性功能障碍信号。

人中出现发绿色者，多为胆囊疾病信号。

人中出现苍白色，又冷汗频出，多见于肺心病，与支气管扩张。

青年壮年男性人中发青黑斑块，多见于输尿管结石疼痛正在发作期。肾结石卡在尿管引起腰痛剧烈，倒立法治疗最妙。对这种病人，笔者临床均建议采用倒立法，都能很快排出石头。2020 年 8 月 4 日黄昏 18 时 43 分，渭南某村王书记电话说，他患肾结石引起腰痛，石头卡在尿管下不来，腰痛难受，并微信发来医院仪器检查结果照片。便电话及微信留言建议其在多饮水的同时，靠着墙壁，叫几个人扶住倒立几下，再做跳绳运动，小便时石头就下来了，问诊得知他人中皮下色有青黑色斑块（图 1-10-4A）。20 日下午 6 时许，王书记打电话诉说：腰痛得要命好几天了，尿憋得我小腹痛呀。我问：让你倒立你倒立了没有？回答说，没有倒立。便建议让俩三个人做保护性靠墙壁倒立后再做跳绳运动。21 时 1 分，王书记高兴地打电话说倒立方法救了他啊！说石头有小花生米那么大，并微信发来排石照片。24 日晚上 18 时 11 分，王书记同朋友专门开车来西安我家楼下，并用火柴盒保存石头送来让我看（图 1-10-4B）。并建议我把这个方法有机会写入书中提倡病人使用。此方法我在以前手诊书中做过介绍，也在全国各地健康讲课时都讲过，用过几次效果都很好。

青壮年男性人中出现拉长松弛状，多提示有生殖生育功能方面障碍疾病的倾向。

青年男女人中极短，并发灰青色，多为生殖方面发育不良、不育不孕倾向信号。

无论男女，人中出现散见的疱疹样皮损，且反复发作。男性为前列腺炎及精索炎信号。女性为妇科炎症，如宫颈炎、盆腔炎、附件炎，也是宫颈癌发病的早期信号。

2002 年《新中医》报道张玉珍经验：女性人中沟的深浅及长度也能在一定程度上反映子宫发育和生殖功能方面的强弱。临床发现，子宫发育不良，闭经，不孕，

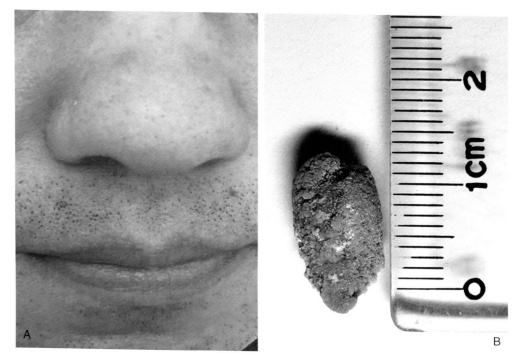

图 1-10-4

滑胎病人确实有不少是人中沟短宽浅的，再结合望乳头、乳晕，往往多见乳头比较细小，乳晕色素较浅淡，是先天肾气不足的外露表现，常常提示先天肾气不足，临床往往治疗不理想。面颊及腮部赤，痤疮，多毛，则提示肾实下焦热，常有多囊综合征。

# 第十一节　听声音闻气味诊法

闻诊即通过听声音和嗅病气测知病况，闻的内容具体来讲，可以分为声音、语言、呼吸、呕吐、肠鸣和病气等。

## 一、声音

张志聪说："音声之器，在心为言，在肺主声，然由肾间动气，上出于舌，而后能发其声。"

正常的声音自然、音调和谐、语言表达清楚。

病变声音：

嘶哑：包括声嘶和失音，声嘶是嗓子干涩发音困难，失音是完全不能发音。多因外感风寒或风热，寒热相交伤肺所致（"金实不鸣"与"金破不鸣"）。

鼾声：如昏睡不醒，鼾声不断多因神志昏迷，气道不利。多见热入心包，或中风入脏之危证。

呻吟：身有痛处或胀满时，口中发出"哼哼"声。多为头痛、胸痛、腹痛、齿痛。

喷嚏：喷嚏是由肺气上冲所致，外感风寒多见此证。外邪入表日久不愈，忽有喷嚏者，为病愈之兆（取嚏法："取嚏提神"，升阳的办法）。

久病音哑，为肺肾阴虚。

常常太息（叹气），为肝气郁结。

## 二、语言

心主神明，心病则语言错乱。

语言謇涩：说话不流利、含糊不清、缓慢、词不达意，多见于中风后遗症或热病后期。

谵语：神志不清、语无伦次多为实证。

郑声：神志不清、语言重复、语言不连续、声音低弱多为虚证。

独语：自言自语、喃喃不休多见于急性热病，或老年人久病心血亏虚。

错语：病人语言颠倒、错乱，自知说错不能自主，多为心气不足。

狂言：声嘶力竭、语言快、声音高、笑骂或狂言不定，多见于痰火扰心的狂证。

癫证：喃喃自语，出言无序，表情淡漠。

## 三、呼吸

呼吸与肺肾等脏器有关，通过呼吸变化可推测脏腑的虚实。"五脏六腑皆令人咳，非独肺也。"（《素问·咳论》）

喘：呼吸困难，短促急迫，甚者不能平卧。喘分虚实。实喘发作急，一般为形体壮实，脉实有力，多属肺有实热，痰饮内停。虚喘发病缓慢，吸少呼多，一般为形体虚弱者脉虚无力，属肺肾虚损。

哮：呼吸急促伴有喘，喉中痰鸣似哨声，反复发作。多因痰饮又外感风寒所致。久居寒湿地区，或食过多酸咸生冷也可诱发哮。临床上哮与喘常同时出现。

短气：呼吸气急而短、气短而渴、四肢关节痛属实证；气短无力、小便不利，则属虚证。

咳嗽：咳嗽发生与肺脏关系密切。

咳声重浊：痰色清白，鼻塞不通，多因外感风寒。

咳有痰声：痰多易咳出，多为寒咳，因痰湿阻肺，肺失宣降。

咳声如犬吠：声如犬吠伴有音哑，多为白喉证。养阴清肺汤治之。

阵发性咳嗽：咳声不断，甚则咳血。称为顿咳、百日咳。

## 四、呕吐

胃中饮食物、痰、水液冲出口的一种表现。

呕吐声音微弱，吐势缓慢，吐物以清痰水：多为虚证、寒证。

口吐物清稀：为寒呕。

呕吐声音宏大，吐物痰黏黄，或酸苦：多属实证。

呕吐酸腐：多因暴饮暴食，过食肥甘厚味，食滞胃中所致。

### 五、呃逆

"新病闻呃，非火及寒；久病闻呃，胃气欲绝也。"

### 六、肠鸣

肠鸣：腹中鸣响。可凭借声音辨别病位和病情。肠鸣胃部如囊中水，振动有声，行走时以手按之，为痰饮阻滞。

肠鸣在腹部：得温得食则减，受寒或饥饿加重，多因久病不愈，或过食生冷或腹部受寒是胃肠气机不和所致。

### 七、嗅病气

嗅病气可分为病体气与病室气两种。

#### （一）病体气

口气：正常人说话时不会发出臭气，口臭为消化不良、龋齿、口腔不洁。酸臭气为内有食积，腐臭气多为溃腐疮疡。

身臭：身发腐臭气，可考虑有疮疡。

#### （二）病室气

病室有血腥臭，多为失血症；尿臊气为水肿病晚期；烂苹果味气为糖尿病；均为危重病证候。

口气臭味诊断与巧治：

危亦林在《世医得效方》中曰："口之味，热胜则苦，寒胜则咸，宿食则酸，烦躁则涩，虚则淡，瘅则甘，劳郁则口臭，凝滞则生疮。口之津液，通于五脏，脏气偏胜，则味应于口。"

1. 口苦：多为肝胆热盛所致。可以口服龙胆泻肝丸。

2. 口甜：多为脾胃湿热所致。口服保和丸。口甜黏腻，为脾胃湿热。

3. 口咸：多为肾虚肾寒所致。验方：知母、乌贼骨各等分，水煎服（《罗氏会约医镜》）。或金匮肾气丸口服。

4. 口酸：肝胃不和，肝胆之热侵脾，或胃内食滞宿食所致。口服大山楂丸或龙胆泻肝丸。

5. 口香：如苹果腐烂味，多见于严重糖尿病。高血压同糖尿病往往并发，二者狼狈为奸，相互促进致人心脑血管、肾脏受伤害。

6. 口臭：多为便秘、劳郁所致。

（1）半夏泻心汤治疗或温胆汤治之理想。

（2）附子理中丸加黄连3克，能改善脾胃功能。黄连有调节升降功能，故反酸加之。凡临床治疗口臭，除积食引起实火，用助消化药治之。其他口臭均用热药治之。因为，阴则有形，才会出现口臭，用寒药会无效。清末名医徐延祚说，火者阳也，阳则无声，无臭，无形，无影。

（3）口臭验方：白豆蔻 5 克，藿香 5 克，白芷 5 克。水煎当茶饮。

（4）《寿世保元》曰："香薷治口臭甚捷，盖口臭是脾有郁火，溢入肺中，失其清和甘美之意，而浊气上干故也。"《疡医大全》口臭门主方载朱丹溪验方曰："香薷治口臭如神，煎浓汤含之。"

（5）《疡医大全》口臭门主方曰："食生大蒜后口臭，用连翘研末做丸，用茶水送服 6 克左右，口中浊气即化为清气，神效。"另方：食生大蒜后，用当归一片，口嚼碎口气即消。

（6）口服防风通圣丸。医学家喻嘉言说："防风通圣丸可多服，有和血益脾之功。"若口臭熏人，提示胃癌信号。

7. 口辣：多为肺热壅盛或胃火上炎所致。口服三黄片。

8. 口淡：多为脾胃虚弱，运化失调。口服健脾丸。

9. 口黏腻不爽：多为脾有湿邪所致。

（1）口腻而黏，纳差，舌苔细腻，半夏泻心汤加藿香、佩兰、砂仁治之。

（2）治疗口腔黏痰感经验：石膏或寒水石效佳。石膏不但能清热，又善化清黏痰。痰乃水饮与火邪煎熬。痰黏满口腔，无论有无热象，都应加石膏清化之。《保命集》《串雅》记载石膏治热痰。临床遇到病人满口黏液丝，拉不清。方用：石膏 90～120 克，水煎当茶水样频饮。书原文说："虚者即愈。"虚，就是痰虽黏但没有成块，如果痰结成块者，加芒硝软坚化痰。指迷茯苓丸用芒硝就有化痰的用意（李克绍经验方）。

10. 口黏有黄土臭味：多为肝炎或肝硬化所致。

11. 口涩：肠胃神经官能症或烦躁通宵失眠所致。口服归脾丸或温胆汤治疗。

12. 口苦涩：为心脏内热之气过盛。

13. 口腥臭味：多为口腔严重溃疡或牙床发炎所致。

14. 口尿臭味：多为肾脏疾病引起。

**古籍经典诊法摘录**

《医贯》曰："内伤饮食，口不知味，不思饮食。而伤寒者，虽不能食，未尝不知味也。"

《神相全编·卷八》曰："身大音小，祸所隐；身小音大，福所伏。"

译解：一个人身躯高大而讲话声很小没有力气样，说明此人肺气差、身体差不强壮。一个人身躯瘦小而讲话声音洪亮清晰又大，说明此人精气神均佳，身体健康。

《神相全编·卷八》曰："观形相者，精究其术，而妙悟于神，除观相形，听声观形察色，有肉神，音神，眼神，总欲观之，则自然明矣。如心灰于内神槁外。"

译解：观人者，只要勤于观察，善于总结，悉读经典书，一定会悟出书中之奥妙。对人的形体、声音、气色、肌肉、眼神等，都要有捕捉信号的能力。最后做出望诊合参来断定一个人的健康与否。

《姚括苍玉管诀》曰："夫声乏韵体差，不语自语者，疾相。"

译解：如果一个人说话时声音缺乏韵律，体质差，喜欢自言自语，不同家人在一起，也不同周围人交流，说明此人患有精神方面疾病。

《证治准绳》察口唇曰："凡口唇焦干为脾热，焦而红者吉，焦而黑者凶。唇口俱赤肿者，热甚也，唇口俱青黑者，冷极也。口苦者，胆热也。口中甜者，脾热也。口燥咽干者，肾热也。舌干口燥而欲饮水者，阳明之热也。口噤难言者，痉风也。凡上唇有疮，为狐虫食其脏。下唇有疮，为惑虫食其肛也。若唇青舌卷，唇吻反青，环口黧黑，口张气直，口如鱼口，口唇颤摇不止，气出不返，皆不治也。"

《管格人论渊奥赋》曰："久疾，语失常兮，径趋冥路。"

译解：久病之人，突然间语言失态，声音失真难听而胡言乱语，则其人病危而接近死亡信号。

《金匮要略》曰："语声啾啾然细而长者，头中病。"

译解：病人语声啾啾然小而悠长，为头中有病，因高声则震动头部，痛必愈甚，所以声不敢扬也。《金匮要略发微》又解释曰："头痛者，出言大则脑痛欲裂，故语声啾啾然细而长，不敢高声语也。"

《神相杂病论》曰："人贵之相有三：曰声，曰神，曰气，盖声清则气清。验此三者，形骨次之。有闻咳声使知其贵康。"

译解：健康人有以下三个方面应该注意。即：声，神，气。声清的人，神也清，而神清也必然气也清。看这三个方面比观人的形体骨骼还重要。比如，一个人偶然咳嗽一声洪亮利落，为健康人之咳；若咳嗽呈犬吠声加剧喘，呼吸急促，隔窗就可以诊断为白喉病之咳声。如果咳嗽时脸憋得发通红色，为肺气肿之咳喘。如果咳嗽时手扶腰咳甚至口流涎水，流水有咸味，为肾咳之状。当一个人声音出现沙哑，或声音出不来，说明肾脏方面出了问题。

《都契医库》曰："女性讲话声音似男性一样粗者，大多能饮酒，且酒量也大。"

《身经通考》问诊曰："口中喜冷否？喜热内寒，喜冷水热。""口中淡苦否？苦，热；咸，寒；淡，虚；甘，脾热成疳；酸，伤食。"

# 第十二节　口、唇、牙齿诊法

## 古籍经典诊法摘录

《灵枢》曰："诊龋齿痛，按其阳之来，有过者独热，在左左热，在右右热，在上上热，在下下热。诊血脉者，多赤多热，多青多痛，多黑为久痹，多赤、多黑、多青皆见者，寒热身痛而色微黄，齿垢黄，爪甲上黄，黄疸也，安卧，小便黄赤，脉小而涩者，不嗜食。"

译解：临床诊断牙齿疼痛，按压过两侧面颊而交叉环绕口周围的阳明经脉，有病的部位会必然发热。病在左侧的左边阳明经脉就发热，在左左发热，在右右发热，在上上发热，在下下发热。而诊断皮肤上出现的血脉，赤色看上去越重，说明热象越重，发青色者，主疼痛。出现发黑色，为日久慢性的痹证。如果青色、黑色、赤色多处夹杂相见的，为比较重的重热病。身乏隐痛皮肤微黄，牙垢也发黄，指甲也发黄，是黄疸病。如果小便黄赤，脉小艰涩不滑利，且纳差，为脾病。

《灵枢经》宗全和译解白话版本脏四十七说："口唇翘起而外翻的，脾脏位置偏高；口唇底垂而纵缓的，脾脏位置偏低。口唇坚实的，脾脏坚实；口唇大而松弛的，脾脏脆弱。口唇上下端正、匀称，脾脏端正；口唇不端正而一侧偏高的，脾脏偏斜。以上这些变化，能够注意调摄，保持功能正常，人体就会安然无恙；如果不注意调摄，使五脏受损，人体就会发生疾病。"

《灵枢经》《甲乙经》曰："唇厚、人中长，以候小肠。"

译解：唇厚，人中沟长，说明小肠功能正常。

《脉因证治》朱丹溪曰："脾热则口甘，胆热则口苦，口苦亦有肝虚寒者，口苦、善太息，为胆胀。三黄丸治疗口甘。柴胡汤治疗口苦。"

口中臭气，令人难近，使非毒火侵炙于内，何以喷人乃尔也。宜用清瘟败毒饮，重石膏黄连治疗，或加佩兰、竹茹、枇杷叶、金银花以导秽浊下行。

另外，病人自言胃出冷气，非真冷气也，乃上升之气，自肝而出，中挟相火，自下而上，其热尤盛。此火极水化，热极之征，阳亢阴微，故有冷气。宜用清瘟败毒饮，增石膏、生地、丹皮、黄连、加龙胆草治疗（《疫疹一得》《温热经纬》）。

《望诊遵经》曰："欲嚏不能者，此人腹中寒也。"

译解：一个人想打喷嚏却打不出来，说明此人腹中有寒气。

口吐痰为铁锈色痰，为大叶性肺炎。中医认为是血热温肺损伤肺络所致。

临床出现口苦，小便黄，舌苔黄又腻，脉也数，说明此人体内有湿热。

临床出现口淡，舌苔也白，怕冷，脉又细，说明此人体内有寒湿。

口干咽干，频频饮水也仍干难受，为脾胃寒湿，不能健运，以致运化不升也。可用四君子汤，加干姜、桂枝治疗，临床一般4剂愈。

口干，只想口中含水漱口，不想欲水咽下，说明体内瘀血内停。中成药：血府逐瘀口服液（《都契医库》）。

中老年人喜唾白沫，而不咳，但出现有眩晕症状，说明肺中寒，水气不化，清阳浊阴升降不畅，用《金匮要略》能补中加速气化的甘草干姜汤治疗效佳（《都契医库》）。

《医学入门》问诊曰："饮食喜冷热否：喜冷则为中热，喜热则为中寒。饮食运化否：能食不能化者，为脾寒胃热。"

口唇干燥裂纹，桃仁同猪油共捣涂唇上。另方冰片研末，香油调涂口唇，《海上方》《寿世保元》云：冬月唇干出血，桃仁捣泥猪油调涂唇上，即效。

口唇燥裂生疮，用橄榄烧灰为末，以猪油调涂患处，立愈（《寿世保元》）。

口唇燥裂，用橄榄泡汤服，核中仁研烂敷患处。立效（《经验丹方汇编》）。

口唇干燥，渐裂开缝作痛，系脾热，以紫归油润之。制法：紫草、当归等量，香油熬，去渣出火气，频频润之（《外科证治全书》）。

2014年5月6日，笔者在横店给学员做手诊面诊及健康养生的讲座时，来自永康市的康复理疗师朱国跃先生提问说，牙龈老出血，双手掌心发热，是怎么回事？答：《病因赋》曰："牙宣者，阳明之极热。"就是告诉人们，牙龈出血，是阳明之痰热上攻，往往伴有口臭，胃气不降。临床上往往用中药竹茹30～50克，水煎煮后当茶水一样饮用就解决了。而双手掌心发热，多为阴虚所致，但中焦脾胃瘀阻也可以形成手掌心发热。

《黄帝内经》曰："诸逆冲上，皆属于火。"我们临床上的诊断，首先要弄清是咳血还是呕血。咳血是发自肺，呕血是发自胃。呕血的初期暴出血肯定是实证，不是虚证。突然间呕血、吐血，这种急暴病症，显然是胃火。除了胃火以外，还有肝火犯胃，因为肝与胃是木与土的关系，肝火横逆犯胃，也可以引起吐血。所以呕血、吐血作为实证，病在初期，无非就是胃火炽盛，或肝火犯胃。而这种病，就是典型的胃火炽盛，其舌苔黄腻、脉数便是诊断的依据。所以要用泻心汤，就要用犀角地黄汤，是急于泻火，凉血止血。用药比较重，一剂就把血止住了。作为中医诊断，要明白咳血和呕血，而且要知道呕血的原理是什么（《中医创造奇迹》）。

《达摩秋潭妇人论》曰："凡妇人口唇上生乱须，蓬头乱发枯憔色，鼻尖又小，牙齿暴露，喉结明显，颜面色斑，肠塞不畅，口臭恶人，双手冰冷似铁，人中短肥胸凹无乳，双颧凸显，或双颧凹陷身骨粗大，走路摇摆，左顾右盼，斜视带媚，掩口笑声不断，语如男声或似破铜锣，或相貌若男，易生妒嫉高下相慕之心，长相也陋。"

译解：女性上唇生有粗须杂乱，头发蓬乱焦枯黄，鼻子尖薄又小，长期便秘口臭明显令人烦躁，双手冬天冰冷似铁，脖子结喉高显，人中肥短，说明是幼稚型子宫，胸平乳瘦干瘪，双颧骨峰起难看，走路时喜欢扭腰摆臀而左顾右盼，又喜欢斜视偷窥别人，喜欢无故玩弄衣裳，长相说话声音像男人一样。凡有以上者，均为不健康不文明的陋习，同时身体也不健康。

《神相全编》曰："腰者，为腹之山，如物依山以恃其它危也。故欲端而直，阔而厚者，福禄之人也。若偏而陷，狭而薄者，卑贱之徒也。"

译解：人的腰就像腹部的靠山一样，可以保护腹部的安危。所以，腰部宜长得端正挺直，宽阔丰厚，这是健康强壮的体现。如果长得偏斜陷下，狭窄单薄，则表示其人身体不强壮。

口唇厚的人，消化吸收力强，易发肥胖。

无口眼㖞斜病，而口出斜偏的人，临床发现腹内易患积水病。原因是脾脏变得虚弱造成的。

女性口唇长期燥裂的人，唇皮翻起的女性，常常因白带多而困扰烦恼。说明白带与脾虚有关。

**宋代《神相全编·卷八》论口**

1. "唯口者，语言之钥，是非之关。祸福之所招，利害之所诠。"

译解：发言，为开口之钥匙，开口，就会有招惹是非的时候。故，言多必误之训。一个人说话，可看作是引来祸福的根源。所以，有话到口边留三分的古训。西晋哲学家傅玄说："病从口入，祸从口出。"一个人要养成好习惯，不要在背后说别人坏话，拿别人过错或妒忌心来闲贬他人，这是一种罪过，恶习，会带来社会不安定因素。清代金缨《格言联璧》就有一句名言：静坐常思己过，闲谈莫论人非。

2. "口青黑货发，黄白疾缠。狗贪，马馋，鼠馋，蜂单。"

译解：一个人口唇发青黑色，必定是要患大病的来临危兆。口唇发黄色，要积极防治疾病发生。如果一个人吃饭好似馋狗那样的食相，饿马那样吃草相，耗子和蜂蜜那样偷食，这是下贱之相。其实，从医学角度来讲，以上的吃相，时间长了会伤脾胃，导致健康越来越差。

3. "牙齿康宁者，齐且密，贱夭者，形锥疏不连。"

译解：健康人的牙齿整齐牢固洁白而密。身体极差的牙齿稀疏似锥状又歪小，骨质无光泽。

4. "齿无缺，当门齿缀石榴而光泽齐兮，且大小相宜，声闻于天下。"

译解：一个人牙齿看上去洁白似玉，排列整齐密固，大小均匀似石榴籽一样，说明此人健康高贵长寿，口才也好而名播天下。其实，以上与遗传、教育、营养等都是分不开的。不能单凭一口美丽洁白的牙齿主宰人的命运。

大约1996年11月初的一天上午，笔者在西安门诊上班时，有位青年女性来门诊诉说："我昨晚上梦见我牙齿掉了，听我单位一位老人说，梦见牙齿掉了家里就要失去亲人，吓死我了，我妈在医院刚做完胆囊结石手术。"我笑了笑对她解释说，那是你牙龈肿胀上火发炎牙痛造成的，所以才梦见掉牙齿。她抢过话头说："哎呀，我妈住院，我熬了几个整透夜，右侧最里面上牙肿胀痛得厉害，你怎么知道我是牙痛引起做梦掉牙的？"其实，这是人的生理条件反射，不要盲目迷信瞎说。

5. "唇为口之诚兮；舌之门户，一开一合，要上下之相称方正，无纹理之侵破兮，紫赤似凝朱兮，此富贵之凤定。"

译解：口唇是人口的城郭，舌的门户，上下唇要相对称，说话时口唇要开合有力。唇上不能出现破损，口唇色泽要红润端正，这样的人，才是健康幸福之人。如果讲话时口唇松弛无力，唾沫星乱飞，上下口唇不相对称，色泽发苍白或乌色或紫蓝色，均为不健康信号，其外表也欠美观。

1992年2月18日下午，笔者在北京办事，朋友介绍给一位脸型黑瘦的青年女性手诊看健康。病人诉说："口角常常上火溃疡长疱疹，而手足冰凉。"用手一握病人双手，的确手青紫如石头一样冷冰冰的。口角也在继生小疱疹，面部红光，舌质红。看了病人母亲拿出的以前病历方药记录，为桂附地黄丸加干姜良姜之类，还常常吃中成药桂附地黄丸。病人母亲解释，这病折磨孩子大半年了，说她冷吧，口角常起疱疹；说她热吧，手脚冰得吓人。为这病还看过心理医生。最后，笔者给开了《伤寒论》当归四逆汤加乌药、柴胡、炒麦芽、焦山楂，让水煎连服14剂。病人母亲看了处方，问我为什么？回答：不是阳虚，是阳气郁阻不畅，气血推不到四肢端。1992年8月5日下午，病人母亲来西安办事，来门诊对我说，她姑娘吃药20多天后就慢慢地恢复健康了，五一已经结婚了。

当室温在不觉冻手的情况下，如果一个人站立讲座、运动，或站立时间较长，突然间出现自己搓手七八下好似取暖的动作。临床发现，此时其他人应建议本人平躺休息。这是心肌梗死的发病信号。万万不可大意！

**古代相学诊病摘录**

《烛誉经》曰："口似弓形，败相。"

译解：一个人口像弓形一样，临床发现属于脾胃功很差的。

《罗真人赋》曰："口眼均小，肝脾差。"

译解：口小唇薄，眼又小眼皮又薄之人，肝脾功能差。

《达摩动静论》曰："无痰常吐，而吐不收，有疾之相。"

译解：一个人频频爱唾之人，必是脾阳虚寒，津液不能收摄所致之人。

临床宜用温脾的理中汤，加益智仁治疗。或用温脾摄唾，暖肾固精缩尿的益智仁泡水频服。或用六君子汤，加益智仁、芡实治疗。《素问·宣明五气篇》曰："五脏化液，心为汗，肺为涕，肝为泪，脾为涎，肾为唾，是为五液。"

《诸病源候论·卷之十六》曰："心痛而多唾者，停饮乘心之络故也。停饮者，水液之所为也。心气通于舌，心与小肠合，俱象火。小肠，心之腑也。其水气下行于小肠，为溲便，则心络无有停饮也。膀胱与肾俱象水，膀胱为骨之腑，主藏津液。肾之液上为唾，肾气下于阴。若腑脏和平，则水液水饮停积，上迫于心，令心气不宣畅，故，痛而多唾也。"

《先哲医话》曰："齿痛难堪者，宜桃核承气汤。龋齿、龈疽、牙疳、骨槽、诸齿痛难治者，余用屡效。盖属血气冲逆者多故也。另曰：凡下齿痛者，灸肩井即效，此穴系阳明经之所行也。又奥齿下龈肿者，刺之血则愈，盖血气妄行，聚于齿龈之所故也。"

《心镜歌》曰："口唇紫黑多凶暴厄，上唇褐黑，下唇湿兼黄，贫相。"

译解：一个人口唇短时间内发紫黑色，必定是大病之兆。多为心脑血管病危征。如果一个人上口唇色泽呈褐暗色，而下口唇呈湿泽兼黄色，说明此人胃中有热而肠寒，用乌梅丸治之。

《大统赋》曰："口如吹火样，吹者撮聚也。"

译解：一个人口唇形状像吹火的样子，口撮聚样。口唇长相不美观，同时消瘦之人多见。

《身经通考》问诊曰："凡内热之甚，则大渴。喜冷水不绝，而腹坚便结，脉实气壮者，此阳证也。""凡口虽渴而喜热不喜冷者，此非火证，中寒可知。既非火证，何以作渴？则水亏故耳。""凡病人问其渴否，则曰口渴；问其欲汤水否，则曰不欲。盖其内无邪火，所以不欲汤水；真阴亏，所以口无津液。此口干也，非口渴也。不可以干作渴治。"

《太清神鉴》曰："饮水喜聚注，好歌乐，令人孤。"

译解：一个人喝水时，喜欢聚口，饮水时撮聚成注一样饮之，平时也喜欢独自胡乱哼唱歌曲。此种人性格独自而不合群。

《五总龟》曰："大言无信者，略绰略绰者，即横阔不收也。"

译解：口乃心灵之外表，一个人大话说尽，不讲信用，又夸夸其谈，观其口形大多也是横阔不收的样子。

《五总龟》曰："口者，宣言语以接万物，博饮食以安五脏。夜睡开口者，泄其元气，元气即泄，寿不永也。"

译解：口是一个人用来说话和接纳万物的，用来博五谷杂粮以安五脏的。是言语之门，它的一开一合，都与一个人的荣辱有关。若一个人夜里睡觉时老是张口而眠，说明会泄损元气，既然元气被泄受损，其身体就会越来越差而寿命不长了。

**现代望口诊病法**

1. 口角及口周单纯疱疹看健康。习惯于左口角生有口疮起单纯疱疹者，多为此人胃内积面食性食物所致。胃窦部有炎症溃疡（图 1-12-1）。

2. 习惯于右口角生疮起单纯疱疹者，多因此人吃夜食、肉食及饮酒过量所致。胃小弯部位有炎症溃疡（图 1-12-2）。

另外，若一个人临床表现在饥饿时胃痛明显，饭后则缓暂安，说明多为十二指肠溃疡所致。方用归脾汤，加炮姜治之。若一个人临床表现饭后半小时后发作胃痛时，为胃溃疡所致。方用黄芪建中汤治之。若胃溃疡病有吐血出现，复方治疗用药时，慎用最能动血的桂枝。

3. 生活中常常见有人咳了一口痰，又错误地认为能以痰化痰，又咽下去，不但让人看了恶心，动作丑陋，同时，咽下痰其细菌侵引入到盲肠处，在阑尾处作祟而繁殖发炎会更加引起病痛。

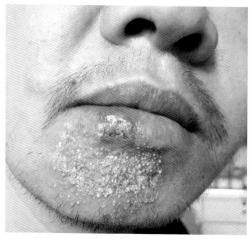

图 1-12-1

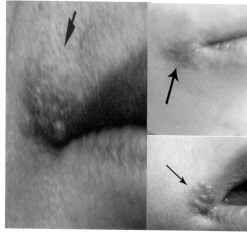

图 1-12-2

4. 一个人短时间内口唇肌肉咬紧闭口呈"一"形，口唇紫色，提示痔疮正在发作期。

5. 一个人平时口唇肌肉很紧，这种人不易患痔疮，若口唇松弛样子，提示此类人易患痔疮。

6. 无论男女，生活中常常可以见到口小的人比口大的人易出汗，这是因为口大的人开口呼吸时有排热调节体温作用。

7. 口唇发白色，为贫血、伤血信号。

8. 无论男女，口唇呈紫蓝色，提示心脏病信号（图 1-12-3）。

9. 口唇出现雀斑样色素痣，并伴有双手指端也出现明显黑色素斑点。提示肠息肉病信号，并非为雀斑。本病有遗传倾向。

10. 口唇乌青色，一是有疼痛信号。二是脑缺氧所致（图 1-12-4）。

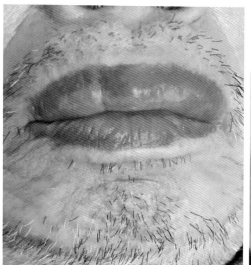

图 1-12-3

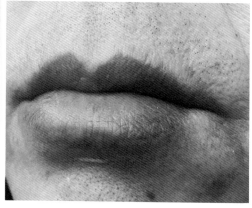

图 1-12-4

11. 口唇青紫色，为心脏病信号。或体内血液循环障碍所致。

12. 口唇发深红色，为体内实热证。若口唇红而干巴，说明体内热盛形成（图1-12-5）。

13. 口唇鲜红似樱桃色，多为体内缺氧，血液循环障碍。临床见手术室推出来的患者口唇红最常见。

14. 如果一个人上口唇发红，下口唇发白，提示此人是心肾不交所致。

15. 久病之人，口唇突然间发形似桑葚果样黑色，为说明脾肾功能已绝，病危之兆。

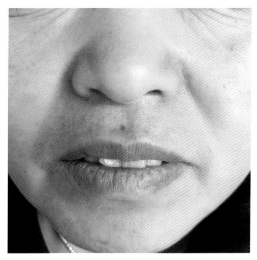

图 1-12-5

16. 一个人长期反复口角糜烂，用各种药物效果差者，为核黄素缺乏症，复合性维生素缺乏症。可口服酵母片治疗（图1-12-6）。

17. 上口唇内系带生有白色硬小肉结，说明此人痔疮日久。若结节色淡红质软，说明痔疮时间短。切除系带上的肉结，对痔疮有治疗作用，可用手术刀，或指甲刀消毒后，快速切除，让患者自行用手压紧上唇止血。此方法简单，对痔疮防治有效（图1-12-7）。

18. 口唇起屑脱皮，常常表现老皮与新皮边脱边起，反反复复，为慢性唇炎（图1-12-8）。

19. 让患者张口，观察病人上腭，靠

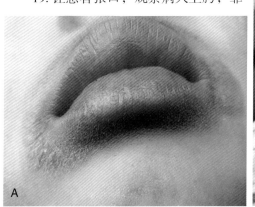

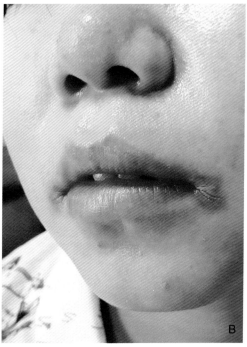

图 1-12-6

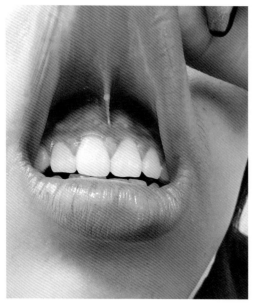

图 1-12-7

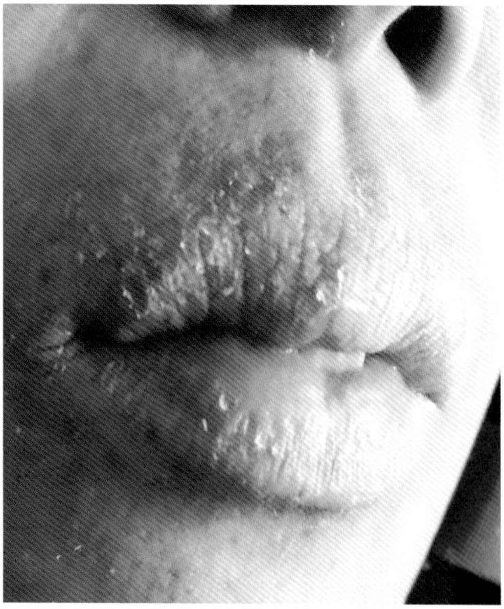

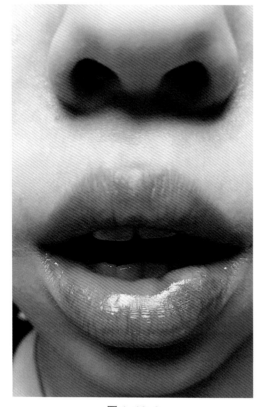

图 1-12-9

图 1-12-8

近齿处黏膜有发青色瘀斑，提示应积极防止食管癌病发生。

20. 让患者张口，观察病人上腭，中部黏膜色泽出现充血，瘀血，褐色斑点，多为老年性慢性支气管炎信号。

21. 口唇干枯毫无光泽，为久病病重之人。

22. 强光下照射后，下口唇出现起疱，充血，水肿，愈后不留瘢痕，为日光性唇炎（图 1-12-9）。

23. 口唇色发暗红而不鲜明，为脾虚，纳差，大便溏泄多见。

24. 口唇色深红，以下口唇深红多见，为体内热而津液耗伤。

25. 口唇发淡白色，为慢性病及贫血信号。

26. 如果孕妇口唇发淡色，是气血双亏，预防难产。

27. 口唇发青黑色，为体内有瘀血，

脾胃虚寒者多见。

28.老年人咳喘眩晕，口唇发灰紫黑色，为气滞血瘀所致。用他药效果差。而经方大师胡希恕临床治疗用人柴胡汤合桂枝茯苓丸治疗。黄煌评说："这个经验非常宝贵，应编入教材内。"

29.口唇出现黑色斑兼唇紫色，应为体内缺乏维生素 C 所致。如果下唇内膜有黑色斑点，应积极防止肠癌发生（图 1-12-10）。

30.口中常常有冷唾，属于里寒证。

31.牙龈红肿，说明胃火上炎。

32.牙龈松如海绵状，常出血，为严重贫血或坏血病。

33.吃东西尝不出味来，说明心脏功能出现衰弱信号。

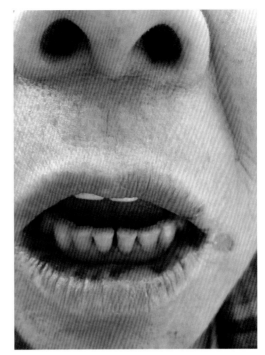

图 1-12-10

34.口唇变得迟钝，说明胰腺功能出了问题。

35.女性口唇干瘪，燥裂有疼痛，面色衰老状，乏力样，也失眠，记忆力下降，说明阴道干涩而枯，为胃肠功能差，吸收差。缺乏激情。

36.口唇与十指甲发青色紫色，为此人有心血阴滞之症。

37.环口暗黑往往为肾虚，冲任虚损或肾虚血瘀，多主月经病或不孕不育（2002年《新中医》张玉珍教授）。

38.口唇淡白，为脾气虚寒。口唇红干，为脾火上炎。口唇若涂丹，为脾有积热。口唇淡而润，为脾失健运。口唇干少津，为脾阴受伤。口唇裂干而痒，为脾受风侵（刘弼臣）。

39.刘静庵认为，口唇起皮屑，绷痒不适，撕揭疼痛，老皮屑脱离，新屑又生，缠绵难愈，为风燥之邪，干扰上焦，致血不濡燥，液不养血之故。

40.口唇生疮，皱厚色紫，多属心肺火郁。下口唇生疮，唇粗色乌，多为脾经蕴热。口唇四角生疮，为膏粱厚味郁积之邪火，蕴积肠胃所致。

41.老年人口唇颤动，伴口色淡胖无华，为脾肾双虚，内风暗动之兆。

42.下口唇色泽红而不均匀，唇上神气不定，晦暗无华，多为脾虚运化不强，临床表现食少神倦，四肢困乏等病象。

43.口唇色泽如血染，上下唇闭口合缝状，隐现烟熏之色，为三焦热炽之象。

44. 口唇外侧色泽如血染，内侧反现淡白无华，为脾寒胃冷之故。

45. 口唇侧烟熏色，热邪入营，证多见喉疼齿痛，心烦，便秘，淡赤，此三焦之热闭郁不得疏解之故。

46. 口唇外侧虽红如染，而内侧唇肌反淡白，乃脾土虚寒，故，外唇反红如血染。临床表现清唾满口，兼有腹满胃胀，四肢疲乏，便溏等象，且环唇白肉多现青黄之色。

47. 上唇属胃，上唇左右两角属胃和大肠。故，上唇深红，为胃中伏热不解。

48. 上唇红而鲜明，下唇淡白微青，为胃热脾寒之象，临床多见能食易泻，面赤，四肢倦怠等。

49. 下唇深红，上唇淡白，为胃冷脾热之象，临床多见欲呕，不思食，头晕闷，胸痞。

50. 口唇色微黑兼紫红，多为内实之邪淤积在腑。

51. 口唇色鲜明，症多见心烦口干思饮。腹坚微满，夜睡眠质量差。

52. 老年人多见心悸气喘，下肢肿胀，行走困难。常见于口唇乌黑唇色皮厚，此为瘀热壅于上焦，肺气失其清肃，心阳失其宣化所致。

53. 口唇紫黑似猪肝，为瘀血攻心之象，为剧烈心绞痛发作信号。产妇血晕均可见此口唇色。

54. 口唇发黄，多因饮食内伤，兼湿热郁于肝脾之故。多见四肢冷，头晕，乏力，困倦等症。

55. 口唇蓝色，少见，偶染时疫，口唇呈现浅蓝色，唇皮燥裂，为火毒炽盛之象。久病之人，口唇发蓝色，病危（《河南中医》1983年）。

56. 口唇发麻木，纳差，逐渐消瘦，为胰腺功能变弱信号。

57. 口味觉不灵迟钝，提示查心脏功能方面信号。

58. 牙龈萎缩，为脾虚所致，方用补中益气汤，或升陷汤合肾气丸加减治疗。

59. 青年男性，近期门牙出现有白斑。为肾虚早泄信息（图1-12-11）。

60. 无论男女，牙齿整齐排列，为口才好，健康信息（图1-12-12）。

61. 青年女性人中出现有微凸小包，为子宫肌瘤信息。女，36岁（图1-12-13）。

62. 无论男女，小口者，女性多提示剖宫产概率高。男性生殖器包皮概率高（图1-12-14）。

63. 口唇出现如图样增生斑块，为扁平苔藓（图1-12-15）。

64. 牙龈处发红，或出现有肿块，为胃火上炎信息（图1-12-16）。

65. 口周出现密集样粉刺疹，临床发现为消化不良，晚餐过饱所致，建议晚饭尽量少吃或不吃，配合用药治疗效果快而明显（图1-12-17）。

《仁斋直指方》曰："齿者，骨之所络，髓之所养，肾实主之。故肾惫则齿豁，精盛则齿坚，肾热则齿动。"明代医学家薛已《口齿类要》曰："诸经多有会于口者，齿牙是也。"

**老中医郝文轩诊齿经验介绍**

1. 齿痛颊肿，为风火郁闭。

2. 齿痛连耳，为火及少阳。

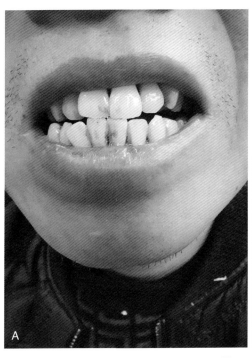

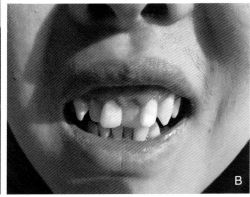

图 1-12-11

3. 齿痛唇肿，为湿郁太阳。

4. 齿痛恶热，为热聚太仓。

5. 齿痛恶寒，证涉大肠。

6. 齿缝出血，阳明燥火。

7. 齿边生痈，脾经湿热。

8. 新病口齿舌多风痉，久病口齿舌每肾绝。

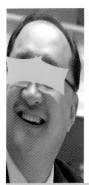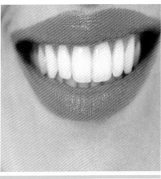

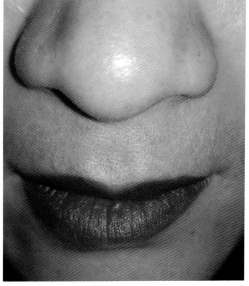

图 1-12-12              图 1-12-13

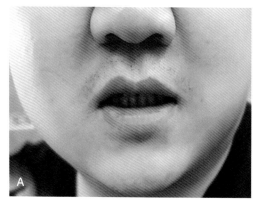
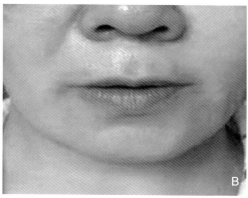

图 1-12-14

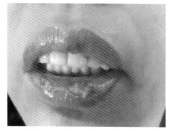
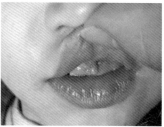
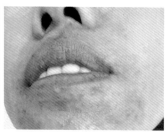

图 1-12-15　　　　　　图 1-12-16　　　　　　图 1-12-17

9. 齿垢黄者热盛阳明，垢白者湿聚太阳。

10. 龈生胬肉，湿火奔斥。

11. 龈烂唇肿，风热内壅。

12. 牙龈溃烂，脏腑蕴热。

13. 牙肉萎缩，气血困阻。

14. 龈生小瘤，痰火内聚。

15. 边生小痈，风热鸥张。

16. 齿红而肿者郁火，淡而肿者气亏。

17. 肿而暴者多实，胀而缓者多虚。

18. 肿而硬者，脏腑积热。

19. 胀而软者，虚火妄动。

20. 胀而色淡，恒夹痰。

21. 肿而青紫，多夹瘀。

22. 肿而痛者，阳明气盛。

23. 胀而痒者，心家血虚。

李元聪根据牙痛病因和证候表现，把牙痛分为 8 种类型：①风热。②风寒。③

胃火炽盛。④胃阴不足,虚火上炎。⑤气虚。⑥痰浊流注。⑦瘀血阻滞。⑧心脾两虚。

如果病人兼有月经不调,更年期或情志有关时,可按郁证辨证治疗。

龋齿牙痛:为过食肥甘厚味,湿热蕴于阳明,胃火上蒸而引起龋齿,临床上用止痛药物内服或外用,内服药以疏肝解郁为主。外用药以细辛、荜茇、白芷、良姜、川芎、冰片、白胡椒等用以外敷、内含、漱口等方法。

火热牙痛:症见牙龈肿红糜烂,口臭难闻,多由肠胃积热,胃火炽盛,循经上冲于齿所致,治宜清胃泻火,凉血止痛,用清胃散、凉膈散等。

火热合并风热牙痛:为外感风热相搏,症见齿龈肿痛,溢脓腐臭,治宜清散风热,解毒止痛,可用连翘败毒丸、银翘散、五味消毒饮等治疗。

《黄庭经》论齿及其他健康:人之齿多龃者,肾衰也。人之齿堕者,肾风也。人之骨痛也,肾虚也。人之耳痛者,肾气壅也。人之多欠者,肾邪也。人之腰不伸者,肾乏也。人之色黑者,肾衰也。人之骨节鸣者,肾羸也。人之肺邪入肾则多呻,肾有疾。当"吹"以泻之,"嘻"以补之。其气智,肾气沉滞,宜重"吹",则渐通也。肾虚则梦入暗处,见妇人、和尚、尼姑、龟鳖、驼马、兵器,或爬山,或划船等。人之容色,紫面有光者肾无病。

色黑而齿枯槁,腹大体重,咳喘汗出,怕风,为肾虚则腰中痛,肾风之状,颈多汗而恶风,纳差,膈寒不通,腹部满而胀,形体黑。另外,消化不良,体重骨痛,腰胯膀胱冷痛,或小便余沥不尽,疝气癥瘕所顽固,宜服肾气丸治之。

牙痛出现四肢不温,又怕冷者,牙周也未出现红肿,纳差,又不想饮水,说明少阴虚寒,应温通治疗,方用四逆汤加细辛、升麻治之。

牙痛每入夜发作,肾虚所致。用金匮肾气丸(六味地黄丸加车前子、牛膝、桂枝)加细辛即可治愈(《都契医库》)。

**赵绍琴《温病浅谈》温病后期验齿法**

1.门齿面光干燥如石,为津液不足,或津液不上布,致胃热津伤所致。治以清胃热,生津液为主。

2.门齿干燥无光泽,状如枯骨,为津液大伤,下元不足,肾精枯竭。治以填补真阴。

3. 牙龈肿痛,为胃和大肠之风热所致。治以疏风清肺胃之热。

4. 牙龈溃疡,为胃热所致。治以疏风清胃热。

5. 牙龈长期溃疡,脉濡舌胖,为气血不足,用八珍汤类养胃和阴治之。

6. 牙龈肿痛出血,多为胃热迫血分。或虚火上炎,虚热灼伤血络,血不循经外渗,可以滋阴泄热法治之。

叶天士《温热论》望齿:①"齿光燥如石者,胃热甚也。"②"齿如枯骨色者,肾液枯也,若上半截润,水不上承,心火炎上也。"③"若咬牙啮(niè)齿者,湿热化风。"即咬牙或牙关不开,均为风痰之兆。

## 第十三节　咳喘诊法

**咳嗽判断疾病法**

1. 咳嗽伴发热，说明呼吸道有炎症。

2. 咳嗽伴有胸痛，说明患有胸膜炎、大叶性肺炎、支气管肺癌等病。

3. 咳嗽时伴有哮鸣声，为气管有异物、哮喘等。

4. 咳嗽伴有犬吠声加暴喘、呼吸急促，说明此人患有白喉病。

5. 犬吠样咳嗽，多见于急性喉炎。

6. 咳嗽时憋得满脸通红，说明是肺气肿患者。

7. 咳嗽时伴有心慌，说明患有肺心病。

**王鹏诊咳嗽经验**

1. 咳嗽，白天多于夜里，咳嗽急剧，声重，或咽痒而咳嗽者，多为风寒外感所致。

2. 呛样咳嗽，连声不止，稍遇刺激即发，多为风邪袭肺，肺气不宣所致。

3. 清晨起床后咳嗽数十声，咳出浊痰数口而自止，多为痰浊壅于肺窍。

4. 咳声轻微短促，夜间尤甚，或呈单声咳嗽，但能平卧，当属肺阴虚，虚火内灼致咳，常伴盗汗、潮热、咯血等证。

5. 夜咳，咳声低，伴喘息，不能平卧，常伴憋气、胸闷、心悸等不适，此为"心咳"。

6. 咳声重浊，痰难咳出，平卧时加重，此多为痰浊或痰热蕴结，需清热化痰，理气导痰，促痰排除。

7. 若遇刺激性干咳，言语声嘶，昼夜皆咳，时有咯血，应高度怀疑肺癌发生。

闻到刺激性味道就过敏咳嗽一阵子，用桂枝加厚朴杏子汤治疗，效果理想。

遇到别人说笑话时，自己发笑时伴有呛水样咳嗽一阵子，多为肺癌先兆（《望手诊病图解》）。

## 第十四节　观舌诊法

望舌诊病是中医望诊的一部分，是中医判断一个人健康与否的重要内容，是临床辨证施治的重要组成部分。中医各家对脏腑在舌上的位置划分有两种：一是舌两边属肝胆，一是舌左肝右肺。按中医脏腑经络的传统认为，舌根属肾，舌尖属心，舌中属脾胃，左右边属肝胆。按三焦辨证划分则为舌尖部属上焦心肺，舌中部属中焦脾胃，舌后部属下焦肝肾（图1-14-1）。

正常的舌象是：舌体柔软灵活，大小适中，舌色淡红明润，舌苔薄白均匀，苔质干湿适中。简称淡红舌、薄白苔。

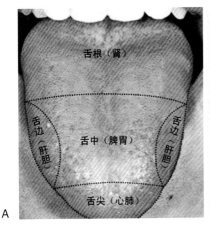 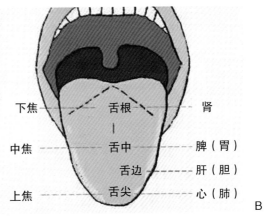

图 1-14-1

咬舌，大多发生在心情急躁，语言说话时激动过快，易发生咬舌现象，或因饮食时心急咬舌。治疗时当从心治，为心火扰上，肾水亏于下，心肾不交所致。治则：滋补肾水，清心安神。

如果舌发硬，色发紫，伸舌不柔不灵，多为心火炽盛引起。治则：泻火解毒。

如果伸舌头伸不出口齿，舌体见萎缩，人也形体消瘦，讲话言语不清。为肝肾皆虚，脾主肌肉，为脾病而脉络失养所致。治则：补肝益肾。方用虎潜丸治之。

**古医舌诊法精选**

1.《难经·二十四难》曰："足厥阴气绝，即筋缩引卵与舌卷。"

2.《灵枢·五阅五使》曰："脾病者，唇黄；心病者，舌卷短，颧赤；肾病者，颧与颜黑。"

3.《素问·刺热论》曰："肺热病者……恶风寒，舌上黄身热。"

4.《中藏经·风中有五生死论第十七》曰："心脾俱中风，刚舌强不能言也。"

5.《舌诊图鉴》曰："阴虚阳盛者，其舌必干。阳虚阴盛者，其舌必滑。阴虚阳盛而火旺者，其舌必干而燥。阳虚阴盛而火衰者，其舌必滑而湿。舌面红而无苔，是心阴不足，心阳有余，或胃阴不足之象。舌无苔，质呈暗紫，如猪肾色，乃肾阳虚衰，心阳将绝之候。"

6.《国医舌诊学》曰："白而厚腻黏浊者，痰饮湿浊之伏里也。"

7.《四诊抉微·卷二》曰："舌黄苔而干燥者，胃腑热甚而熏灼也，当下之。舌上黑刺裂破，及津液枯涸而干燥者，邪热已极，病势危甚，乃肾水克心也，急下大之，十可一生。舌上青黑，以手摸之，无芒刺而津润者，此直中寒证也，急投干姜、附子。误以为热，必殆矣。是舌黑者，又不可根以热论也。"

8.《舌苔统治》曰："紫舌干裂纹者，热极不治。紫舌中央赤肿干焦者，为温热病后余邪未尽。"

9.《神相全编·卷八》曰："舌者，以短小薄，钝为下，以长大，方利为先。"

译解：一个人舌头既短又小又薄者，说明此人属于不健康之舌相。如果一个人舌头同本人形体身高成正比例，方正而厚，说明此人是健康之舌相。

10.《神相全编·卷八》曰："舌为口之锋刃兮，欲方正而微红，色正如朱，大小合体，能引鼻者，硬如手掌者，贵相。若舌狭而长者，或秃而短者，或大而薄者，或尖而小者，或肥大陋相同身体不相称，均贫瘠之相。"

译解：舌为口之锋刃，是人心的舟楫，性命存亡的枢机，关系着一个人的健康得失，舌要方大色泽红润似朱，舌的大小要相称人体，长度能伸添到鼻尖者佳。舌硬度要相似手掌一样，这样的人必然是健康之人。如果一个人舌头窄而狭长，或秃短舌头，或大舌而很薄，或舌体十分偏小，或舌头伸出来肥大同人本身形体不相称，均提示为健康欠佳之人。中医认为，舌乃心苗，脾胃之外候。望舌诊病是中医获得临床诊断健康信息不可缺少的方法之一。

11.《达生编》曰："孕妇死胎者，面赤舌青，母活子死。面青舌赤，子活母亡。舌面俱青，子母俱死。"

12.疫证初起，苔如腻粉，此火极水化，设误认寒，妄投温燥，其病反剧，其苔愈厚，精液愈耗，水不上升，二火相熬，变白为黑，其坚如铁，其厚如甲，敲之嘎嘎有声，言语不清，非舌卷也。治之得法，其甲整脱，宜清瘟败毒散，重用石膏、元参、犀角、知母、连翘，加天花粉、黄柏治疗。

13.《外感温热篇》曰："舌上生芒刺者，皆是上焦热极。"

14.舌根面上，有一块顽固性老黄苔不退，为体内有热顽痰作祟，用乌梅丸加大黄治之（图 1-14-2）。

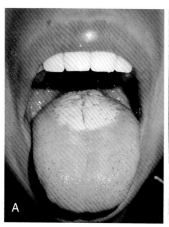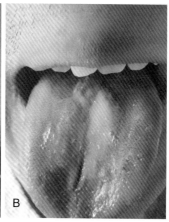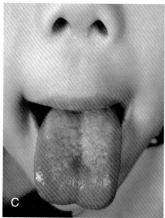

图 1-14-2

15. 阳明病苔黄是特征。为肠道内蛋白质的腐败产物硫化氢气体，会沿着肠道达到舌根部往舌尖，而把舌苔染成黄色的。故，凡见苔黄，就有便秘出现的信息。

16.《证治准绳》察舌曰："凡舌鲜红者，吉。青为冷。青而紫者，为阴为寒也。赤而紫者，为阳为热也。黑者亢极，为难治。凡舌上苔白而滑者，表有寒也。又曰：丹田有热，胸中有寒也。苔黄而燥渴者，热盛也。苔黑而燥渴者，热甚而亢极也。若不燥渴，舌上黑苔而滑者，为寒为阴也。舌卷而焦，黑而燥者，阳毒热极也。舌青而滑者，阴毒冷极也。凡舌肿胀，神气昏乱，语言不清者，死也。又阴阳易病，吐舌数寸者死也。舌乃心之窍，属火而色红者吉，惟黑者乃水克火，故难治也。"

17.《先哲医话》曰："温疫，舌心干燥者，胸中有热也。舌本干燥者，下焦津液枯竭也。舌上白苔如着糊者，白苔如鹅口疮者，少阴虚火炎蒸也。"

18.《先哲医话》曰："腹诊较脉诊有据，舌诊尤较腹诊有据。"

**周仲瑛舌诊经验介绍**

1. 湿热犯于卫表，则舌边尖红。

2. 热邪由表入里，进入气分，则舌红。

3. 由气入营，则舌绛。

4. 由营入血，则舌质深绛。

5. 舌苔由白变黄，由黄变灰，由灰变黑，则表示着热轻、热重、热极的不同变化。

**关幼波舌诊经验简要介绍**

（一）望舌质

1. 舌质淡为气血虚，或脾阳虚。

2. 舌质红为阴虚热盛。

3. 舌边红，为肝胆热盛。

4. 舌中干红，为胃热阴亏，多见于肝硬化。

5. 绛舌，多见于热盛入营血，如急性肝炎，热盛于湿。或湿热弥漫三焦者。

6. 舌红或舌绛见紫斑，均为血热血瘀，多见于慢性肝炎，肝硬化，复感外邪，邪热入里。

7. 舌胖有齿痕，为脾虚湿盛。

8. 舌有芒刺，为胃肠实热结滞。

（二）望舌苔（肝病以湿热为因，故多见腻苔）

1. 白黏腻苔为湿热蕴于气分，或湿热气聚，湿重于热。

2. 白厚干苔，为湿热内蕴，热伤津液而湿浊未化。

3. 苔黄为里有热。①苔淡黄，津润而滑，属脾虚有热。②苔黄厚而滑，多为脾胃湿热。③微黄黏腻，多为湿热结于气分。④苔黄厚黏腻，多为湿热较重，黏滞不化。⑤苔黄薄而干，为里热津伤，苔黄厚燥，为肠胃津伤燥结。

**（三）归纳**

1. 肝胆湿热，舌苔多见黄厚腻（尤以舌根明显），舌质红。

2. 脾虚湿困，舌苔薄白，或白腻，质淡，舌体胖。

3. 肝郁气滞，舌苔薄白，舌质淡或边红。

4. 肝郁血滞，舌苔白腻或苔白，舌质紫或有瘀斑。

5. 脾肾两虚，舌苔薄白或灰白，舌质淡红或淡白。

6. 肝肾阴亏，舌苔薄白或无，舌质红。

7. 气血两亏，舌苔薄白，舌质淡。

## 李玉奇舌诊经验

李老在1971年10月的世界卫生组织国际学术会议上，获得了"传统医学博士"学位，并接受斯里兰卡总统夫人授予的"红宝石"勋章，为国争光可喜可贺。李教授望舌经验前人未论及，方书没有记载，确为新论新见，给后人以启发。

**（一）望舌形**

1. 板状舌体：即舌体圆细如木板，伸缩自如正常，舌尖椭圆。多为脾虚弱之象，常见于浅表性胃炎。

2. 胖鱼舌体：舌形体胖大满口，舌边有清晰齿痕。为气阴两虚，内有虚火所致，多见于糜烂性胃炎、胃溃疡、疣状胃炎、胃黏膜脱垂等。

3. 香蕉状舌体：舌形体圆细而长，舌尖根粗，舌体窄而厚，伸出时向下微弯，形状似香蕉，舌面不光滑，附有颗粒状物，如细沙撒于舌面。常见于中、重度改变的萎缩性胃炎，为胃气大伤，胃阴耗损，病情发展危垂倾向。

**（二）望舌质**

1. 裂纹舌：舌面中前部呈纵断裂，形成一两条小沟，舌质紫绛或紫色。此舌候为胃深部溃疡。

2. 萎缩舌：舌面不平滑，充盈不足，有皱褶或有小坑数个，称其为萎缩舌，常见于萎缩性胃炎。

3. 亮带舌：舌质绛红兼紫色，舌两边颜色稍浅，表面有津液敷布，观之反光，故称为亮带。此为瘀血结积之征，为重度萎缩性胃炎之舌象，是萎缩性胃炎的特异舌象。

4. 猪肾舌：舌质颜色深紫，全无苔，舌面有津液敷布，光滑如镜，状若猪肾横切面，所以称为猪肾舌。舌之根神俱无，或感舌体灼热，或有舌痛。此为瘀血明征。此种舌象，多见于萎缩性胃炎的进展期，或胃癌或胃癌前变信号。

5. 粟粒红舌：舌伸出的五分之一尖部位，色红赤，无苔，表面似有细粟红舌，常见于十二指肠球炎和十二指肠溃疡。

6. 花瓣舌：舌面纵横断裂，形成块状平铺舌面，酷似花瓣排列，其色红赤，或有薄白苔。此舌临床少见。可见于恶性肿瘤性疾病中晚期病人，为病势深重之候。若此舌生来即有，则属遗传，不为病态。

（三）望舌苔

1. 晚秋老云苔：苔厚如晚秋老云，色白而腻，深层透以黄褐色，层次不清，舌体偏瘦，舌尖紫红。早期胃癌或癌前变化见此舌，乃脾胃气败，阳气欲竭，阴液将涸之征。

2. 斑块剥脱苔：舌苔苔白而成块剥脱，界限分明，亦称剥脱苔。胃病日久见此舌苔，为病势较重或将欲癌变的征象。

**连建伟舌诊经验简要介绍**

1. 舌面上有小红点，系肝血不足，肝有郁热所致。治疗时在方中加入养肝血，疏肝郁，清肝热之剂，效佳。

2. 舌面上有白沫，系脾虚运化失司，痰湿内生之征，治疗时方中加入健脾化湿之品，效佳。

**魏长春舌诊经验简要介绍**

1. 舌质淡红，多是虚象。

2. 舌质淡白者，为元阳不足之虚证。

3. 舌质深红者，为有热。

4. 舌质红绛，在外感证则是热入营分、血分之象，在内伤证则为五脏受损，阴液涸竭的危候。

5. 舌质光剥无苔者，为肝肾阴液不足之征。

6. 舌中有一条光滑无苔，四边有薄苔，是胃阴受伤，津液不足之征，忌用辛燥耗液之品，并须时时照顾胃液。

7. 舌淡苔白，多属虚寒，也有个别因热痰热内闭所致者。

8. 舌苔淡红有裂纹，为脾胃气俱损。

9. 舌燥起刺，中间花剥而起横纹，是食积化火之象。

10. 舌苔黄厚满铺，多为热证。若症见胸满气逆，食后腹胀，小便清长，大便溏薄，则为中虚气满。

11. 舌苔黄腻满铺，胖而不燥，是清气不升，浊气不降之征。

12. 舌绛多为内热。舌尖绛是心火内炎。两边绛是伏热。若上半白苔，下半纯绛，是心火燎原之征。舌绛无津，虽以阴虚血热证居多，但也兼有因痰闭气机不调，津液不能上承所致。

13. 舌绛而起亮光，似镜照面，也称镜面舌，属危急病症。外感见此，则属素体阴虚血热，新感邪热入于血分之象。若内伤噎膈，反胃，或肝硬化腹水等病，则

111

是真气暴露，阴液涸竭危象。

14. 舌面见小红点，多因性情不畅所致，为内有郁火之征。红点越多，郁烦尤甚。舌淡红，舌见小红点，则兼有脾胃虚热，肝胆气郁。若舌质深红而上有小红点，则是阴虚血热而兼抑郁不舒之候。

15. 舌边色青紫，多有宿伤积瘀，或腹内有癥瘕。倘有新病，也应注意调治宿瘀。

16. 舌质淡红胖大而苔白滑者，多为气虚元阳不足之患，但也有属于痰湿者。

17. 舌质嫩红，边起轮齿者，为脾弱血虚之候，多兼有消化不良，胃脘疼痛和潮热等症。

18. 舌质色黯，多为瘀积之证。青黯为肝脏瘀积寒证。边呈紫黯，为瘀积热证。舌根边旁青黯，则为瘀积下焦之象，多为癥瘕，疝气之类疾病。

19. 老年人舌质淡白干燥而有裂纹，气喘急而无热者，为气液并伤之弱证。

20. 黑苔有寒热之别。苔灰黑而质淡红润泽不紫赤者，为虚寒之证。舌胖大是脾寒。舌圆短为肾寒。若见苔焦黑起刺而质深红干燥缺乏津液者，为热证。如症见渴饮壮热，是阳明燥热。若消渴厥冷，心中疼热，为厥阴病证。另外，还有脾阳虚而湿泛之候，亦见有黑色苔者，但舌淡而不干燥。

21. 脾胃气机失调者，常可出现染色苔。亦有因进食所致的染色苔，应注意辨别。

22. 凡人胃气盛者，舌柔和，有病也易治。若胃气绝，则舌板硬，其病难治。

**望舌下诊病法**

1. "身重体热寒又频，舌下之脉黑复青，反舌下冷，子当死，腹中须遗子归冥。面赤舌青细寻看，子死母活定应难。唇口俱青沫又出，子母俱死总判。面青舌青沫出频，母死子活定知真。不信若能看应验，寻之贤哲不虚陈"（宋《妇人大全良方·卷十八产难生死诀第六》）。

2. "寒热并作，舌下脉青而黑，舌卷上冷，子母皆死"（宋《察病指南·产难外候》）。

3. 舌下络脉色紫，脉形粗胀，弯曲柔软，或周围有结节者，为气滞血瘀所致。

4. 舌下色青或淡紫，脉形直而紧束者，常由寒凝血瘀，或阳虚血滞所致。

5. 舌底瘀丝，色青或色紫，在脉络之间有紫色瘀点，甚至出现明显的瘀血舌底，见于各种瘀血证的早期及郁证。

6. 舌下静脉发黑发紫，为心脏病信号。

7. 舌下静脉鼓胀明显而黑，为高血压信号（图1-14-3）。

8. 舌下静脉两边有黄色颗粒状，应排除体内是否有蛔虫。

9. 舌下有溃烂面，提示胃有溃疡（图1-14-4）。舌下有溃烂面发黑色，提示萎缩性胃炎信号。

10. 李寿山诊舌下络脉经验：

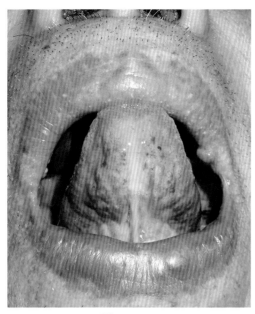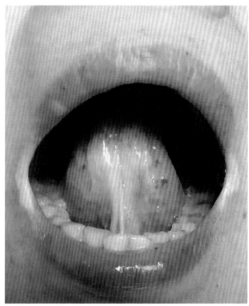

图 1-14-3                              图 1-14-4

（1）舌下络脉色紫，脉形粗胀弯曲而柔软，或周围有结节，色不深，多为气滞血瘀，常见于疼痛诸症。

（2）舌下络脉色青紫或蓝，脉形粗胀软、韧，多为瘀甚或热伤血瘀，常见于癥积，膨胀，痈肿瘀腐等症。

（3）络脉色青或淡紫脉形直而紧束，多为寒凝血瘀或阳虚血行不畅，常见于胸痹心痛，脘腹冷痛，痛经，月经不调，闭经等症。

（4）络脉色紫或青，脉形弯曲粗胀，多为痰湿夹瘀，常见于痰阻瘀喘急，痰核，瘿瘤，水肿，癥积等症。

（5）络脉色素而浅，脉形较细而柔软，多为气虚血滞，常见于麻木不仁，肢体瘫痪等症。

11. 王午桥曾观察 20 例长期低热的肺结核病人，发现舌下组织皆瘦薄而干，尤以伞襞部明显，舌下小血管及舌下两脉全不暴露，据此诊断为心肺积热，阴津大伤，均用沙参麦门冬汤加味而使症状获得很快改善（《名医诊法经验》）。

12.《四川中医》报道沈绍英诊舌下经验：

（1）舌下中部色淡而夹白，为脾虚中气不足。

（2）舌下中部有黄白细末乳颈，在成人为酒食内伤，或湿热食积，在小儿为虫证，疳积。

（3）舌下淡白肿胀，多是痰饮，水湿内停。

（4）舌下中部有红色肉刺满布，多见于妇女血热所致崩漏，经行先期，或因肝胆有郁热。

（5）舌下出现紫色，在杂病中多为酒毒内伤。

（6）舌下两边出现云状紫斑块，并伴咳血，骨蒸潮热等证，乃肺结核病所致。

（7）舌下青筋紫脉弯曲变粗，多为肝气内郁，气血运行不畅。证见：肝脾肿大，腰胁酸痛，妇女痛经，月经错过。

（8）舌下淡白，二青筋紫脉色暗而曲张，多系心肾阳虚所致。

（9）舌下伞襞小血管呈紫红色条状散布，为瘀血症，多见于冠心病患者。

13.《名医诊法经验》介绍苏敬武名老中医诊舌下经验：

（1）气滞血凝型：舌下络脉呈短粗状隆起，甚者簇拥结球，或似肠样屈曲，色质红紫，多见于高血压、心脏病、冠状动脉硬化、左心室高电压以及阴虚阳亢者。

（2）苍白型：舌下络脉长而瘪，呈灰白色而失红活，多数病人支络不显露，或可见 1 ~ 3 个小紫色红点，多见于呼吸系统，消化系统的恶性肿瘤，慢性消耗性疾病和免疫功能低下的患者，如肾，肝，胃病的后期。

（3）气型：舌下形态纤细，甚或呈螺旋状扭曲，或两者间有之，多呈暗淡红色，偶有针尖样小红点。常见于神经系统疾病，如自主神经功能失调，失眠，郁虑，癫痫等。

（4）支络不露型：舌下支络不露，表面可见数个小的黏膜皱突。凹凸不平，尤如不毛之地，色泽淡红或淡红之上浮以黄色，多见于耗竭性的慢性病，失血过多，贫血等。

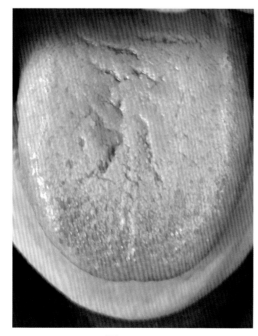

图 1-14-5

**笔者临床经验**

1.门诊给人诊脉，发现现在的人，舌苔白腻厚的多，这是湿气重的舌象。病例：男，46 岁。见观舌诊法（图 1-14-5）。而脉象是弦脉的多，这是肝气不舒的脉象，这样看来，现代人该怎么养生，就思路清楚了。

热证舌质一定是红的。病例：女，10 岁（图 1-14-6A）。病例：女，75 岁，口舌干，上腭干燥，玄麦甘桔汤 3 剂，症状消失，5 剂治愈（图 1-14-6B）。病例：男，3 个月，感冒引起高热后致舌质绛红，舌中苔积食（图 1-14-6C、图 1-14-6D）。

另外，在此列临床见发高热所致舌

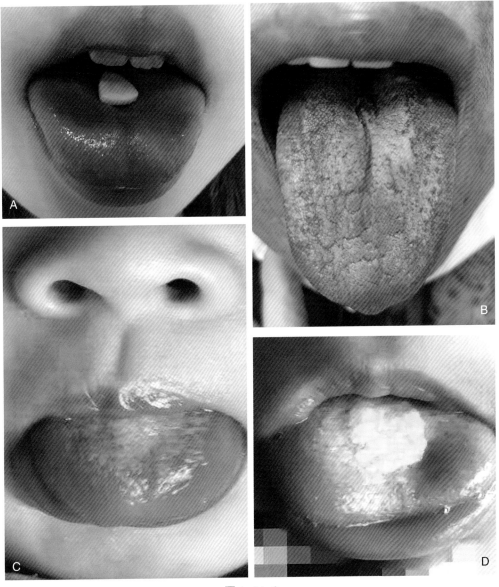

图 1-14-6

质舌苔。病例：男，54 岁，发高烧 7 天，致苔腻干，舌齿燥而少津（图 1-14-7A）。病例：男，13 岁，高热引起口舌燥热（图 1-14-7B、图 1-14-7C）。一般红绛舌多由高热伤阴所引起的，感染所形成的。

　　寒证——舌质一定是白的（图 1-14-8A、图 1-14-8B）。此舌病人以前有过肝包虫手术史。

　　2. 一个人出现舌体强硬一阵子，又消失，这是中风之先兆。千万不可大意。

　　3. 舌质变为淡白色，为心血不足。

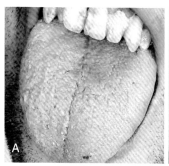
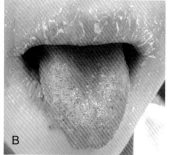
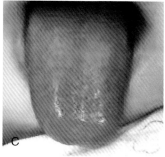

图 1-14-7

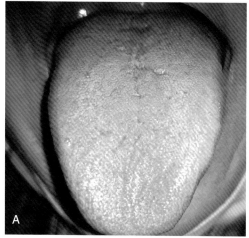
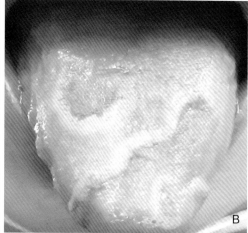

图 1-14-8

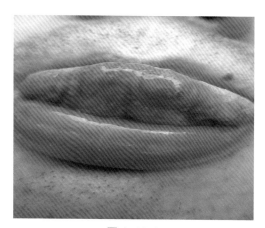

图 1-14-9

4. 舌尖红或舌头糜烂疼痛，为心火过盛（图 1-14-9）。

5. 舌质变紫，为心血瘀阻。病例：女，35 岁，乙肝病毒携带者（图 1-14-10A）。病例：女，40 岁，脸发烫（图 1-14-10B）。

6. 舌尖有红点的人，多为近期睡眠障碍，心情不畅，好生闷气，易怒，胸闷所致。病例：男，52 岁，失眠，消化不良积食，近期压力大（图 1-14-11）。

7. 青年女性月经来临前 1~2 天或经后 1~2 天内，舌尖可见较明显的红刺，即蕈状乳头充血，月经后则明显消退。只要女性胃无异常，舌尖红赤，鲜红，都为经期表现，暗红为经后表现。病例：女，23 岁，月经期（图 1-14-12）。

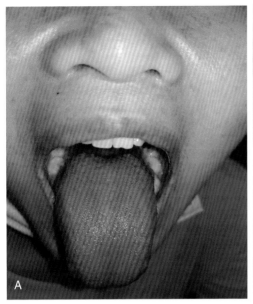
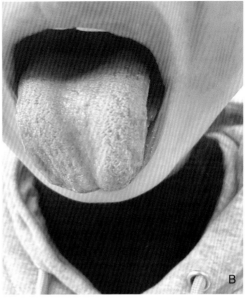

图 1-14-10

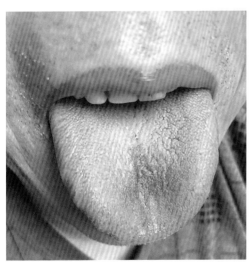

图 1-14-11

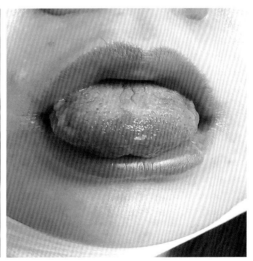

图 1-14-12

8. 舌质深红色，舌面多有红点刺密布，为脾胃虚热，或内有郁火，或阴虚血热火旺（图 1-14-13）。

9. 舌质淡嫩，为心阳不足所致。舌苔水滑欲滴，为水不化津，火冷津凝所致。用苓桂术甘汤治疗效佳。病例：男，39 岁，水滑舌（图 1-14-14A）。病例：男，78 岁，水滑舌（图 1-14-14B）。

10. 胃酸多，舌润暗红。肝硬化舌红绛光剥，肝功能大变，易发昏迷。

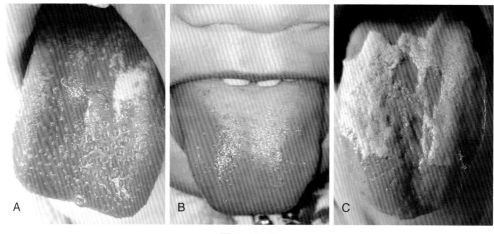

图 1-14-13

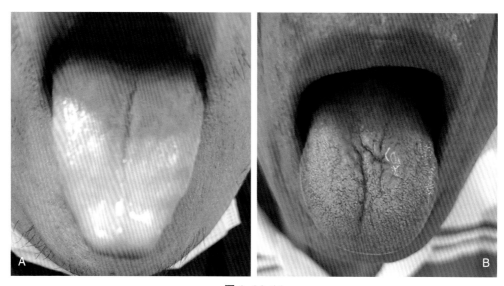

图 1-14-14

11. 舌红色，舌中裂缝如人字者，为心经热毒极盛所致（图 1-14-15）。

12. 门诊来看胃病时，让病人伸舌时，舌中脾胃处有前后条状裂口纹，为胃及十二指肠溃疡信号。如果裂口缝在舌中靠后处，多为十二指肠溃疡（多见于饭前饥饿时胃痛）。如果裂口缝靠舌前头处，多提示胃溃疡（多见于饭后胃胀痛）。现列举几例溃疡病例。病例：女，38 岁，胃溃疡（图 1-14-16A）。病例：男，56 岁，胃溃疡（图 1-14-16B）。病例：男，61 岁，萎缩性胃炎（图 1-14-16C）。

13. 凡癌症舌，多见舌面溃疡，苔糜粉状，说明病危。病例：男，67 岁，肺癌（图 1-14-17A）。病例：男，77 岁，胃癌化疗（图 1-14-17B）。病例：男，60 岁，贲门癌、胃癌（图 1-14-17C）。病例：男，70 岁，肠癌化疗（图 1-14-17D）。病例：

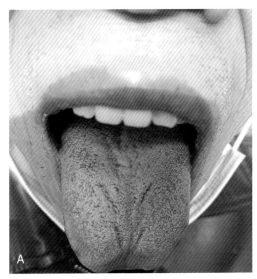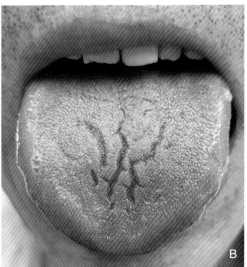

图 1-14-15

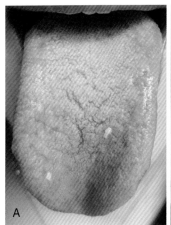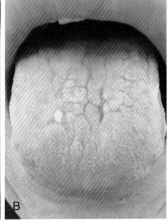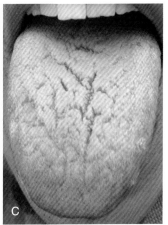

图 1-14-16

女，73 岁，肾病综合征（图 1-14-17E）。病例：男，43 岁，肺积水，化疗，右侧舌尖处增大（图 1-14-17F）。

14. 舌头大小同病人自体身躯不成正比例，为心脏功能弱，或为心脏病先兆信息。病例：男，54 岁，舌头显偏小（图 1-14-18A）。病例：女，58 岁，舌头显偏大，兼左侧大（图 1-14-18B）。

15. 舌面出现明显包块，为舌皮下囊肿信息（图 1-14-19）。

16. 乙肝及乙肝携带者，临床发现舌根苔均有呈筛眼状苔。病例：男，30 岁（图 1-14-20A）。病例：女，46 岁，乙肝携带者（图 1-14-20B）。

17. 镜面舌，胃病，胃阴不足。病例：女，49 岁（图 1-14-21）。

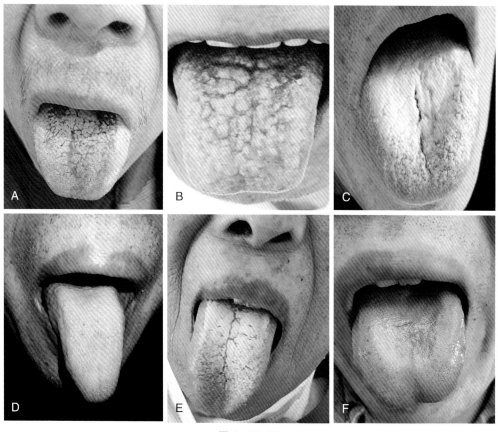

图 1-14-17

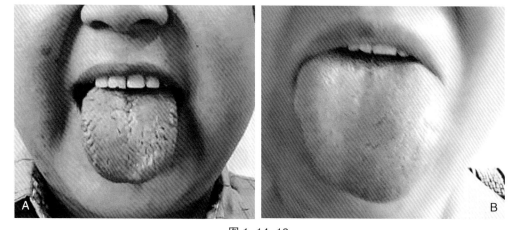

图 1-14-18

18. 舌尖出现裂缝状，为心脏病信息。病例：男，79 岁（图 1-14-22）。

19. 舌下出现雀舌，也称舌下腺炎，为消化不良，积食引起（图 1-14-23）。

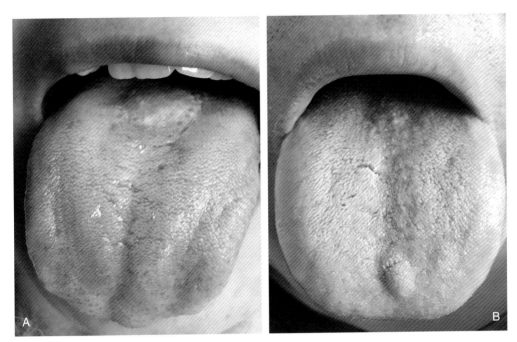

图 1-14-19

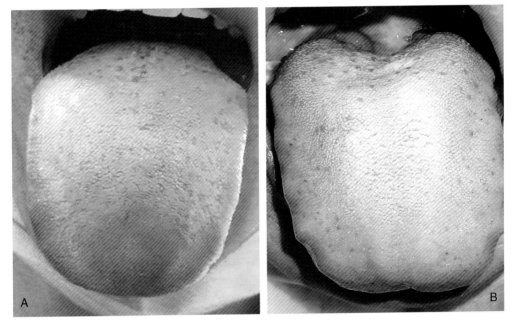

图 1-14-20

20. 舌头出现血包较硬，应积极排除血管瘤（图 1-14-24）。

21. 舌下出现明显包块者，应积极去医院检查排除舌下肿瘤（图 1-14-25）。

22. 舌头自幼年出现组合舌形，为先天发育畸形舌，不为病症（图 1-14-26）。

23. 舌面出现反复溃疡，增生或变化油黑状包块者，为舌癌病变（图1-14-27）。

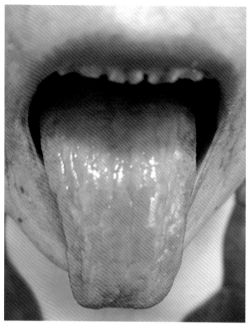

图 1-14-21

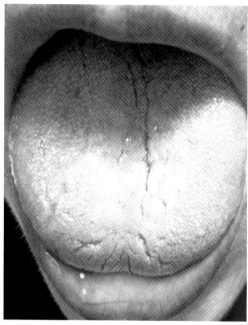

图 1-14-22

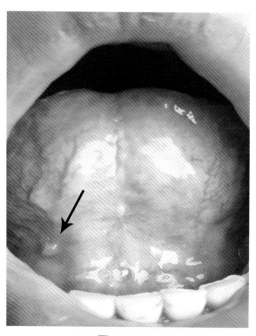

图 1-14-23

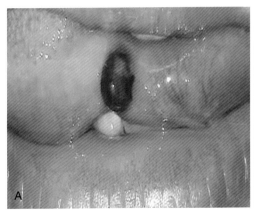 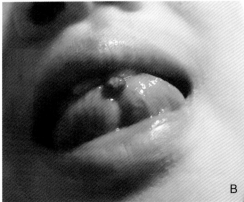

图 1-14-24

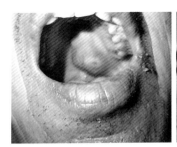 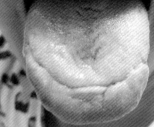 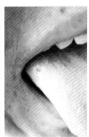 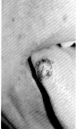

图 1-14-25　　　　　　　　　图 1-14-26　　　　　　　　图 1-14-27

# 第二章

## 第一节  情绪心理诊法

其实，中医提出七情"喜怒忧思悲恐惊"情绪心理学思想有几千年了，正如美国心理学家墨菲说："中国是世界上心理学第一故乡。"《内经·素问》曰："百病生于气也，怒则气上，喜则气缓，悲则气消，恐则气下，惊则气乱，劳则气耗，思则气结。"《内经·灵枢》曰："肝气虚则恐，实则怒。"以上就是《黄帝内经》丰富的医学心理学元素。有学者统计，《黄帝内经》含医学心理学思想的篇章占总数 79.6%。其中很多心理学思想与现代西方心理学理论不谋而合。

良好的情绪医疗作用价值无法估量。患者情绪好，伤口愈合也快，失败者往往情绪低落，胃口也差，伤口愈合也缓慢。

张子和是金元四大家之一，他在《黄帝内经》有关情志治疗思想的基础上，是第一个系统地临床使用"情志疗法"的专家。在他的名著《儒门事亲》中可以看到有关情志病的内容（《中医情绪心理学》）。

肾上腺素强的人气质如石，性格如大树，可以以不变应万变。肾上腺素弱的人没有强硬气质，性格懦弱，如泥如藤，以万变应万变，两面派，见人说人话，见鬼说鬼话，没有主见，易乏力，嗜睡，逃避矛盾。

门诊常常可以碰到这样的病人，说自己一紧张，就腹痛，就想上卫生间，其实，人紧张时结肠就会随情绪变化向下挤压，肌肉或周围肌肉痉挛而出现痛感或腹泻出现（《都契医库》）。

医学家陈无择说，"怒伤肝，其气击。"就是说怒是一种勃发粗糙的感情，就是欲望被阻压，路见不平又无法解决，令人怒火内生向上搏击，是一种痛苦的冲动情绪，通常情况下，怒可以致人头痛、耳聋、失明、吐血、血管破裂、昏厥等。严重者可以因大怒而丧命。故，内养正气心情好，外慎风邪是养生之根本。

《东垣十书》辨昼夜轻重曰："百病昼则增剧，夜则安静，是阳病有余，乃气病而血不病也。夜则剧增，昼则安静，是阴病有余，乃血病而气不病也。"

昼则发热，夜则安静，是阳气自旺于阳分也。

昼则安静，夜则发热烦躁，是阳气下陷入阴中也，名曰热入血室。

昼夜均发热烦躁，是重阳无阴，当急泻其阳，峻补其阴。

夜则恶寒，昼则安静，是阴血自旺于阴分也。

夜则安静，昼则恶寒，是阴气上入于阳中也。

昼夜恶寒，是重阴无阳，当急泻其阴，峻补其阳。

昼则恶寒，夜则烦躁，饮食不入，各曰阴阳交错者，死矣。

## 第二节　汗诊法

《四诊秘录·切诊篇》曰："汗出如珠，面赤如妆老死。"

朱丹溪《脉因证治》自汗头汗曰："因：湿能自汗，热能自汗。虚则盗汗。痰也自汗，头汗。证：阴阳俱虚，身体枯燥，头汗，亡津液也。热入血室，头汗。伤湿额上汗，因下之，微喘者死。胃热上熏，头汗。发黄头汗，小便不利而渴。此瘀血在里。心下懊悔，头汗。"

《金匮要略》曰："男子平人，脉虚弱细微者，喜盗汗也。"

译解：男子及平常人，脉象虚弱细数，多盗汗。盗汗就是夜间入睡即汗出，醒时则汗止，为阴阳气血皆虚，阳虚不能固表，阴虚不能内守，所以盗汗为名。

红汗者，归脾汤加减治之。

一个人脑后风府穴处大量出汗者，多为房事过度所致。汗出浴水则伤肾。用桂枝龙骨牡蛎汤加芡实治之。

世界上没有不相关的事物，一个人头汗多，说明"郁热在里，或邪在半表半里，或寒湿相搏"的表现。使汗不能横向体表透出。当然，杂病中也有头汗证出现，病理不同，治法亦异。但总的治则是消除津液运行的障碍，只要津液能下行外出，头汗退止。吃饭时头面汗更明显，方用桂枝柴胡干姜汤治之。

若病人自汗为黑色，把白衣服能染黑，是因为"肾主黑主水，黑色属肾脏"。舌红少苔，脉细略数，夜卧口干，手足心热。此为肾阴虚。虚火内扰证。用知柏地黄汤加生龙骨、生牡蛎各 15 ～ 30克，1 个月可愈。临床遇到此类病人，用黄芪之类加生牡蛎无效，因为不是气虚自汗症状（熊继柏）。

女性不要流汗太多，太多会出现血汗，皮肤变得粗糙。血汗同源，流汗过多会出头晕跌倒。故，女性怕晒，出门宜打伞遮强光（图 2-2-1）。

《医学入门》问诊曰："有汗否：外感有汗则为伤风。无汗则为伤寒。杂证自汗则为阳虚。

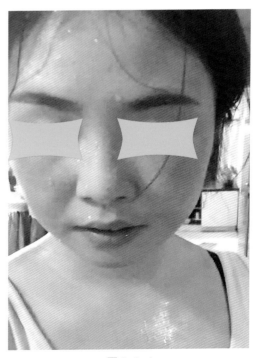

图 2-2-1

又问曰："有盗汗否：睡中出汗，外感则为半表里邪，内伤则为阴虚有火。"

头汗：《黄帝内经》言："胃中悍气循咽而上冲，头中外行诸窍，可知头汗出者，湿热随胃中悍气上蒸故也。又人逢饮食，辄头汗出甚者，头上热气蒸腾如烟雾，俗谓之蒸笼头，此殆饮食入胃，饮气，食气，辄随胃中悍气上冲，是天禀然也。"（《医学精言》）

《望诊遵经》诊汗望法提纲曰："头额汗出者，病在诸阳。手足汗出者，病在于胃。心窝汗出者，心脏亏虚。阴下汗出者，下焦湿热。汗出偏沮者，使人偏枯之先兆。黄汗者，湿热之证。白汗者，厥气之证。红汗者，气虚之候。汗出如油者，命绝心容。汗出如流珠，脉浮者，卫气衰。汗大如贯珠不流者，元气绝。三阳实，三阴虚者，汗不出。三阴实，三阳虚者，汗不止。"

《身经通考》问汗曰："凡表邪盛者，必无汗。而有汗者，邪随汗去，已无表邪，此理之自然也。故有邪尽而汗者，身凉热退，此邪去也。有邪在经而汗在皮毛者，此非真汗也。"又曰："人伤于寒，则病为热。故凡病身热脉紧，头疼体痛，拘急无汗，而且得于暂者，必外感也。"

《医宗金鉴》曰："手足汗濈濈（音楫）出。"注：胃主四肢为津液之主，今热聚于胃，蒸其津液，傍达四肢，故手足濈濈然汗出。……若中寒胃阳土虚，脾不约束，津液横溢，四肢犹如阴盛淫雨滂沱，故汗出而冷也。

## 第三节　男女乳房诊法

"乳小不黑，孤贫，乳头白而向上分，斯子息之难为。若子息之易得分，必乳头紫而下垂。"（《神相全编》）

译解：女性乳房瘦弱，乳头色泽同乳房色泽一样，并双乳头上翘者，为生育能力差，不育症信号。乳房丰满，大小几乎相称。乳头呈紫色向外偏下。必定生育优秀。

临床验证：患乳腺癌，左侧乳腺癌死亡率高于右侧乳腺癌病人，主要原因是左侧近心脏的原因。

中青年女性，乳头流出血液之人。《疡医大全》卷之二十乳衄门主论曰："妇女乳房并不坚肿结核，唯乳窍常流鲜血，此名乳衄。乃属忧思过度，肝脾受伤，肝不藏血，脾不统血，肝火亢盛，血失统藏，所以成衄也。治当平肝散郁，养血扶脾为主。"足厥阴肝经循经乳头，足阳明胃经循经乳房，乳衄的发病与肝脾胃有密切的关系。

频频溢血鲜红，突然发作，多为肝郁化火的热证实证。可选用龙胆泻肝丸、十灰丸，或合并犀角地黄汤加减。

溢血缓缓渗出，色泽也浅淡红色，用手挤时会血量增加，多为间歇性溢血，多为虚证溢血。可选用中成药归脾丸治之，或健脾止血类药物加减治之。

另外，如果乳头流血水，并有腥臭味，应积极去医院进一步确诊，以免延误治疗，千万不可大意。

乳腺癌的患病风险女性比男性高出 100 倍。临床用补肾壮阳药治疗有效，让女性体质向男性化倾向一些。用治女性益母草治男性前列腺病有效，让男性向女性化倾向一些。中药锁阳是男性壮阳药，用它来治疗女性绝经期和卵巢早衰病效果理想。

## 第四节　吃饮穿戴诊法

特别偏爱红色服饰的人，一般都是气虚，血压偏低，精力不足的人，他（她）们会本能地选择红色系列的服饰，以提高自己气的上升能力。因为红色利于气的上升，使人兴奋。

白色利于气的内收，利于人们冷静的思考和内省。故，教室，图书馆，会议室和一般家庭中都把墙壁涂成白色的，使人冷静地学习和思考（《走近中医》郝万山）。

心理学研究表明，颜色对人的感官从某种意义的潜在作用：

红色——革命、热烈、牺牲、豪迈。

绿色——和蔼、悠闲、和平、娴雅。

黄色——温暖、高贵、显赫、豪华。

蓝色——和平、温良、冷静、深沉。

白色——轻快、纯洁、真挚。

黑色——神秘、悲哀、深重。

灰色——沉着、讲究、真诚、认真、平和。

各种色彩——能干、内秀、不张扬、老练。

## 第五节　行走跑诊法

走路时有气无力，脚步声大沉重，说明下肢肌肉发育不良，这种人大腿肌肉松弛，肾功能减退。

在没有受伤的情况下，走路时右腿迟缓或有不敢用力伸，询问排除其是否有阑尾炎病，因为用力伸能引牵阑尾，使痛苦加重。

走路时不停地回头左右窥看的人，说明心理上缺乏安全感。

走路时脚步乱而脚踏步重，往往走起来，跑起来匆匆忙忙的样子，这种人大多性格豪爽。

走路特别小心的人，吃东西也习惯把食物弄成小块慢慢地品尝，这种人，性格偏于内向，保守，做事也精细，但有时流露出古板，钻牛角尖。

## 第六节　站坐卧睡诊法

《太乙真人书》曰："坐视端庄，必为福相。"

译解：一个人坐着的时候坐视端庄大方，观目有神，表情和蔼，一定是一个心胸开阔，身体健康之人。如果坐时常摇晃膝头，言语无力，走路步伐也不稳，就像树摇会落叶一样，属于心事重。如果坐时口闭得紧迫成"一"字形，身躯偏重一侧，此人必定患有痔疮并正在发作难受。如果坐时腰板僵直，双手扶腰，一定是腰疾之人。

《唐举元谈神妙诀》曰："行则身重脚轻，贵，行则身轻脚重，贫。步促如奔主孤穷。"

译解：行走的姿态表现出其人进退的节奏。身心健康之人，走路平时听不出明显脚步声。而懒惰身欠健康的人，双脚靸地，脚踏地声音混浊而拖泥带有沙沙声。走路步伐短促而疾快，不是健康之相，这样的人，说话急，走路急，吃饭急，临床验证易患有高血压风险。

《神相全编》曰："睡易觉醒者，聪敏康。卧难醒者欠康。喘息调匀者健。出气多入气少或吹者病相。"

译解：一个人睡卧时容易被叫醒，睡眠中呼吸调节自然均匀，说明其人健康。睡眠时难以叫醒，或睡眠中呼气多而吸气少，或睡眠中夜夜乱言乱语，或只见向外吹气样，说明此人不健康。

健康的三大特征：①睡得快。②吃饭香又快。③排得快。

睡觉姿势以"弓"形为佳。一般肥胖人睡觉时间长，瘦人睡觉时间短。如同手机充电一样，电池容量有760毫安，也有3600毫安，肥胖人似大电池充电一样。相传孔子睡觉喜欢侧"弓"形样睡觉。孙思邈在《千金方》中说："屈膝侧卧，益人气力，胜正偃卧，按孔子不尸卧，故睡不厌踡，觉不厌舒……人度当作五度，反复常逐更转。"其实，侧睡有利于呼吸，夜里侧睡有益于身体放松，不仅可以排出体内污浊气，而且有利于大肠肛门放松，侧卧时间长了，要自然变化姿态睡觉。

## 第七节　四肢及四肢语言诊法

**古籍经典诊法摘录**

周身关节痛，身重或肿者，此乃风湿成因。多由汗出当风，或久伤及冷所致。《金匮要略》第21条曰："病者一身尽痛，发热，日晡所剧，名风湿。"就是说，一身尽痛，关节无处不痛，病在表故发热，日晡（15—17时）。方用麻杏苡甘汤治之。处方：麻黄、杏仁、薏苡仁、炙甘草。

《惊神赋》曰："脚手摇动，心虑也。"

译解：一个人若出现脚手不自觉地摆动，说心中有烦心的事困扰。

《黄帝内经》曰："膝者，筋之府，屈伸不能，行则偻俯，筋将惫矣。骨者，髓之府，不能久立，行则振掉，骨将惫矣。得强则生，失强则死。"

《陈抟神相全编·卷八》曰："足者，枝之；谓身者，干之。云：枝以蔽其干，足以运其身。足丰厚方正者佳，足薄涩横窄者，必乏。"

译解：足为人体枝，身为人体干。枝当荫其干，双足可以运动人的身体。如果足方正相称而丰厚，其人必会健康行动敏捷。双足薄小同身体不成比例，肌肉枯黑色，则其人下肢易乏力，身体健康状况自然就差。

《黄帝素问》平人气象论曰："臂多青脉曰脱血。"《外诊法》注解："臂多青脉者，臂内浮见之络脉多青，盖因血脱而不华于色也。"

《陈抟神相全编·卷八》曰："双足又枯薄无肉，皮粗而硬，足下无纹，身贱；足背有毛柔细者，佳也。"

译解：一个人双足皮包骨头皮紧枯粗而硬，足底下也没皱褶纹理，说明其人健康欠佳。如果一个人双足皮肤肌肉发达，足背都能滋养柔细毛发，说明其脏腑功能发达。

《陈抟神相全编》曰："有福有寿，腹垂胸阔脐壮，足跟有后，又看脚后有根，此为龙钟鹤发之人。"

译解：健康幸福的人，应该是腹肌有弹性，胸阔，脐也粗壮，同时，双足跟肌肉结实，这种人一定是健康长寿之体格。

《相人歌》曰："足者，上载一身，运体，双足踏龟成，餐啜如龙虎，如龟五里步行，遇事沉着冷静，吐字文明，元气足。"

就是说，人的双足，承载一身，下运身体，这是足的功，足能看到一个人健康状况。健康者，双足皮肤柔软而方正，脚心凹而能踩龟，吃喝时不急不慢，行走时稳健如龟，遇到大是大非时能沉着内心不盲乱。说话做事讲理有始有终而文明，此人心理素质好，元气充足。

《相人歌》曰："发须蓬乱垢，双眉枯而折，牙齿疏黄尖，门齿而落脱，夜卧开眼睡，掌如鸡爪纹乱，行走步雀，食时乱弃饭，口中滋味恶，饮酒未三杯，言辞便交错，常常少精神，闻人失即欢，见人得不乐，此人心相陋。"

译解：对不讲文明，不讲道德，不健康人的特征描述。头发胡须既脏又乱，眉毛干枯脱落，牙齿疏而尖，门齿也脱落，夜里睡觉不闭目，双手掌形似鸡爪样干枯纹杂乱，走路时好似麻雀一般，吃饭时口漏乱弃饭粒。口臭熏人，没有酒量而爱喝酒，不到三杯就借酒胡言乱语中伤他人，常常困倦没精神。听闻他人有过失就兴高采烈而取乐，听到别人有了成绩就起生妒忌红眼之心而辱骂他人。

如果出现肩臂疼痛，相互转移。《金匮要略》痰饮篇曰："四肢历节痛，有留饮。"《脉经》曰："病人一臂不遂，时复转移一臂，其脉沉细，非风也，必有饮在上焦。"故，用半夏、茯苓、枳壳以及风化朴硝组成的指迷茯苓丸加减治疗。又用沉香、姜黄。理气通络为使药（《中医处方门径与技巧》）。

劳力内伤者，身体沉重，四肢困倦。百节烦痛，心满气短，懒于言语（《医贯》）。

**望青壮年女性小腿诊法**

1. 双小腿肚子肌肉皮用手捏时松弛，干巴无弹性，说明大肉已脱，胃气差而抗病能力很差。归脾丸内服。

2. 若小腿肌肤有弹性，红润粗硬而结实，手提肌肉发达，说明身体健康，抗病能力强，消化能力好。

3. 若双小腿皮肤粗而脱屑，色枯发暗，无毫毛，同时伴有双下肢怕冷，发麻，有血管曲张，易抽筋，说明体内属于瘀血型。桂枝茯苓丸即可治之。

体重肢节痛，或腹胀自利，脉来濡缓者，湿胜也，补中益气汤加苍术，厚朴主之。如果风湿相搏，一身尽痛，补中益气汤加羌活，防风，藁本，别作一服，痛去勿再服，以诸风损人之元气也（《医贯》）。

四肢属脾，至于逆冷，杂证见之，是脾经虚寒、元阳将脱之象。惟疫则不然，通身大热，而四肢独冷。此烈毒壅遏脾经，邪火莫透。重清脾热，手足自温（《疫疹一得》）。

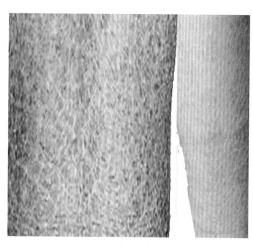

图 2-7-1

### 四肢诊法（《都契医库》摘录）

1. 四肢厥冷，为脾肾双虚，如果脉沉细又迟，也是典型的阳虚表现。

2. 身体四肢发软无力，为胃内有湿痰。方用：二陈汤加苍术白术治之。

3. 双下肢皮肤出现鱼鳞样皮肤，为鱼鳞病，中医称蛇皮癣。为先天遗传病（图 2-7-1）。中医临床分为：脾肾阳虚类型、气滞瘀血类型、肝肾阴虚类型、血虚风燥类型。

4. 双下肢易水肿，早上轻，下午重。同时，口唇，鼻尖发红，指甲紫色，兼双目有向内斜视的样子，均为心脏病信号。

5. 一个人双小腿双足水肿，为肾病信号。这里建议患有肾病之人，尽量少吃鱼虾等蛋白高的食物，这样会给肾增加负担。

6. 一个人单侧腿足出现肿胀，多为瘀血所致。

7. 年轻人易患渗水样足癣，多为湿热体质（图 2-7-2）。如果一个人夏季四肢及全身易生小红疹过敏者，为体内有湿所致，口服中成药：附子理中丸治之即可（图 2-7-3）。

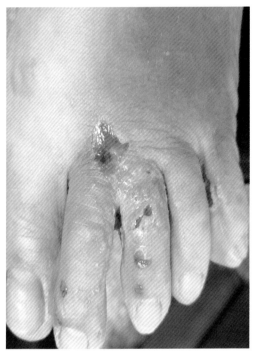

图 2-7-2

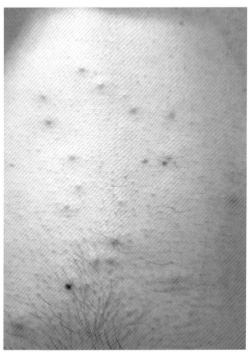

图 2-7-3

8. 右肩背有牵涉痛感，为胆囊结石引起。

左上肢尺侧有牵涉痛感，为心肌缺血所引起的信号。

另外，不是所有心脏病发作始于左臂疼痛。要高度警惕下颚的剧痛，甚至从未首先感觉到前胸疼痛，常伴有恶心，大汗淋漓。60% 以上的心脏病人在熟睡后发作，再也没有醒过来。如果下颚疼痛能疼醒自己，这是心脏病要发作的高度信号，千万不可大意。

9. 一个人夜里老是双小腿抽筋，应从肝脏方面去防治。

10. 一个人双脚心发热似火烤样，尤以夜里最甚，为命门火衰，火不生土所致。《素问》厥论篇第 45 条曰："阳气衰于下，则为寒厥，阴气衰于下，则为热厥。"厥：指气逆所致足寒，足热之厥。2014 年 2 月 2 日下午，门诊来了甘肃省庄浪县一位中年女性主诉说，她双足心发烧一年多了，一到晚上就更加厉害了。晚上双足要踩踏在准备好的石头上才能入睡。当笔者给她开处方：制附子 15 克，干姜 30 克，炙甘草 15 克。5 剂，水煎熬服。病人丈夫一看说，"哎呀！这么热的药敢吃吗？

以前看病老大夫都开的量大滋阴药，都没有解决，这药能行吗？为我老婆这病，我也看了好几本中医教材，这到底是啥道理呀？"回答说，用水灭火没有效，何不换个方法看看呢。脚心是涌泉穴，是足少阴肾经之穴，为肾气所出之处，人下焦阳衰，就不能统摄肾阴，才使阴火沸腾从脚心冒出让人难受，这是李可老中医临床经验。第三天中午，患者丈夫打来长途电话说："这药太妙了，喝了 1 剂晚上就没有踩石头睡觉了。"

11. 双手腕处，手少阴心经之神门穴和手厥阴心包经之内关穴，之间有明显青紫色血管，为心脏病信号（图 2-7-4）。

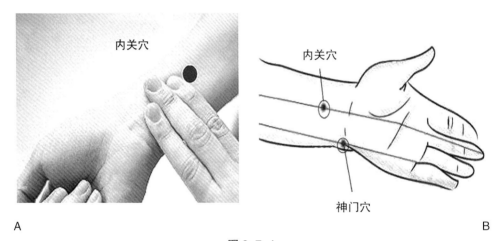

图 2-7-4

12. 一个人双脚十趾甲均有明显的纵线纹出现，为亚健康症状，常常出现头痛失眠，腰困乏力眩晕。

13. 一个人双脚十趾甲全部明显上翘，为压力大、郁闷，神经衰弱，强迫症信号。其实，身体的灵敏反应度，远远比仪器灵敏度高出和提前很多倍。

14. 一个人双脚大踇指甲均明显上翘，为神经障碍。

15. 一个人双脚第二、第三指关节凸弓明显，说明患有胃炎肠炎方面疾病。

16. 一个人双脚大踇指指腹处皮肤有形成网状皱纹者，并且皮肤上有针孔样皮损出现者，提示此人患有阳痿，早泄，精子成活率少。女性为月经不调，不孕症及性功能冷淡的信号。

17. 如果一个青年男性，出现双脚大踇指脂肪堆积肥大明显，兼皮肤细腻，说明此人性格有向女性化方面发展倾向，如，喜欢女性用的物品，爱扮成女性样。

18. 夜间睡觉中突然起床游走，为夜游症。此病就是晚上睡后突惊醒，跑到外面游走，跌倒睡在外面而自己不知。《素问·痹论》曰："肝痹者，夜卧则惊。"就是病在肝，肝痹就是痹邪伤肝，夜间睡觉就发惊。《素问·五藏生成》曰："人卧，血归于肝。"

《灵枢·本神》曰："肝藏血，血舍魂。"中医有"心藏神，肝藏魂，肺藏魄，脾藏意，肾藏志。"五脏都主神志活动。肝藏血就能守魂，肝不藏血就神魂失守。痹邪伤肝，以致肝不能藏血，于是就夜卧肝血失守。肝所主之神魂就不能守舍，神魂失守，轻则发惊，重则可以导致夜游症。

治疗：中成药朱砂安神丸和磁朱丸同时服用1个月。病情稳定后，再服补肝汤，坚持1个月，即可治愈（磁朱丸：磁石60克，朱砂30克，神曲120克）。

19.心脏有病时，左手胳臂会出现酸、麻、痛现象（肝脏有病时，晚上睡觉时小腿容易抽筋。脾胃出现问题时，会出现偏头痛，两侧太阳穴处痛。肾脏出现问题时，声音就会出不来，就会沙哑）。

20.四肢及躯干皮下出现鼓起来的大小不一较硬软包，大者似鸡蛋大小，有痛感，严重者皮下包可以累及全身。为皮下多发性脂肪瘤，它虽然不化脓，也不会演变成为皮肤癌，给人生活带来不便。其病机就是痰饮，痰浊积聚滞塞皮膜肌膝之间，形成积块（图2-7-5）。

治则：清瘀化痰。一用仙方活命饮（穿山甲、白芷、天花粉、金银花、浙贝母、防风、乳香、没药、赤芍、皂角刺、当归尾、陈皮、甘草）加软坚散结的生龙骨、生牡蛎、三棱、莪术治疗。

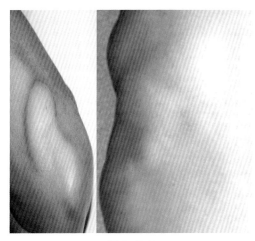

图2-7-5

二用二陈汤（法半夏、陈皮、茯苓、甘草、生姜、乌梅）加大贝母、白芥子、三棱、莪术，坚持3~4个月水煎熬内服，可治愈全身多发性脂肪瘤。严重者，大约需要7个月治愈。

21.临床上凡治腰痛的病人，让患者平躺，医者按压病人足少阴肾经之太溪穴处脉，若用力仍无脉跳动感，提示此人为肾阳虚。说明此人腰府有痰饮水湿之邪滞留。宜用温肾温脾祛痰湿的治则治之，切勿乱用补药而妄效。方用：川芎肉桂汤加减可治之（图2-7-6）。另外，阳痿病人可自我常常点压揉按双脚内踝尖与跟腱之间凹陷处的太溪穴，对治疗阳痿有效果。此穴为肾经原穴，有滋阴溢肾，壮阳强腰作用。

22.若病人出现四肢发热，一见到风寒，便觉得身如热重火烧，为阴虚而阳气盛，四肢属阳，风邪也属阳。应用养阴清热的当归六黄汤加退蒸热的知母，和治外用的防风，一遇风寒炙如火。故用搜风药。半月可愈之。

23. 膝下内侧三阴交至阴陵泉的脾经络连线上，找到皮下有压痛点，说明女性是痛经。笔者临床经常用于指导病人自我点穴刮痧，有明显效果（图 2-7-7）。

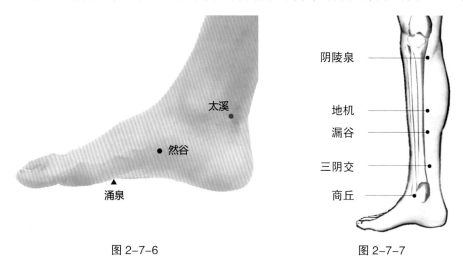

图 2-7-6                    图 2-7-7

**成人尺肤诊病法（《名医诊法经验·陈超存教授经验》摘录）**

尺肤，即双手肘关节下到寸口处的皮肤，临床观察此部位的皮肌滑润，坚脆，温度，缓急等来判断疾病的方法，此为尺肤诊病法。

1. 尺肤润泽光亮，说明病轻为阳，主表证，热证，实证。

2. 尺肤皮肤枯槁晦涩，病深属阴，主里证，寒邪凝滞，气血不利，寒证，虚证。

3. 尺肤缓纵松弛，多主热证。

4. 尺肤急紧而绷，多主寒证。

5. 尺肤滑利柔润，多为风邪，水肿病。

6. 尺肤甲错，干枯精涩，多为阴津亏损。

7. 尺肤骤然丰满，贲起太过，多主热证，实证，如疮疖肿疹、水肿、风疹、隐疹等。

8. 尺肤瘦削，减而少气，多主虚损，如消渴病、肺痨等。

9. 尺肤粗糙多溢饮。指水液滞留于体表及皮下组织，与一般所谓水气病相同，表现身体疼痛，四肢水肿沉重，或见咳喘。

10. 尺肤热甚脉盛为温热病。如初按尺肤热甚，久则转凉，或按尺肤寒凉，久则转热，多为寒热错杂的病症。

四肢肿，属表也。四肢肿，腹也肿，属里也（《医学心悟》摘录）。

躯体四肢痈疽因积毒在脏腑，当以助胃气为主，使根本坚固，而以行经活血佐之（《丹溪心法》）。

转筋候：转筋者，由荣卫气虚，风冷气搏于筋故也。手足之三阴三阳之筋，皆起于手足指，而并络于身。若血气不足，阴阳虚者，风冷邪气于筋，随邪所中之筋，筋则转。转者，谓其转动也。经曰：足太阳下，血气皆少，则喜转筋。喜踵下痛者，是血气少则易虚，虚而风冷乘之故也（《诸病源候论·卷22》摘录）。

《素问》平人气象论篇十八曰："臂多青脉，曰脱血。尺缓脉涩，谓之解亦安卧。尺热脉盛，谓之脱血。尺涩脉滑，谓之多汗。尺寒脉细，谓之后泄，脉尺粗常热者，谓之热中。"

译解：臂多青脉，乃血少脉空，外寒袭入而使络脉凝滞，故为脱血。王冰注曰："血少脉空，客寒因入，寒凝血汁，故脉色青也。"尺肤缓而脉来涩，主气血不足，故为倦怠懈惰的解亦证，卧而安静。尺肤发热而脉象滑，阳气有余于内，故为汗。尺脉寒而脉象细，阴寒之气盛于内，故为泄泻。脉见粗大而尺肤常热的，阳盛于内，为热中。

《中国中医药报·健康关注版》2016年5月9日李涛编辑的国外信息："测量双臂血压，诊断心脏病更准。"

据美国《医药快报》报道，《英国全科医学杂志》刊登一项研究发现，测量双臂血压有助于更精准地诊断心脏病风险。

埃克塞德大学医学院克里斯·克拉克及其研究小组对苏格兰地区3000多名参试者双臂血压情况展开了为期8年的跟踪调查，研究人员对血压测量数据展开了深入分析。这些参试者均为心脏病高危人群，其心脏病和高血压风险因素相对更大，但是还没有达到发病程度。结果发现，如果双臂收缩压差距5毫米汞柱（60%的参试者存在这一差异），那么心血管疾病死亡率就会翻倍。

克拉克的早期研究表明，测量单手臂血压无法很好地排除心脏病风险。新研究结果表明，测量单手臂血压的参试者比那些测量双臂血压的参试者更可能出现心脏病和血压问题。因此，临床中测量患者双臂血压对诊断心脏病极为重要。即使没有心脏病的健康人群也可能存在心脏病风险，而测量单手臂血压则可显示两臂血压差距，差距越大说明心脏病风险越大。

如果一个人四肢发热，一遇到风寒，就觉得身热如火烧一样，是病人多因身体阴虚而阳气盛所形成，四肢属阳，风即属阳，四肢发热，又感受风寒邪气，是两阳相并，则阳气更加亢盛，阳气益盛则阴气日益虚少，致衰少的阴气不能熄灭旺盛的阳火，形成了阳气独治的局面，

阳气独治，便不能生长，因阳气独胜而生机不全，所以凡四肢热，逢风而热得如炙如火，其人必然肌肉慢坡消瘦。《黄帝内经》曰："人有四肢热，逢风寒如炙如火者，是人当肉烁也。"方用当归六黄汤加知母、防风即可治愈。

# 第八节　手足诊法

### 古籍经典诊法摘录

《灵枢》曰："肝应爪，爪厚黄者胆厚，爪薄色红者胆薄。爪坚色青者胆急，爪濡色赤者胆缓。爪直白色无约者胆直，爪恶色黑多纹者胆结也。"

译解：肝与爪相应，与胆相合。爪甲厚而色黄的，胆厚；爪甲薄而色淡红的，胆薄。爪甲坚硬而色青的胆紧缩；爪甲濡软而色红的，胆纵缓。爪甲直正而色白无纹的，胆气调畅；爪甲畸形而色黑多纹的，胆干结滞涩。

《灵枢经》曰："掌中热者，腹中热；掌中寒者，腹中寒。鱼上白肉有青血脉者，胃中有寒。"

译解：就是说，掌心发热，是腹中有热象的表现；掌心寒冷，是腹中有寒象的表现，手鱼际白肉处显青紫脉络的，标志着胃中有寒邪。

《灵枢经》《甲乙经》曰："凡诊络脉，脉色青则寒且痛，赤则有热。胃中寒，手鱼之络多青矣；胃中有热，鱼际络赤；其暴黑者，留久痹也；其有赤有黑有青者，寒热气也；其青短者，少气也。"

译解：临床观络脉色泽变化，是青色说明寒邪凝滞于内，气血不畅而痛，脉络发红色，为热象。胃寒者，手掌大鱼际处皮下多见青暗色。胃中有热，鱼际部位的脉络多见红色。若手鱼际处络脉发黑色，为邪留日久之痹病。络脉皮色时红时黑时青，是寒热错杂之病变。皮色发青脉络短小者，是气虚的表现。

指甲尽脱，不痛不痒，乃肾经火虚。又于行房之后，以凉水洗手，遂成此病。方用六味地黄汤加柴胡、白芍、骨碎补，服之立愈（《串雅内编》）。

《神相全编》曰："指节欲其纤直，厚而密，腕节欲其圆劲。薄而疏者，心多不称。"

译解：聪慧健康的人手掌宜丰厚又柔软，手指节光莹又密，直长无漏指缝。手腕也欲圆而有力量灵活。如果手掌薄而露骨，骨硬节疏者，肌肤又干巴涩粗，多为体质差之人。

《扁鹊难经》望色曰："假令得心脉，其外证面赤，口干喜笑；其内证脐上有动气，按之牢若痛；其病烦心，心痛，掌中热而哕。有是者心也，无是者非也。"《外诊法》注释曰："掌中手心主脉所过之处。盖真心不受邪，受邪者手心主尔。哕，干呕也。心病则火盛，故哕。经曰：诸逆冲上，皆属于火；诸呕吐酸，皆属于热。哕（yuē）：古同哕，干呕。"

《罗真人赋》曰："掌中若有横纹短者，乃为下愚，纵理纹者，至聪明而多慧性。"

译解：凡手掌中有横的粗而明显的干扰掌纹穿过主掌纹，为疾病的象征。而主掌纹深刻明晰光滑不间断，为此人聪明智慧健康的标志。

《罗真人赋》曰："手伎艺外巧，聪明内惠。"

译解：手腕手指灵活有技艺的人，内心也一定聪明心灵手巧。

《医学入门》问诊曰："手掌心热否：手背热为外感。手心热为内伤。手背手心俱热，为内伤兼外感。又曰：手指梢冷否：冷则为感寒，不冷则为伤风，素清冷则为体虚。"

《东垣十书》曰："内伤及劳役饮食不节病，手心热，手背不热。外伤风寒，则手背热，手心不热。此辨至甚皎然。"

《医学入门》问诊曰："手足瘫痪否：左手足臂膊不举或痛者，属血虚有火。右手足臂膊不举或痛者，属气虚有痰。"

《罗真人赋》曰："手短若蹄，必是少钱缺财。"

译解：临床研究发现，手指短，手掌呈方形手之人，为患胆囊结石之人最多。古代胆囊结石无法手术，胆囊有病，消化及睡眠就不好，久病耗资就导致常常家贫。

《医学入门》问诊曰："脚掌心热否：热则下虚火动，脚跟痛者，亦肾虚有热。脚指及掌心冷者为寒。"

《麻衣神相》曰："手掌热如火，软如绵，色常润也，乃福人也。"

译解：健康人双手掌冬天握其掌软绵热乎乎的，色润也正。若一个人冬天双手掌发冰冷，而夏天手掌发热烫之人，一定是体寒怕冷之人。

《医贯》曰："足心如烙者，涌泉涸竭也。膝以下冷者，命门衰绝。"

译解：涌泉穴为足少阴肾经井穴，为肾气之所出，病时下焦阳衰，不能统摄肾阴，而致阴火沸腾，足心热似火烧，宜补火之原，真火旺，阴火自安。双膝以下发凉又冷，为命门火衰弱，命门之火乃人体真火，火一衰，火不生土，胃中水谷便无由蒸化，人体津液赖此火之温煦。始能蒸腾于上。肾主一身之真阳，肾阳不足，就不能温四肢。

一老医传云，手掌烦热，有赤纹者，为瘀血之候。干血劳有此候而无其他证候者，用《千金要方》三物黄芩汤治疗（《勿误药室方函口诀》）（三物黄芩汤：黄芩、生地、苦参）。

手指关节肿痛，屈伸不利。为仲景所曰："湿流关节，肢体烦痛。"《黄帝内经》曰："诸湿肿满，皆属于脾土。"方用《卫生宝鉴》大羌活汤治之。处方：羌活，白术，防风，苍术，独活，威灵仙，当归，升麻，茯苓，泽泻。

《医宗金鉴·十八卷》曰："督脉发源肾经过，三阴虚热足跟痛。六味地黄滋真水。"

译解：足跟是督脉发源地，足少阴肾经从此经过，三阴虚热，则足跟痛。宜用六味地黄汤治疗。但临床上多用中成药金匮肾气丸或桂附地黄丸内服治疗即可。

《金匮要略》曰："人病有宿食，何以别之，师曰：寸口脉浮而大，按之反涩，尺中亦微而涩，故知有宿食，大承气汤主之。"

译解：病人宿食了，寸口脉浮而大，浮也就热，大主实，实热之象。按之反涩，涩就是血不足了，里头实热，血不足，就是谷气不布，里面有东西，胃有宿食了，当然不能生津液了，所以脉就涩。大承气汤下宿食，脉就和了，津液虚弱也就恢复了。

《黄帝素问》经脉篇曰："凡诊络脉，脉色青则寒且痛，赤则有热。胃中寒，手鱼之络多青矣。胃中有热，鱼际络赤。其暴黑者，留久痹也。其有赤、有黑、有青者，寒热气也。其青短者，少气也。"

《素问·平人气象论》曰："足胫肿曰水。"

译解：一个人双足及双胫部水肿的，是水病。

《素问》厥论篇第45条曰："热厥证的发热，必先起于足下是什么原因呢？岐伯说，阳气起于足五指的表面，阴气则集中在足下而会聚于足心（涌泉穴），今阴气虚而阳气胜，故足下发热。"

手背近手腕处，手摸皮肤，比其他处发凉明显，甚至在心阳衰微的前一两日即现此联兆，有小手掌大，渐次过腕则重而至于厥逆，过肘即为危候了（摘录岳美中《论心痛胸痹证治》）。

《望诊遵经》诊汗望法提纲曰："手足汗出者，病在于胃。"

译解：手足汗的病位在脾胃，多因阳明热盛，或寒聚胃脘所致。寒聚胃脘日久，寒湿内盛，即发肤外，则手汗如淋。汗出冰冷。郁久化热。舌中苔黄。治以温化寒湿，泻下清热。

《身经通考》问诊曰："足冷暖否？足暖阳证，足冷阴证。乍冷乍温，便结属阳，大便如常属虚。"

医师用手轻轻按压青壮年女性掌根与手腕交汇纹处，若觉皮下有搏动感，提示附件炎、输卵管阻塞信号。

一个青年女性双手掌皮肤红润，月经正常，而皮粗糙又干巴，尤以指端干裂甲沟干裂毛糙者，临床发现月经不调，或闭经。

一个人双手掌四指第二指节纹（四缝穴）掌面处有明显青黑浮露血管，说明此人胃内有寒有瘀阻。

双手背发青黑色，说明此人背部有怕冷临床表现信号出现。

女性手足心发热，多为阴经的反射区，为虚证信号，非单纯的脾胃湿热证。

**临床读书学习笔记摘录**

如果一个人光脚走路时，只见双脚大拇指与四指分开明显者，不属于病，乃长期穿夹板拖鞋所形成。

1993年正月初八下午。门诊来了一位青年女子对我说："我长期手脚冰凉，老出差，也怕喝汤药，我长期口服六味地黄丸没有效果。后来在药店购买药时工作人员建议我吃桂附地黄丸和左归丸也没有明显的效果。某心理医生说紧张是安宁的大敌，说我工作太紧张了，没有放松，让我常常想着快乐愉快的事情，就如同冬天看着太阳的阳光，心里会出现暖烘烘亮亮的感觉，就不怕冷了，但同样没有效果。您建议我吃右归丸才对症了，吃了不到三瓶手脚就明显变热乎了。我不明白其中道理？能否给我说明一下？"中医讲，左肾属水主阴，右肾为命脉，属火主阳，左归丸是滋阴补肾，右归丸是温阳补肾。你手足冰凉怕冷是真阳不足，命门火衰，肾是人体内的太阳，所以，你才怕冷手足冰凉。另外，怕冷手足冰凉，也可以常常双手搓肾区，会起到保健养生的作用。

1995 年 5 月 2 日上午。门诊来了一对青年夫妇，女的看我观她手掌，说："我不相信手掌纹理诊断，但我相信手指手掌的力量。"当我给她们两口子分别观手掌纹理后，说她左手掌无名指下感情线同智慧线方庭有小岛纹及小米状符号，为乳腺增生病信息。说她先生右手食指掌面有明显的米字纹，有胆囊结石病信息，右手智慧线有大岛纹符号，为眩晕病信息。此时，她吃惊地口一张，惊讶地说，就是就是，真神啊！（图 2-8-1、图 2-8-2）。

其实，手掌是一个人健康与否的病历档案，是五脏六腑的外在展览馆。没有研究的人，不要凭空想象推理排斥。科学应该是多样性，多元化的，有容乃大的包容性的才对，自己说不清楚就认为是迷信，搞学术研究，要扎实勿浮夸，也不要看谁的名气大，挣钱多就是权威，就高高在上。手诊面诊的宗旨是观手托健康，

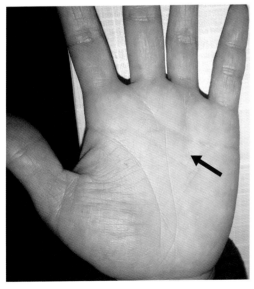

图 2-8-1

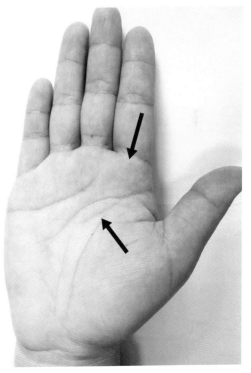

图 2-8-2

心系生命，要严谨对待，对有临床价值的东西要努力学习之，应尊重之，积极应用之，认真开拓发扬之。

1995年5月25日下午，门诊来了一位35岁男子，让我看他大拇指指甲，呈宽短型，并没有白色月眉，问如何解释？答：宽短型大拇指甲，提示精子成活率少。十指甲几乎无白色月眉为低血压信号。甲沟及皮带处干燥起皮，为消化不良信号。

双手掌大小鱼际发红色明显，说明是肝脏灭活雄激素障碍，才出现少阳证的大小鱼际红色。

为邪犯少阳胆腑，枢机不利，是经气不畅所表现的证候。因邪郁于机体表里之间，为半表半里证之少阳证。临床寒热往来，胸胁苦满，脉弦，口苦，咽干，目眩，心烦喜呕，纳差，用和解少阳的小柴胡汤治之。如果掌周发红色，而掌心发黄，为典型的少阳夹湿证，方用《温热经纬》的甘露消毒丹治疗（《中医生理学》）。

## 第九节　望形体、摸骨骼诊法

《神相全编·卷八》曰："人之形体有气无肉者，犹如寒松；有肉无气者，譬如朽木。"

译解：如果一个人形体看上去消瘦，但精神饱满，就像寒松那样坚韧不拔，必是健康长寿之相。如果一个人虽然形体臃肿肥胖，而无精打采，就像变质的朽木一样，身体健康状况就会很差。

《姚括苍玉管诀》曰："上部虽长下部尖，肥头大肚不为贤，业厚硕大也无立，银两积山寿不全。"

译解：一个人上体肥圆，头肥肚大，而下肢窄细，这样的人，一定是长期吃喝过度，又忙于事业，懒于运动所致，即使事业再大，钱财再多，也会短命。现代临床验证，这种体形之人，糖尿病人多见。天地之间，万物总是相辅相成，天地人伦，总是按照一定规律运行的。所以，看一个人长相不能单看面孔，要看上中下三停是否均匀相称。五官是否端正相称，是判断一个人健康的重要标志。

《惊神赋》曰："骨骼乃一世之基，三停平等，一生健康无兮。"

译解：骨骼是人的基础，人的上中下三停骨架均称，才是最理想，最健康的标志。

《灵枢经》五变篇曰："黄帝曰：人之善病寒热者，何以候之？少俞答曰：小骨弱肉者，善病热。黄帝曰：何以候骨之小大，肉之坚脆，色之不一也？少俞答曰：颧骨者，骨之本也。颧大则骨大，颧小则骨小。皮肤薄则其肉无，其臂懦懦然，其地色殆然，不与其天同色，汗然独异，此其候也。然后臂薄者，其髓不满，故善病寒热也。又曰：粗理而肉不坚者，善病痹。黄帝又曰：人之善病肠中积聚者，何以候之？少俞答曰：皮肤薄而不泽，肉不坚而淖泽，如此则肠胃恶。恶则邪气留止积聚，乃伤脾胃之间，寒温不次，邪气稍至，蓄积留止，大聚乃起。"

《灵枢经》阴阳二十五人篇曰："岐伯曰：足阳明之上，血气盛则髯（髯：长在颊部的胡须）美长，血少气多则髯短。故气少血多则髯少，血气皆少则无髯，两口角多纹理。足阳明之下，血气盛则下毛美长至胸。血多气少则下毛美短至脐，行则善高举足，足指少肉，足善寒、血少气多则肉而善冻疮。血气皆少则无毛，有则稀枯瘁，善痿厥足痹。"

足少阳之上，气血盛则通髯美长。血多气少则通髯美短。血少气多则少须。血气皆少则无须。感于寒湿则善痹，骨痛爪枯也。足少阳之下，血气盛则胫毛美长，外踝肥。血多气少则胫毛美短，外踝皮坚而厚。血少气多则小腿部毫毛少，外踝皮薄而软。血气皆少，则无毛，外踝瘦无肉。

足太阳之上，血气盛则美眉，眉有毫毛。血多气少则恶眉，面多小理。血少气多则面多肉。

手阳明之上，血气盛则髯美，血少气多则髭（髭：口上部的胡须）美，血少气多则髭恶，血气皆少则无髭。手阳明之下，血气盛则腋下毛美，手鱼肉以温，气血皆少则手瘦以寒。

手少阳之上，血气盛则眉美以长，耳色美。血气皆少则耳焦恶色。手少阳之下，血气盛则手腕部多肉以温。血气皆少，则寒以瘦。气少血多则瘦以多脉。

手太阳之上，血气盛则有多须，面多肉以平。血气皆少则面瘦恶色。手太阳之下，血气盛则掌肉充满。血气皆少则掌瘦以寒。

《证治准绳》察身曰："凡病人身轻自能转侧者，易治。若身体沉重，不能转侧者，则难治也。盖阴证则身重，必足冷而蜷卧，恶寒，常好向壁卧，闭目不欲向明，懒见人也。又阴毒身如被杖之疼，身重如山而不能转侧也。又中湿风湿，皆主身重疼痛不可转侧，要当辨之。"

《医门法律》先哲格言："肥人湿多，瘦人火多，湿多肌理纵，外邪易入。火多肌理致，外邪难侵。湿多中缓，少内伤。火多中燥，多内伤。"

# 第十节　皮肤肌肉诊法

**古籍经典诊法摘录**

《灵枢》曰："赤色小理者心小，粗理者心大。"

译解：皮肤色红，纹理致密的，心脏小；纹理粗糙的，心脏大。

《灵枢经》宗全和译解白话版本脏四十七说："皮肤色青，纹理致密的，肝脏小；纹理粗糙的肝脏大。皮肤色黑，纹理致密的，肾脏小；纹理粗糙的，肾脏大。皮肤色黄，纹理致密的，脾脏小；纹理粗糙的，脾脏大。以上这些变化，能够注意调摄，保持功能正常，人体就会安然无恙；如果不注意调摄，使五脏受损，人体就会发生疾病。"

《灵枢》曰："尺肤炬然先热后寒者，寒热也。尺肤先寒，久大之而热者，亦寒热也。肘所独热者，腰以上热；手所独热者，腰以下热。肘前独热者，膺前热；肘所独热者，肩背热。臂中独热者，腰腹热；肘后粗以下三寸热者，肠中有虫。"

译解：尺肤肌肉高热灼手，先是发热后发冷的，是属于寒热往来一类的疾病；尺部肌肤先觉寒冷，但久按后感觉发热，也是寒热往来一类的疾病。如果肘部皮肤单独发热，是标志着腰以上有热象的；如果手部单独发热，是标志着腰以下有热象。因为肘上应对腰，手部应对腰下。肘关节前面发热，标志着胸膺部有热象；肘关节后面发热，是标志着肩背部有热象；手臂的中部发热的话，是标志着腰腹部有热象；肘部后缘以下四寸处有发热，提示着肠道内有寄生虫存在的信息。

《灵枢》曰："尺炬然热，人迎大者，当夺血。尺坚大，脉小甚，少气，悗有加，立死。"

译解：尺部肌肉高热炙手，并且颈部人迎脉盛大，属于热盛伤阴，营血亏耗的失血症。尺部肌肤急紧，人迎脉细小，则见于气虚元阳不足，如果加有烦闷现象，并且日渐加重，是阴阳皆绝的证候。会在很短时内去世。

《灵枢》曰："一个人皮肤肿胀时，阳肿是红色的，阴肿是白色的发乌色的。"

《伤寒杂病论》曰："湿家之为病，一身尽疼，发热，身色如熏黄也。"

伤寒发热，拂拂如羽毛之热，热在皮毛。内伤者，肌体壮热，扪之烙手（《医贯》）。

《医贯》曰："东垣以手扪热有三法：以轻手扪之则热，重按之则不热。是热在皮毛血脉也。重按筋骨之间则热蒸手。轻摸之则不热。是热在骨髓也。轻手扪之不热，重手按之亦不热，不轻不重按之而热者，是热在筋骨之上。皮毛血肉之下，乃热在肌肉，肌肉间热者，正内伤劳倦之热也，若余于内伤真阴者，以手扪热，亦有二，扪之烙手骨中如炙者，肾中之真阴虚也，扪之烙手，按之筋骨之下，反觉寒者，肾中真阳虚也。面必赤者，阴盛于下，逼阳于上也。口必渴者，肾水干枯，引水自救也。"

老年皮肤瘙痒症，皮损多呈红色，多为气血双虚血不养肤，皮肤干燥，加之温热熏于肌表，用《万病回春》温清饮（即黄连解毒汤，四物汤）治之效佳。或加浮萍治之。

**观青年女性肤色健康法**

1. 皮肤出油，黏膜充血，烦燥热烈。为热性体质。用黄连阿胶汤，荆芥连翘汤来清热治之。

2. 皮肤发暗发紫兼皮肤粗糙，说明血液循环差。方用桂枝茯苓丸治之。

3. 皮肤干枯，面容憔悴，口唇干巴而枯，手掌皮肤粗糙。方用温经汤治之。

皮肤瘙痒："脾虚身痒，本无疥癣，素非方褥，洁然一身，痒不可忍，此乃脾虚所困。"（《千金方》）

痤疮，又称青春痘、粉刺、暗疮等。青年男性长在额头处，应从心脏方面用药治疗。而长在下巴处相当于肾脏，应考虑从肾脏方面用药治疗。女性痤疮长在左额头处，就相当于肾脏，而下巴处相当于心脏。明白了其中道理，就知道用药、保养的思路了。

另外，胸口处易长痤疮的人，多为痰湿热所引起，建议忌生冷食物。

一个人去高原旅游，出现口唇及皮肤呈紫绀色，为高原缺氧所致。

一个人肤色及口唇出现樱桃红色，为一氧化碳中毒。

《身经通考》问诊曰："因火盛者，或肌肤灼热，或红肿不消，或内生烦渴，必有热证相应，治宜以清以寒。若并无热候而疼痛不止，多属阴寒，以致血气凝滞而然。经曰：痛者寒气多也，有寒故痛也，必温其经使血气流通，其邪自去矣。凡劳损病剧，而忽加身痛之甚者，此阴虚之极，不能滋养筋骨而然。营气备矣，无能为也。"

# 第十一节　肚脐诊法

肚脐又称神阙穴。肚脐是唯一能够证明血脉存在的证据。婴儿脐带被剪断，最后就是一块瘢痕，无论何种解释，神总是和精气灵魂牵连在一起的，阙有楼阁的意思，故老祖先把它称为神阙，西方人把肚脐形象地说成是大自然的一枚纪念章。肚脐是五脏六腑的窗户，风寒湿暑燥火等邪容易浸入，保暖肚脐十分重要。肚脐处皮肤最弱、最敏感，所以，中医有从肚脐处外用贴敷药物来治病。比如，女性痛经，可以用中药：五灵脂10克，蒲黄10克，元胡10克，乳香10克，没药10克，丹参10克，乌药10克，冰片10克。共研细末。每次分10克药粉，布包固定肚脐处。2天换1次。

这里特别提醒读者，有关肚脐诊法，在《五天学会望手诊病》（第3版）一书中已经详细介绍过。这里不再赘述，以下只简单举几个图片说明。

肚脐两边左右疼痛，为下焦有寒所致。去医院做B超查无结果，常服消炎药只能缓解。方用四逆汤，加吴茱萸、生姜治之。胡芦巴治疗脐周疼痛。或加艾叶、苏叶各15克，水、黄酒各半煎服，治小腹寒及脐周疼痛。陈修园《时方妙用》曰："冲脉当脐左右，若寒气所凝，冲脉之气不能上行外达，则当脐左右而痛。"

脐中常绵绵喜温喜按隐痛难受，常常喜欢用双手压按，用热水袋暖之稍有效。或兼有腹泻，属少阴腹痛范畴，为《张氏医通》证名。属肾阳虚形成。用他药效乏，用四逆汤加温阳药，或真武汤加胡芦巴30克服用。此法极妙，见效快不复发（江尔逊之师陈鼎三经验）。

腹寒出现脐周疼痛，脐侧并有硬块，影响工作，多方治疗无效，麻黄附子细辛汤温化寒积之块，加倍大黄攻之硬块可愈。

肚脐下面有明显跳动，即腹主动脉跳动，明显的搏动感。另外，皮下跳动，肌肉跳动，眼皮跳动，说明里面有水，用五苓散治之。茯苓最擅长治疗这种肌肉跳动。

如果脐下小腹跳动明显难受，就用桂枝甘草龙骨牡蛎汤治疗。

《金匮要略》曰："夫瘦人绕脐痛，必有风冷，谷气不行，而反下之，其气必冲，不冲者，心下则痞。"

译解：由于腹内有沉寒客冷，不能消化水谷，谷气不行，所以瘦人绕脐痛，有似里实，而实为虚冷，宜用温药以助脾之行者也，这种虚冷其痛必喜按，舌苔也必白滑。如果反治之，就会邪乃无制，势必上冲，若不冲者，心下则痞。实者痛而拒按，舌苔必黄燥，故当下之，如《伤寒论》中阳明病绕脐痛方用大承气汤治疗。

《丹溪手镜·不治证》曰："脐突出为脾胃败死。"

《黄元御杂病解》曰："中气颓败，木邪内侵，则不上不下，非左非右，而痛在当脐，更为剧也。"用麻黄附子细辛汤加肉桂、柴胡、大黄，一剂痛止（《一病多方快速诊疗法》）。

《浅井腹诊录》曰："脐之左起到心下，动悸盛，为肝木虚，痰火甚之证，抑肝散治之效验。"

《先哲医话》曰："脐无故中出腐烂水者，为脾胃湿热，平胃散加大黄治之。"

《先哲医话》曰："妇人，脐下及任脉有块者，不孕。"

**现代临床脐诊法**

1.清代医学家俞根初在《通俗伤寒论》中说："按腹之要，以脐为先。"肚脐又名神阙。肚脐圆大，为先天在娘胎中吸收气血丰富健康。肚肠窄狭而小，为先天吸收气血差，故，先天体质就差，经常自觉乏力，性格多偏内向爱忧愁。

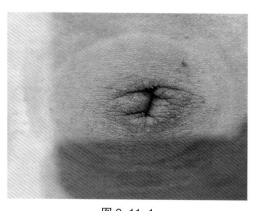

图 2-11-1

2.肚脐上翘并延长成三角形状，说明气滞，气逆之反应，临床提示需要防止肺，胃，胆，胰腺方面疾病发生。或体内有一肿块牵引肚脐上移。

3.肚脐周出现湿疹样皮损，为皮带又，裤子纽扣过敏所致（图 2-11-1）。

4.肚脐向下移，提示胃，子宫下垂及肠胃炎，便秘方面疾病信号。

5.肚脐偏左，气虚阳虚怕冷，手足冰凉又乏力，提示消化差，便秘，各种贫血，右侧瘫痪，肠粘连，体内寄生虫等结肠方面疾病信号。

6.肚脐偏右，气虚血虚阴虚，失眠多梦，全身易酸痛，左侧肢体瘫痪，高血压，或防止肝炎，十二指肠溃疡病发生。

7.肚脐呈现横形状,易便秘。肚脐呈现竖状,易腹泻。

8.肚脐凸起,内脏下垂,极少运动者,内脏张力差,或为腹部有大量积水,卵巢囊肿等肿块方面疾病。如果肚脐凸起明显,表示喘胀严重,说明肺肾气危兆。

9.肚脐凹进去,肥人正常。瘦人为腹内有炎症。若脐凹陷于大腹明显,为脾肾大虚之危兆,临床多见元气已脱,暴吐久泻之后。

10.肚脐周发凉,为阳虚,下焦虚寒,多为肠寒腹泻。痛经症状出现。

11.肚脐色白欠光泽,说明其人血虚,功能低下,心阳不足,肺气虚,常出现腹部发凉。常常有心悸、头晕乏力表现。

12.肚脐有渗血样表现,兼患者腹痛,为腹内受伤正在出血,切勿吃止痛药来缓解病痛症状。应积极去医院确诊对症治疗。

13.女性随着年龄增长,脐孔密闭,形似闭合性腔隙,属正常。为皮下脂肪松弛,卵巢功能衰退所致。

14.男性最佳肚脐:圆而下半部丰厚向上,说明脏腑健康,肾功能好精力充沛。
女性最佳肚脐:椭圆形,说明身体健康,卵巢功能也健康。

15.久病之人,脐出现黑色,危证先兆。同时呼吸急促,神识昏迷表现并存。

16.肚脐发黄色,皮痒并有油性分泌物,多因此人喜欢吃油腻性食物,为内有湿热所致。多为脾胃肝胆湿热。多见"三高"之人,饮食应清淡。中成药:龙胆泻肝丸治疗。

17.肚脐发蓝色,说明腹内有寒,临床出现肠鸣腹泻,小便清长,应用四逆汤或中成药附子理中丸治之(图2-11-2)。

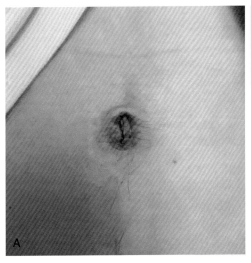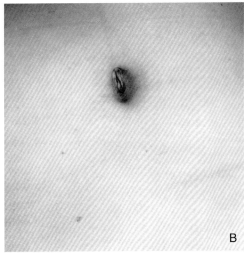

图 2-11-2

18.肚脐赤红色,并出疖子,为热毒内蕴,心火下移所致。因热积腹中不通,

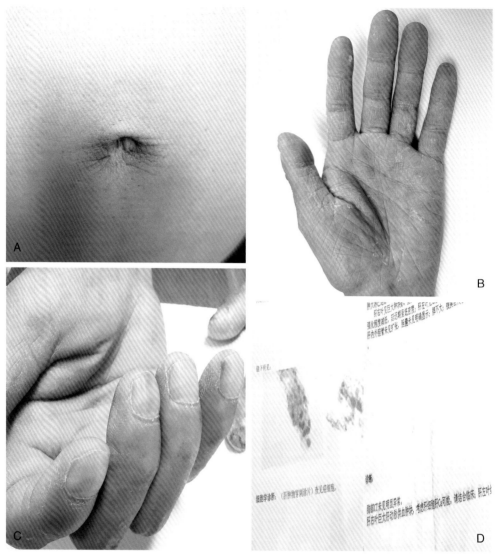

图 2-11-3

毒溢于脐找出路。临床表现，便干，舌干而黄，面红心烦。

19.肚脐紫色，为体内有瘀积，或腹腔内有肿瘤信号。病例：男，47岁，2021年 5 月 6 日下午就诊，已确诊肝癌中晚期，经肚脐诊法（图 2-11-3A），并见病人手掌皮下发乌色（图 2-11-3B）。病人指甲下黑紫色（图 2-11-3C），附病人 3 月 2 日仪器检查单（图 2-11-3D）。

20.肚脐皮肤出现褐色，或向黑色发展，脐周血管曲张明显可见，多提示肝硬化方面疾病。

21.肚脐一周出现对称性黑色素沉着，并有角质样增生，临床多见于胃癌或其他消化系肿瘤患者。

22. 肚脐生有明显体毛同阴毛连为一体，说明此人肾功能强，精力充沛。

23. 正常脐的色泽应以明润含蓄为主，脐周动气是动而和缓有力，一息四至，绕脐充实，深藏不露，脐根坚牢紧束。外形圆，下半部丰厚面朝上，为最健康男性肚脐。肚脐结实丰满，下腹有弹性，为健康女性肚脐。若色泽枯晦，紫暗或苍白脐跳异常，则多属病者。

24. 脐下部位脐跳细弦或拘紧而急，按之则较深，则多为寒邪内盛。

25. 若脐跳按之躁急，一息五六至，浮露不藏，甚时上冲到脘部，则多为冲逆阳浮。

26. 当脐或脐上部位脐跳沉微细弱，或粗大无力，手下虚冷则多肾阳亏虚。

27. 若见手下热燥不润，脐动细数上至中脘者，则为阴虚之动。

28. 若按脐有分散，一息一至者，为元气虚败之候。

29. 如果脐有显蒂形成，左右上下推之不动，若见脐根不紧，或左或右，或上或下，推而移者，为脐绝，乃精气衰败之象。

30. 进入老年，或身体消瘦明显者，在皮肉相离的情况下，推之可动，为脏腑功能欠佳。不可认为病态。

31. 小孩肚脐纹理看上去花形纹理多者，说明此小孩聪明活泼，思维丰富，爱学习。而肚脐几乎无纹理，像个荷叶饼一样单一，提示此小孩大脑比较简单，性格直爽开朗，喜欢实践性工作。

32. 肚脐周旁手压有抵抗感者，说明腹内有燥屎内积，或虫积内聚等多种原因引起。

**朱莘农脐诊经验**

（1）脐筑筑，喘动应手，病本多为肾虚失纳，冲脉动逆。

（2）脐腹柔软者，主因在虚。

（3）脐腹室硬，少腹弦急者，则阳虚寒盛。

（4）脐跃浮露甚而躁急者，为下虚较甚，多见阴伤。脐跃，即脐膀动气，患者平卧，医者以手掌心平按患者当脐，作轻、重、浅、深的切按，注意辨析脐跃大小。

（5）脐跃粗大，表浅，直至于脘者，则下元空虚已甚，中气而不能镇护。此脐少见，汗出、咽塞、呃逆、躁扰等任何一症者，其根元衰竭，阴阳离别之变。尤以大病之后，或久泻久痢者，乃亡阴之候，病多难治。

《景岳全书》曰："动气在脐旁者……诚真阴不守，大虚之候也。"

吴坤安在《伤寒指掌》中曰："动气者筑筑然动于脐旁上下左右，甚则连虚里心胁而浑身振动也，此病由于妄汗下，血气大亏，以致肾气不纳，鼓动于下而作也。"

日本丹波元简在《诊病奇侅》中曰："人之寿夭者，相脐可知也，疾之浅深，按脐可察也，故诊腹之要，以脐为先。盖人身之有脐，犹天之有北辰也，故名曰天枢，又名神阙。"

朝鲜许浚在《东医宝鉴》中曰："脐者，赤也，言其上下齐也，身之半，正谓脐中也。"

《厘证按摩要术》曰："脐通五脏，真神往来之门也，故曰神阙。"

日本丹波元简在《诊病奇侅》中曰："夫脐之凹也，是神气之穴，为保生之根。环中幽深，轮廓平整，徐徐之有力，其气应手者，内有神气之守也。若软柔如纩，按之其气不应者，其守失常也。突出而凸，气势在外者，其守不固也。至于弱如泥者，其命必不远，何得永保天年乎。"

《诊病奇侅》引浅井南溟言："察元气之虚实在脐。按之无力者，元气虚也，表里俱有力者，元气实也。"又引荻野台州言："平人之脐坚实，上下左右推之而不动者，是气血充实也，年高者推之则动，是精气衰也。"再引鸟巢道人言："诊腹之要，在识脐蒂之绝与不绝，其吉凶可知也。脐蒂绝者，脐旁之气脱，而脐与肉相离也。按之，脐旁陷，如容指者，死无日。脐旁凝坚者，为脾胃虚，不脱不坚气实者，佳也。"

唐容川《血证论》曰："元气是人生之气，生于脐下丹田气海之中。"

肚脐皮肤出现发血红色，兼腹痛严重，为腹腔内出血正在发作。千万不可大意！

无论男女，凡肚脐左侧小腹常常出现隐隐约约疼痛，或有压痛明显者，兼舌面有瘀斑，脉涩，或脉实，或大便燥结者；女性按慢性附件炎，男性按膀胱炎、结肠炎，以及用抗生素等多方用药乏效难缠棘手者，说明下焦瘀血所致，可大胆用《金匮要略》中的抵当汤治疗。清咸丰年间名医汪近垣在《金匮要略阐义》中说："不利下者，经水虽行不能通利而下，明是积瘀阻碍致新血从旁而溜下耳。破血逐瘀，主以抵当汤，且别无他病，故攻之不嫌其峻。男子膀胱急满，审其为瘀者，亦当去瘀，故兼主之。"（抵当汤：水蛭、虻虫、桃仁、大黄）。临床药难配齐时，笔者常用中成药大黄䗪虫丸，或少腹逐瘀汤代替也获佳效（《都契医库》）。

# 第十二节　糖尿病诊法

**糖尿病早期判断法**

1.易乏力倦怠，视力减退，视物模糊不清。

2.口渴，喜水多饮，尿频尿多。

3.喜欢甜食，饭量加大，牙齿松动。

4.手足出现麻木。

5.消瘦明显。皮肤瘙痒，易患小疖子，伤口溃疡难愈。

6.如果女性就易出现无明显原因流产及下身外阴部瘙痒难忍。

# 第十三节　胸背腰诊法

《灵枢经》宗全和译解白话版本脏四十七曰："胸骨剑突不明显的，心脏位置偏高；胸骨剑突短小高起的，心脏位置偏低。胸骨剑突长的，心脏坚实；胸骨剑突瘦小而薄的，心脏脆弱。胸骨剑突挺直向下而不突起的，心脏端正；胸骨剑突歪斜的，心脏偏斜。皮肤色白，纹理致密的，肺脏小；纹理粗大的，肺脏大。两肩宽厚大，胸膺突出而咽喉下陷的，肺脏位置偏高；两腋窄紧，胁部开张的，肺脏位置偏低。肩部匀称，背部厚实的，肺脏坚实；肩部瘦薄的，肺脏脆弱。胸背宽厚的，肺脏端正；胁部肋骨两侧疏密不匀称的，肺脏偏斜。胸部宽阔，肋骨向外突起的，肝脏位置偏高；肋骨紧缩内收的，肝脏位置偏低。胸胁匀称的，肝脏坚实；胁部肋骨软弱，肝脏脆弱。胸部、腹部匀称而彼此协调的，肝脏端庄；胁部肋骨一侧突起，肝脏偏斜。以上这些变化，能够注意调摄，保持功能正常，人体就会安然无恙；如果不注意调摄，使五脏受损，人体就会发生疾病。"

自测心脏病方法：长叹气一口，如果胸部有憋闷的感觉得到缓解，说明属于肝气郁结。可针刺内关穴，蠡沟穴。再从心理疏导可得到暂时缓解。若胸部有憋闷的感觉没有得到缓解，说明属于元气大伤所造成的心脏病。

自觉背部有难以名状的寒冷感为主要特征。为心阳不足，背部才会发凉。方用《伤寒论》麻黄附子细辛汤主之。

《金匮要略》曰："病人胸满，唇痿舌青，口燥但欲漱水不欲咽，腹不满其人言我满，为有瘀血。"

《身经通考》闻声诊曰："心下汩汩有声，先渴后呕，停水也。喉中漉漉有声，痰也。肠若雷鸣，气不和，湿也。"

《金匮要略》第十二篇曰："夫心下有留饮，其人背寒冷如掌大。"

译解：一个人胃里有留饮之水，水性寒，胃对应处在背部，背部有如手掌大的自我感觉的临床症状，方用苓桂术甘汤治疗。

《金匮要略》曰："病人胸满，唇痿舌青，口燥但欲漱水不欲咽，腹不满其人言我满，为有瘀血。"

腰中冷，如坐水中。《金匮要略》曰："肾着之病，其人身体重腰中冷，如坐水中……腰以下冷，腹重如带五千钱。"

身体重就是组织内有湿有水分，这个身沉在腰，水在胃内，当背寒如手掌那么大，背寒都是胃中有停水，腰冷。只要临床上碰到腰冷，四肢沉，用甘草干姜茯苓白术汤必效。这里说的五千钱，指古代人花的铜钱。

胸前皮肤面出现有咖啡色样小斑点者，提示上焦有瘀滞性水饮信号。

右肋下易生脂肪瘤。左侧背心俞处阳性病理反应物多，左寸口无脉。提示冠心病信号。

双侧肋部出现色素斑，多提示肝胆之气郁滞信号。

《灵枢经》论疾诊尺篇曰："肘所独热者，腰以上热。手所独热者，腰以下热。肘前独热者，膺前热。肘后独热者，肩背热。臂中独热者，腰腹热。肘后粗以下三四寸热者，肠中有虫。掌中热者，腹中热。掌中寒者，腹中寒。鱼上白肉有青血脉者，胃中有寒。"

背部胃俞穴对应有压痛点诊断：左侧压痛敏感，多提示十二指肠球部溃疡。右侧压痛点敏感，多提示胃溃疡。

《医学入门》问诊曰："心痛否：暴痛属寒，久痛属火、属虚。"

《医学入门》问诊曰："腰痛亦为外感，久痛为肾虚挟滞。"

《医学入门》问诊曰："尻骨痛否：暴病为太阳经邪，久痛为太阳经火。"

《灵枢经》本脏篇曰："肺小则少饮，不病喘喝。肺大则多饮，善病胸痹喉痹。"《外诊法》解释曰："肺主通调水道，故小则少饮，大则多饮。肺居胸中，开窍于喉，以司呼吸，故小则不病喘喝，大则善病胸痹。就是说，肺脏小者，饮邪很少停留，所以不患喘息病。肺脏大者，饮邪易于停留，而常患胸痹，喉痹及气逆等病。"

《黄帝素问》玉机真脏论曰："大骨枯槁，大肉下陷，胸中气满，喘息不便，其气动形，期六月死。真脏见，乃予之期日。注：大骨是两臂两腿之骨。大肉是两臂两腿之肉。

大骨枯槁，大肉下陷，胸中气满，喘息不便，内痛引肩项，期一月死。真脏见，乃予之期日。

大骨枯槁，大肉下陷，肩髓内消，动作益衰，真脏来见，期一岁死。见其真脏，乃予之期日。

大骨枯槁，大肉下陷，胸中气满，腹内痛，心中不便，肩项身热，破？脱肉，目眶陷。真脏见，目不见人，立死。其见人者，至其所不胜之时则死。"

《张氏医通·哮》曰："凡哮证见胸凸背驼者，此肺络散，为痼疾，不治。"

《黄帝内经》曰："背者，胸中之府，背曲肩随，府将坏矣。腰者，肾之府，转摇不能，肾将惫矣。"

病人主诉胸腔到咽喉下老有发烧发热感觉，说明津液满而不下，小柴胡汤治疗可愈。

《身经通考》问诊曰："胸宽可宽？不宽，伤食痰积气滞之证。"

《疫疹一得》曰："腰与骨，皆肾经所属。其痛若此，是淫热之气，已流于肾经。误用表寒，死不终朝矣。"

《疫疹一得》曰："疫疹腹痛，或左或右，或痛引小腹，乃毒火冲突，发泄无门，若按寻常腹痛分经络而治之必死。如初起，只用败毒散或凉膈散加黄连，其痛立止。"

胸骨左缘第三四肋间可触及震颤，为室间隔缺损。心尖部可触及舒张期震颤，为风湿心脏病二尖瓣狭窄（《诊断学基础》）。

凡无名原因腰周围皮肤出现有间断结节状，或断状色素沉着，或伴有咖啡样色素斑，提示肾虚信号，肾功能、肾上腺功能减退信号。

背部感觉有风恶寒者，属气虚。补中益气汤加附子治愈，治手足指（趾）间感觉有风者也有佳效。

## 第十四节　腹部诊法

医学家俞根初在《通俗伤寒论》提出腹诊概念，说："胸腹为五脏六腑之宫城，阴阳气血之发展，若欲知其脏腑何如，则莫如按胸腹，名曰腹诊。"论述了按胸腹胁肋，虚里，脐间动气等使按腹诊内容不断充实。中科院院士杰出的中医大师叶橘泉教授说："腹诊就是四诊之一的切诊。"又说：《伤寒论》中载有"心痞硬，胸胁苦满，痞坚，腹满，腹部动悸"。他还研究报道，对少女狂躁型精神分裂症，根据少腹急结，投与桃核承气汤不数剂而愈。对妇科病，月经障碍，诊得少腹急结，属瘀血证，用桂枝茯苓丸，常获良效。

腹诊方法：患者自然仰卧于床，双腿伸直，两手自然放于身体两侧，需要时也可双腿屈膝。解开上衣，观腹皮肤色泽有无异常，也可闻有无肠鸣声等。问是否进食，有无腹胀疼痛等不舒服感觉。如果医者双手冰凉，可用力搓掌暖手，再根据诊断需要在腹部推压按，轻拍等。

**古籍经典诊法摘录**

《素问·平人气象论》曰："已食如饥者，胃疸。"

译解：刚刚已食之后又立即觉得有饥饿感，说明是胃热，是胃疸病。

《素问·气厥论篇》《甲乙经》曰："肺移寒于肾，为涌水，涌水者，按腹不坚，水气客于大肠，疾行则鸣濯濯如囊裹浆，水之病也。"

译解：肺的寒气移于肾，则阳虚水泛为涌水，涌水病，其腹部之不甚坚硬，是水气留居于大肠，故快走时肠中濯濯鸣响，好像用袋子盛着水浆，这是水气所形成的疾病。

《伤寒恒论》少阴篇第15条曰："少阴腹痛，小便不利者，寒结于下，不能化下焦之阴也。"有曰："学者不可固执，总在扶阳驱阴为要。"真武汤治疗。

《脉因证治》曰："短气不得卧者，为心水；小腹急满，为小肠水；大便鸭溏，为肺水；乍虚乍实，为大肠水；两胁痛，为肝水；口苦咽干，为胆水；四肢重，为脾水；小便涩，为胃水；腰痛足冷，为肾水；腹急肢瘦，为膀胱水。然此十水，谓之正水，审脉证，分经络而治之。"

《丹方精华·臌胀秘本》曰："肚皮光亮如镜者不治。"

《景岳全书·杂证谟·肿胀》曰："肚上青筋见，泻后腹肿者死。"

《灵枢经》本脏篇曰："肺应皮，皮厚者大肠厚，皮薄者大肠薄。皮缓腹裹大者，大肠大而长。皮急者大肠急短。皮滑者大肠直。皮肉不相离者，大肠结。"

《灵枢·师传》《甲乙经》曰："胃中热，则消谷，今人悬心善饥，脐以上皮热。肠中热，则出黄如糜，脐以下皮寒。胃中寒，则腹胀；肠中寒，则肠鸣飧泄。胃中寒肠中热，则胀而且泄；胃中热肠中寒，则疾饥，小腹痛胀。"

译解：胃中有热邪，则饮之食物易消化，其人常有饥饿感和心下空虚的感觉，会感到脐以上腹部的皮肤发热。肠中有热邪积滞，则排泄黄色如稀粥样的粪便。脐以下小腹部皮肤有发热感。胃中有寒邪，则出现腹胀。肠中有寒邪积留，则出现肠鸣及粪便中挟有不消化掉食物的泄泻。胃中有寒邪而肠中有热邪的寒热错杂证，临床表现为腹胀而兼见泄泻。胃中有热邪而肠中有寒邪，临床出现为容易饥饿而兼见小腹胀痛。

苓桂甘枣汤为古代奔豚病的专方，有安神定悸的作用，适用于以胸腹部有明显悸动感为特征的疾病。治水饮病也很好。奔豚，形容似小猪在跑的样子。凡奔豚病症，是一种功能失调性疾病，往往阵发性发作。发作时从小腹部向上奔跑，跑到哪儿，哪儿就会出现相应病状。跑冲到头部，就会出现眩晕，严重者会晕倒。跑到腹部就会出现腹胀如鼓。跑到胸处就会出现心慌、胸闷、气短，甚至有恐怖感。跑到咽部，会出现哽噎不利难受。以上这些发作一会儿可自行缓解。病人常常去医院做了许多仪器检查，检查不出什么具体病症，就会出现恐慌表现。而中医有两个方子是治疗奔豚病的最佳方。即苓桂甘枣汤、桂枝加桂汤。

临床见到"奔豚病"。即发作性神经症，以剧烈的气从少腹上冲心胸处为特征的自我感觉。

无论是经典的针灸发汗造成津液损伤引起病因病机，还是练气功出偏，以及神经官能症、冠心病、心律失常、室性期前收缩（早搏）等。均可以用"桂枝加桂汤"治之，即桂枝汤再加重桂枝量。

腹股沟有牵涉痛，积极排除肾结石病发生。

上腹部有牵涉痛，积极排除阑尾炎病发生。

腹胀、腹痛、大便溏泻，说明此人脾虚。

古人说的癥瘕，疟母，就是摸到左胁下脾肿大了，古人都认为这是一种癥瘕积聚，所以给取名叫疟母，趁着它没有结实之前，赶紧急治之。古人认为癥瘕一是瘀血，二是痰饮，所以非痰即血，古人这么看。用鳖甲煎丸（胡希恕《金匮要略讲座》）。

《神相全编·卷八》曰："腹者，身之炉冶，所以包肠胃而化万物者也，欲圆而长，厚而坚，势欲垂而下，皮欲厚而清。若腹近上而短，饭不满碗，皮薄，遇病复差也。"

译解：腹犹如人身上的炉台，可以包裹肠胃并消化食物，所以适宜长得又圆又长，又厚又坚，姿势下垂，皮肉宜丰厚清秀。如果一个人腹接近靠上而短，饭量也差，腹肚狭小皮薄，这种人生病恢复起来也比较慢。

肥胖人自觉腹中窄狭，为湿痰流注脏腑，气不升降，燥饮，用二陈汤加苍术、香附行气治之。若瘦人自觉腹中窄狭，为热气熏蒸脏腑，用二陈汤加黄连、苍术治之。以上虽说不常见，但临床的确有这样的病人，只要见到有这种病人主诉，用上方必效症状解除，这也是笔者学习前贤《寿世保元》《证治汇补》的经验体会。

腹胀，按之有力坚满，复手压之，觉胸腹肌肉发热，如循装有热灰的囊袋，渐应掌心而觉烙手，所谓无大热者，及白虎汤之腹证也（《腹证奇览》）。

脐旁拘挛疼痛，有的推右则移左，推左则移右，腹中如有物而非块，属血与水停滞。方用当归芍药散主之（《农村医药报》岳美中）。

《神相全编·卷八》曰："胸中为万事之府，平正而广阔者，或胸盖覆身，富贵名真。胸窄凸者，燥而多劣，毛长者，刚而好嗔；胸凹狭窄者，或皮肉长得不均匀者贱相。"

译解：胸部是气血和万事生聚的地方。所以，一个人的胸脯宽大而正，或胸部阔能够覆盖身子。这种人遇事胸怀宽广，也一定是健康幸福快乐之人，所以，有则广告词说得好：世界上最宽阔的是海，比海更高的是天，比天更宽广的是男人的胸怀。凡胸部骨窄而高凸的人，性格多属粗鲁急躁。如果兼胸毛浓密，这样的人遇事易动怒。健康智慧之人胸部多平阔博厚。如果胸部坑陷凹浅而狭窄，必是身体不健康之人。

《神相全编·卷八》曰："腹为水谷之海，脐为筋脉之源，包万物而独化，总六腑以中轮。腹圆厚而全，脐深宽贵，浅则贫。"

译解：一个人的腹是用来容纳吃五谷杂粮的。脐者，汇总着六腑而居于中间，脐是筋脉的源泉，脏腑的窗户外表。所以，健康之人，腹一定要圆阔，脐一定要大而深。脐带粗大，说明在娘胎内气血供应充足而健康，肚脐窄小干瘪，说明在娘胎内气血供应不足而导致先天就体质差。

《黄帝针经》云："中热消瘅则便寒，寒中之属则便热。胃中热则消食，令人悬心善饥。脐以上皮热，肠中热则出黄如糜。脐以皮寒，胃中寒则腹胀。肠中寒，则肠鸣飧泄。盖肠中寒，则食已窘迫，肠鸣切痛，大便色白。肠中寒胃中热，则疾饥小腹胀痛。肠中热，胃中热，则胀而且泄。非独服中热则泄，胃中寒传化失常亦泄。胃欲热饮，肠欲寒饮。虽好恶不同，春夏先治标，秋冬先治本。"

"肥胖无腹无臀而不利。""胖子要当官，肚子垂腿上。""十个胖子九个富，就怕胖子无屁股。"以上谚语是形容肥胖人的富贵相。其实，从医学角度讲，一个人腹部肥胖会挤压五脏六腑而易患心脏病、脂肪肝、便秘等病。而屁股大会压迫床铺板凳罢了。所以，腹大之人一定要减肥。中药减肥最理想的方子是：五苓散加黄芪、生山楂、车前子、炒决明子、陈皮等。

夏季腹部及全身生小红色皮疹及易过敏者，为体内有湿所致。应予以中成药附子理中丸治疗。

易肠鸣腹泻者，为脾肾阳虚所致，中成药附子理中丸，加益智仁治疗。

《医学入门》问诊曰："有癥瘕否？有腹痛潮热而一块结实者，为癥瘕。腹虚大胀满，按之无一块结实者，为气病，其经水亦时渗下。"

### 朱进忠腹诊经验

1.便溏腹软者，为亡阳，治宜四逆汤或人参四逆回阳救逆。

2.腹部按之硬，按压腹部时病人皱眉者，为实，剑突下小范围内有痛者为痰实。

3.整个胃脘部有压痛者，属胃中食滞不化。

4.左肋下有压痛者，属肝寒；右肋下有压痛者，多实热或痰实。

5.脐旁压痛者为肝郁络瘀或肝郁寒滞。

6.少腹一侧或两侧压痛者，多属血瘀或寒凝。

7.整个腹部均有压痛多痛，为结胸或脏结。

凡见以上痛者，宜用承气汤或九痛丸通液泻下，若全腹胀大，按之不硬，按之患者无反应，为脾胃气滞，治宜四逆散开郁理气。

脐下痛，乃是大寒也。补中益气汤加熟地。如不已，更加肉桂。凡小腹痛，多属肾气奔豚，惟桂泄奔豚，故，补中益气汤加之。如果胁痛，或胁下缩急，补中益气汤俱加柴胡，芍药（《医贯》）。

### 郭书升用腹诊诊肝病经验

郭先生诊治乙肝非常重视腹部肝区的触诊，名之为"肝音触诊法。"

方法：用右手食指和中指并拢弯曲轻轻叩击肝区，发出的声音叫肝音，正常肝音为较清的鼓音。若发出声音如击石样，如物填塞称之为"浊音"或"石音"，多见于水湿壅盛，痰浊瘀血阻滞者。若发出中空如鼓的声音称之为鼓音或清音，即比较正常肝音更清楚，多见于火毒炽盛或津液大伤者，急性肝坏死往往可见到鼓音。

凡肝病在合理用药时，待脾胃功能基本恢复，正气和邪毒都比较盛时，即转用活血化瘀，清热排毒法。郭先生形象地称此法为"揉搓法"，用洗衣服做比喻，揉搓后用清水冲洗掉污垢，即在活血化瘀的基础上加排毒药，才能有利于清除毒邪。

另外，临床治疗肝病及早期肝硬化时，笔者常建议患者采用道家养生之摩肝法。详见《解读掌纹密码》第十四讲"肝硬化"一节。即：用双手掌分别在肝区顺逆走圈按摩30分钟左右，此方法临床的确可获得理想疗效，但贵在坚持。

### 李翰卿腹诊经验

李老认为，腹诊是确定虚实、寒热、表里和病位的关键。

1. 腹有压痛者为实，喜按者为虚。

2. 痞满而无压痛者属气滞，有压痛者属实者属实滞不化。

3. 剑突下小范围内有压痛者，为痰实，整个胃脘有压痛者属胃中实滞不化，左胁下有压痛属肝寒，右胁下有压痛多为实热或痰实，脐旁疼痛而按之疼痛不剧者，为肝郁络瘀或肝郁寒滞，脐部疼痛按之不剧烈者，属脾肾虚寒，脐部疼痛，时轻时重或窜痛者属蛔虫。小腹胀而不痛者，属下焦气滞，或在膀胱，或在大肠，或属肝肾，胀而有压痛者，多属气滞血瘀或寒凝气结。少腹一侧或两侧疼痛者属肝，其中压痛者多属气血瘀滞或寒凝气滞，无压痛者属气滞。整个腹部均剧烈疼痛拒按多属痈、结胸、脏结，若疼痛不剧烈而按之较硬者，多寒水瘀血凝结。此外，还有所谓寒疝、癥瘕等。

**袁兴石腹诊经验介绍**

1. 胸胁苦满，心窝部及两胁肋部胀痛，用手插入有抵抗压痛，压痛范围较大，系肝胃气滞，方用柴胡疏肝散合二陈汤主之。

2. 心窝处塞而痛，用手按之柔软，没有抵抗感，也无压痛感，为气虚气滞，香砂六君子汤主之。

3. 心窝处痞塞而痛，以手按之不柔软，有抵抗感，轻度压痛，范围也较大，为气滞痰郁，一般为郁火与痰浊相结于胃中，四逆散合小陷胸汤主之。

4. 心下轻按柔软，重按指下有抵抗感，系气阻，轻微气虚，四逆散合四君子汤主之。

5. 心下按之柔软，重压疼痛，范围较小呈点状，系气虚血瘀，六君子汤合失笑散主之。

6. 心下按之痞坚不软，重按有点状小范围疼痛，系气滞血瘀，四逆散合丹参饮主之。

已故日本汉方家矢数道明临床十分重视腹诊，曰："腹者，生之本，百病皆根于此，是以诊病必候其腹。"

临床自觉头痛、眩晕、动悸耳鸣、少腹紧满感、少腹疼痛、足冷、小腹充实，脐旁尤以左侧明显，呈现腹直肌挛急，触之有抵抗，或伴有压痛，触之深部有较软的硬块，或肿块，以上症状均可以经方桂枝茯苓丸主之。

日本汉方家汤本求真在《皇汉医学》中说："桂枝茯苓丸不仅产前产后有效，苟见腹证，则不论，男女老少，不问如何病证，未尝无效也。"现临床将本方应用于妇科子宫肌瘤、卵巢囊肿、月经病、甲状腺病，及眼病、精神抑郁症、失眠健忘、乳腺增生等。

另外，胡希恕说："治疗支气管哮喘持续发作时，口唇发紫色，这是气滞血瘀，用桂枝茯苓丸合大柴胡汤治疗效果好。"黄煌教授说，这个经验非常宝贵，应编入教材内。又说，桂枝茯苓丸可以扩张血管，对小腿形成血栓能防治。也有保护心脏作用。能稀释血液。对心脏支架后可配合服用，要比阿司匹林好。人称，桂枝茯苓丸是"东方的阿司匹林"。

饭后腹痛，脐下处有鼓包，而平躺时包消失或缩小，为胃下垂明显严重，非肿瘤之类。2013年8月25日下午，门诊见一消瘦的中年女性，诉说她脐下有碗大的鼓包，腹胀痛。口服医师开的桂枝茯苓丸，大黄蟅虫丸3个多月了，不见好转，诊断疑似腹部有包块肿瘤。笔者触诊后，说是明显胃下垂造成的，病人执意地说是怪病，是肿块，是不好的病，又说，医生你不要骗我了。我对病人解释，做个检查就明白了，后来检查结果：胃下垂脐以下约10厘米。笔者给开中药乌梅丸汤加炒枳壳、炒苍术各30克，坚持服用1个月后，体重增加约5千克，病情大大好转而饭后无腹胀痛之感。另外，我还让这位女病人自按摩腹部走圈，每天坚持2次，按时顺逆时针交替按摩，每次顺逆各120次左右。这是笔者临床上常常给肠胃类病患者推荐的方法之一。2014年"五一"期间，这位女性来门诊时，红光满面，精神很好，说她坚持按摩腹部一星期后就饭量增加了，胃口也变好了，也不便秘了。其实，人的命根在腹腔底部，人要健康长寿，腹部区域十分重要。中医有"吃五谷压百病""要想长寿，肠中常清"等古训。2000年11月7日《新闻晨报》报道："越来越多的科学家认为，人类除了大脑之外还有第二个大脑，那就是"腹脑"。所以，对有学问的人称为"满腹经纶"。一个大脑在上，一个腹脑隐居在下。《黄帝内经》有"胃不和则卧不安"。大脑的七情内伤同腹脑均会影响作用人睡眠问题。德国《地球杂志》报道："人肚子里有一个非常复杂的神经网络，它大约拥有1000亿个神经细胞，比人骨髓里的细胞还多。"读者朋友，看到这里，请每天走圈按摩腹部。此方法简单又不受场地限制。身体健康了，精力充沛了，细胞活力增强了，自然就能提高工作学习效率。

**黄煌腹诊经验介绍（《名医诊法经验》）**

1. 桂枝汤证患者，腹诊表现是：腹部平，腹肌较硬而缺乏底力，如同鼓皮，严重者腹部扁平而两腹直肌拘急，如同纸糊灯笼状。

2. 芍药证患者，腹诊表现是：多见于痉挛性体质，患者易于腹痛，其腹痛呈痉挛性、阵发性，其部位有在上腹部者，有脐周者，也有下腹部者，或腹痛连及腰背者，或腹痛连及阴部者。腹壁肌肉比较紧张，临床若见肌肉松软者，大便不成形，日行多次而无腹痛者，就应慎用芍药。

3. 吴茱萸证腹诊表现是：出现持续性的胀痛或钝痛，部位以上腹部、下腹部多见。

4. 柴胡证腹诊表现是：自觉表现，胸胁苦满，自觉腹胀，心里不舒服，胸膈间的气塞满感，胁肋下的气胀填满感。或伴上腹部有不适感，腹胀、嗳气。

他觉表现，沿肋骨弓的下端向胸腔内按压，医师指端有抵抗感，病人也说有胀痛不适感。

日本学者细野史郎有"捏诊法"，就是医师以大拇指与食指、中指轻轻提捏皮肤，病人感到明显疼痛，医师用手指捻动时，指下有沙沙的摩擦感觉，为胸胁满阳性。

5. 黄芪证腹诊表现是：腹部松软，腹肌萎缩而脂肪堆积，肚脐深陷，按之无抵抗感及痛胀感，可称为"黄芪肚。"

6. 大黄证腹诊表现是：按压腹部有充实抵抗感，重压之下患者可感到腹部不快的压痛和胀痛感。厚朴主治腹满，其表现是自觉腹部胀气，按之有抵抗感，如按捺橡胶气枕的感觉差不多，叩之有鼓声。近代名医张锡纯介绍，他年轻时每于下午3—7时腹胀，后单独嚼服厚朴2克后，两天即消失。现代名医岳美中治疗1例顽固性腹胀，自诉心下胀满，日夜有不适感，用《伤寒论》中厚朴生姜半夏甘草人参汤原方，厚朴12克，2剂而愈。

7. 枳实证腹诊表现是：用手按压剑突以下，可以明显地感到腹壁有抵抗感，病人可诉说不适感和气塞感，即仲景所言"心下坚""心下硬"。厚朴与枳实均能治胸腹满，但厚朴除满，是除胀满；枳实除满，是除坚满。厚朴除满不治痛，枳实除满且治痛。

8. 龙骨证腹诊表现是：脐腹部有搏动感，患者多见腹壁肌肉较薄，而且缺乏弹性，按压下腹主动脉搏动明显。

**临床读书学习笔记摘录**

临床自觉左小腹脐左下方的髂窝部，有拘急疼痛感，用手切诊时可触及条索状有形之物，并伴有压痛，这是瘀血腹证的最典型表现。临床有许多种病证有瘀血者常见左小腹急结，如妇科杂病的痛经、子宫内膜炎、月经不调，以及更年期综合征等最为常见。

1982年，中国中西医结合研究会首次在全国活血化瘀学术会议讨论制订了血瘀证的诊断试行标准。并于1986年第二届全国活血化瘀学术会议上对诊断标准做了修订。

1. 主要依据：①舌质瘀紫。②脉涩或结代或无脉。③固定性刺痛拒按（固定性刺痛，或绞痛，或腹痛拒按）。④病理性肿块。⑤血管异常。⑥出血及各种出血后瘀血（月经紊乱，经期腹痛，色黑有血块，少腹急结）。

2. 其他依据：①皮肤粗糙、肥厚，鳞屑增多。②月经紊乱。③肢体麻木或偏瘫。④精神狂躁或健忘。⑤周期性精神异常。⑥腹水。

瘀血腹证的特点（《中医腹诊研究与临床》）：上为清阳，下为浊阴。故少腹部位常有渣滓秽浊之物聚停，瘀血也就易停留于小腹为恙。全身其他部位的瘀血病证也可以在少腹部出现腹证。常见大黄甘遂汤证的少腹满如敦状。温经汤证的少腹里急。抵当汤证的少腹硬满。土瓜根散证的少腹满痛。桃核承气汤证的少腹急结。

概而言之，瘀血腹证的特征不外胀满硬痛。瘀血停于少腹，阻碍气机，则为胀满。瘀血为有形之邪，其病变与组织增生、粘连、炎性或非炎性包块，内脏肿大、新生物等有关，因而常可触及有形之物，而表现为硬满。瘀血内阻，气血不通，则表现为自觉局部疼痛，或切按而感疼痛。

《皇汉医学》说："第一，腹腔最大，受血最多，且骨盆腔为身体最下部位，若有瘀血停聚，最易沉坠于此部。第二，门脉本回收腹腔脏器血液及乳糜输送到肝脏，但门静脉无瓣，且流入肝内之静脉压力大，血液逆流而下腹部最易形成血瘀。第三，妇科瘀血常见于该部位。

按照中医理论来说，少腹属下焦，而三焦由于所居脏腑生理特点不一，因而其病理亦有一定规律。

瘀血互结于少腹，见少腹急结者，予以桃核承气汤泻下瘀热。热在下焦，其人如狂发狂，少腹硬满者，予以抵当汤破血逐瘀。

产妇腹痛如刺，或有肿块，为瘀血积于脐下者，可予下瘀血汤治之（《中医腹诊研究与临床》）。

《身经通考》问诊曰："腹中有无痛处否？无痛处，知病不在内，主虚；有痛处，主食积瘀血之类；有痛处，手按则减者虚。"

**王琦、陈武山整理《中医腹诊研究与临床》对常见腹证的诊断介绍**

**（一）胸胁苦满**

1. 诊断要点：患者单侧或双侧肋弓上下的胁部及胁下部，有以下任何一项症状可诊断胸胁苦满腹证。临床多提示肝胆经有病变。

（1）自觉该部位窒闷不适，或胀满，或有堵塞感。

（2）以大拇指放于肋弓下缘，稍向上推按，病人叫喊苦满，有时有喊疼痛感。

（3）医者以食中无名指稍用力并列从肋弓下水平插入肋弓内，患者诉说有疼痛。

（4）医者用食中二指捏起肋弓部位上皮及皮下组织时，细细摩擦，有增厚感或患者诉有疼痛感。

2. 参考方剂：

（1）病人体格壮实，胸胁苦满较严重，便秘者，方用大柴胡汤治之。

（2）若胸胁苦满比大柴胡汤证稍轻，或者有季胁下腹直肌拘急，方用四逆散治之。

（3）若脐上区大动脉搏动明显，胸胁苦满较甚，体格充实肥胖，易便秘，或有烦躁惊狂，方用柴胡加龙骨牡蛎汤治之。

（4）若胸胁苦满同小柴胡汤证，伴腹壁肌肉拘挛腹痛，方用柴胡桂枝各半汤治之。

（5）若胸胁苦满较重，脐上大动脉搏动显著，体质较弱，方用柴胡桂枝干姜汤治之。

**（二）心下痞**

1.部位："心下"的区域。

2.诊断要点：病人自觉，或切按后感觉心下窒闷、堵塞，或胀满，或者兼有轻微疼痛。

**（三）心下痞满**

1.部位："心下"的区域。

2.诊断要点：

（1）同"心下痞"，而胀满之感较为明显。

（2）切诊指下饱满，有弹力，有抵抗感，但不至发硬程度。

（3）可伴见轻度疼痛或压痛。

以上有（1）或（2）项即可诊断为"心下痞满"。为常见的脾胃病变。

3.参考方剂：

（1）热象比较明显者，方用大黄黄连泻心汤。

（2）热象比较轻者，按之疼痛者，方用小陷胸汤。

（3）心下痞满，兼水气者，苓桂术甘汤、五苓散、胃苓汤。

（4）心下痞满，兼阳虚者，附子泻心汤。

**（四）心下痞满、心下痞坚**

1.部位："心下"的区域。

2.诊断要点：

（1）同"心下痞"，程度较重。

（2）切诊抵抗比较明显，有发硬之感。

（3）可兼见疼痛或压痛。

以上有（1）、（2）项即可诊断为"心下痞满"或"心下痞坚"。此腹证出现以脾胃病变为主，也可涉及心、肺、肝、胆的病变。

3.参考方剂：

（1）兼见恶心呕吐、肠鸣下利者，方用半夏泻心汤。

（2）兼见干噫食臭、胁下阵痛、腹中雷鸣、下利者，方用生姜泻心汤。

（3）兼见干呕、心烦不安、下利完谷者，方用甘草泻心汤。

（4）兼见喘鸣、动悸、水肿者，方用木防己汤。

（5）兼表寒证者，方用桂枝人参汤。

（6）兼见嗳气频剧、两胁满闷、呃逆不止者，方用旋覆代赭汤。

（7）兼见发热、口燥而渴、大便难，方用大陷胸汤。

（8）兼见胁下痛，干呕短气者，方用十枣汤。

（9）兼见往来寒热、胸胁苦满、郁郁微烦者，方用大柴胡汤。

**（五）心下急、心下支结**

1. 部位："心下"的区域。

2. 诊断要点：

（1）自觉该部位拘急或堵塞感。

（2）切诊心下部位腹皮拘急，轻触似较紧张，重按抵抗不甚，不同于"心下硬"。有上述两点即可诊断。

此腹证出现多见于肝、胆、脾、胃病变。主要是表证日久，病邪已入少阳，但太阳外证未罢所致。治宜和解枢机，以治少阳之里。调和营卫，以解太阳之表。

3. 参考方剂：柴胡桂枝干姜汤。

**（六）心下濡**

1. 部位："心下"的区域。

2. 诊断要点：

（1）切按心下部觉濡软无力，腹皮松弛无底力。

（2）自觉心下痞闷，或痞胀，或动悸。

上述第一点即可诊断为"心下濡"。

此腹证出现多为虚证，主要是由于中焦虚寒、阴寒不散、大气不运所致，治宜温中补虚、散寒除痞。

3. 参考方剂：人参汤、桂枝加芍药汤。

**（七）心下痛**

1. 部位："心下"的区域。

2. 诊断要点：

（1）实证：①疼痛较重，拒按，切后疼痛尤明显。②疼痛兼腹胀满，按之局部抵抗较明显。③属热证者局部皮温多有增高

（2）虚证：①疼痛较轻（隐隐作痛）或时作时止。②疼痛兼腹胀满，或不兼胀满，胀满疼痛均喜揉按。③局部抵抗多不明显，即便腹皮拘急重按无底力。④属寒者，局部皮温绝对或相对降低。

此腹证出现涉及心肺、肝胆、脾胃等脏器的病变。

3. 参考方剂：

（1）实证：大柴胡汤、大黄黄连泻心汤、小陷胸汤、瓜蒌薤白半夏汤、柴胡疏肝散。

（2）虚证：小建中汤、人参汤、芍药甘草汤。

（八）心下悸

1. 部位："心下"的区域。

2. 诊断要点：

（1）主症：有下面一项皆可诊断为"心下悸"。

①自觉心下部位有跳动。②望诊心下部位可见跳动。③切诊心下部位搏动应手。

（2）心源性：有下面一项皆可诊断为"心源性动悸"。

①精神紧张或劳累后动悸尤为明显。②动悸节律与脉搏一致。③兼有"心区"明显搏动。

（3）胃源性：有下面一项皆可诊断为"胃源性动悸"。

①饮水后或改变体位时动悸较为明显。②心下部有振水音（四指并拢向胃脘深部迅速冲击，或叩打可闻及）。③心下或全腹腹壁软弱，心下局部可见膨隆。

此腹证的出现多为虚证。

3. 参考方剂：

（1）兼有小便不利、微热消渴者，方用五苓散。

（2）兼见眩晕、短气而咳、心下痞满者，方用茯苓桂枝白术甘草汤。

（3）兼见呕吐清水痰涎、胸满腹胀、不思饮食者，方用茯苓饮。

（4）兼见四肢沉重疼痛、恶寒腹痛，或下利水肿者，方用真武汤。

（5）兼心悸、少眠、面色少华、少气无力、脉结代者，方用炙甘草汤。

（九）脐上悸

1. 部位："心下"的区域。

2. 诊断要点：

（1）自觉脐上筑筑然动。

（2）脐上可触及大动脉搏动，节律与脉搏一致。

（3）多见于形体消瘦、腹壁瘦弱者。

此腹证出现的机制与上述的"心下悸"腹证出现的机制基本相同。

3. 参考方剂：

（1）根据病情可选用桂枝加龙骨牡蛎汤。

（2）兼心下痞硬、胸胁苦满者，方用柴胡加龙骨牡蛎汤。

（3）兼轻度胸胁苦满、腹力较弱者，方用柴胡桂枝干姜汤。

（十）腹胀满

1. 部位：以脐区为中心，或全腹部。

2. 诊断要点：

（1）主症：下列有一项即可诊断。

①自觉该部位发胀或饱满。②肠鸣音少而低。

（2）兼见下述①或②项的即可诊断为实证。

①腹壁抵抗比较明显，有弹力，不喜揉按，或揉按后胀满更甚。②腹胀比较明显，并且腹满多为持续性。③有形实邪为病者，可触及有形肿块，多兼疼痛，或有压痛。④局部皮温：属热者升高，属寒者降低。

（3）兼见下述前3项中任何一项可诊断为虚证。

①胀满较轻，时作时止，时轻时重，或入暮较甚，受凉、情志、饮食均使之加重。②轻轻按腹壁觉有抵抗，重按则觉无抗力。③喜温喜按，揉按后胀满减轻。④可伴见局部皮温降低。

此腹证临床最多见，涉及脾胃、肝胆、大小肠等脏器的病变。病因复杂，实证虚证均可出现。

3. 参考方剂：

（1）实证：大柴胡汤、大承气汤、厚朴七物汤、大黄附子汤、桂枝加大黄汤、防风通圣散。

（2）虚证：理中汤、桂枝加芍药汤、大建中汤、附子粳米汤、厚朴生姜半夏甘草人参汤。

**（十一）腹痛**

1. 部位：以脐区为主，可及全腹部。

2. 诊断要点：自觉疼痛或压痛即可诊断。

（1）实证腹痛：望诊腹部多较饱满，切诊腹壁厚实有力。疼痛比较甚，不喜揉按，按之疼痛加剧。局部皮温属热者升高，属寒者降低。

①有形实证：一是胀满疼痛相兼，或为绕脐痛，疼痛多为持续性。二是局部抵抗比较明显，或可触及肿块。②无形实证：一是胀满疼痛相兼，或以胀满为主。二是局部无肿块，可及压痛相对较轻。三是局部抵抗比较明显。

此腹证常与前述腹证同时出现，机制也基本相同。临床常见一些急腹症：急性胆囊炎、胆囊结石、胆道蛔虫、急性胰腺炎、阑尾炎、肠梗阻、胃肠胀气、胃溃疡急性穿孔等。

参考方剂：小承气汤、大承气汤、调胃承气汤、大柴胡汤、桂枝加大黄汤、厚朴三物汤。

（2）虚证腹痛：望诊腹壁比较瘦薄，切诊腹壁绵软无力。疼痛较轻，且多时发时止。一般局部抵抗比较弱。

①气滞性：疼痛多兼胀满，揉按后胀痛多可缓解。局部稍有抵抗，但没有实证严重。②寒凝性：拘挛性疼痛，多不兼胀满。腹肌比较紧张，但重按多底力。喜按尤喜温。揉按之初多疼痛不减，移时疼痛多可缓解。③暴寒直中：在凝寒性疼痛基础上，兼有下列2项中任何一项：一是疼痛较剧，揉按之初多疼痛甚剧，温按之后

疼痛多可缓解。二是疼痛时伴见腹皮攻冲，犹如头足，或有肠鸣亢进。④虚寒内生：在寒凝性疼痛基础上，兼有下列任何一项：一是疼痛较轻，绵绵作痛。二是心下至脐旁腹直肌紧张拘急。

此腹证最常见，慢性虚损性疾病，慢性脾胃病变及某些蛔虫症多见有此腹证。主要由脾虚气滞；或中焦虚寒，暴寒直中；或阳气不足，虚寒内生所致。治宜健脾温运，行气止痛；或温中散寒，缓急止痛；或温阳补虚，散寒止痛。

3. 参考方剂：

（1）气滞性：人参汤、厚朴生姜半夏甘草人参汤。

（2）暴寒直中：附子粳米汤、大建中汤。

（3）虚寒内生：小建中汤。

**（十二）少腹急结**

1. 部位：左右少腹区，但左为多。

2. 诊断要点：从脐向左右髂前上棘方向做擦过性按压，可触知左右少腹直肌紧张，脐左右下腹部感到有阻力，甚至可触及条索绕状物。病人感到有急迫性向上下放射性疼痛，甚至做屈腿动作。

此腹证为瘀血的重要体征，是瘀血腹证的典型临床表现，也是临床最常见。特别是妇科病症：月经不调、痛经、附件炎、急性盆腔炎、子宫内膜炎、更年期综合征等。上为清阳，下为浊阴，腹腔最大，受血最多，位也最下，故少腹易沉渣滓秽物停聚，瘀血就易留停少腹为病。

全身其他部位的瘀血证也会在少腹位置出现腹证。

3. 参考方剂：

（1）兼见精神症状者，方用桃核承气汤。

（2）兼见身热烦躁、右少腹疼痛拒按者，方用大黄牡丹汤。

（3）兼见月经不调、癥瘕者，方用桂枝茯苓丸。

**（十三）少腹拘急，少腹弦急**

1. 部位：左右少腹区。

2. 诊断要点：

（1）凡触知下腹脐下到耻骨联合处腹直肌呈条状拘挛者，即为少腹拘挛。

（2）如果少腹直肌拘挛比较严重，呈弓状者，为少腹弦急。

（3）如果腹壁比较瘦薄，重按腹部有空虚感。

此腹证又称为里急，是腹壁深层拘急而被触到的一种状态，皆属虚证。多由肾气亏虚、营阴不足、阴阳两虚所致，治宜温阳补阴、和里缓急。

3. 参考方剂：八味肾气丸、小建中汤、桂枝加龙牡汤。

**（十四）少腹硬满，小腹硬满**

1. 部位：左右少腹区，或小腹区。

2. 诊断要点：

（1）自觉该部位胀满。

（2）切诊抵抗比较明显，以致有发硬之感。

（3）深部有时可触及肿块。

此腹证亦为瘀血的重要体征之一，常见少腹急结时并见。

3. 参考方剂：桂枝茯苓丸、桃核承气汤、抵当汤。

**（十五）小腹不仁**

1. 部位：小腹区。

2. 诊断要点：

（1）小腹部位感觉迟钝，或小腹部有空虚的感觉。

（2）小腹部绵软无力，切按脐下无力更明显。

（3）小腹部皮温度可降低。

此腹证也为肾阳虚，合门火衰，不能温暖小腹，激发功能，故见小腹不仁。治宜温补命门、振奋阳气。多见于瘫痪及大病未恢复的病人多见。

3. 参考方剂：肾气丸。

# 第三章

## 第一节 阴虚阳虚诊法

无论何种阴虚均有一个共同的症状特点：舌红少苔或无苔，口干。

五脏阴虚特点如下：

1. 心阴虚：心悸、怔忡、心烦，或夜寐不安、少寐不眠。

2. 肝阴虚：目干，心烦（肝主气机疏泄），女子阴干，虚热，眩晕、麻木、震颤（阴虚阳亢），抽搐、痉挛（虚风内动）。

3. 胃阴虚：善饥、食少、胃中烧灼感、大便秘结，消瘦更明显。

4. 肺阴虚：定有干咳，咳嗽痰中带血丝，鼻干、咽干、呼吸气短，甚至有盗汗，手足心热。

5. 肾阴虚：手足心热甚于手足背热、盗汗、男子遗精、女子梦交、腰膝酸软、头晕明显（《中医创造奇迹》熊继柏）。

纵欲过度会带来不良：①阳虚腰痛。②若头痛发生，会出现天眩地转。③出汗时，腰以下最易流汗。④右耳朵老发耳鸣。⑤鼻孔里散发出焦糊气味。

《医学精言》论阴阳 16 字诊法心传最佳最捷。

阳证诊法 16 字诀：目张不眠，声音响亮，口臭气粗，身轻恶热。

阴证诊法 16 字诀：目瞑嗜卧，声低息短，少气懒言，身重恶寒。

阳证论：阳明症，鼻涕清涕，即寒在阳明。寒者阴也。气者阳也。阳遇阴则成形，阳气冲开，阴气则无形，不流清涕，亦不生痰。

阴证论：阴证者，其人目露，眼眶青，眼睛睁不开，眼皮重，眼睛涩，耳常鸣，鼻常注，舌干不渴，睡醒尤甚，欲寐不眠，面色青黑，无有血色。常常有病，又似无病。

看病法：凡脸红者，是阳证。脸青黑者，是阴证。戴阳证者，脸也红，戴阳者，阴证似阳也。

## 第二节 古今胎诊及男女胎诊法

《素问·平人气象论》曰："妇人手少阴脉动甚者，妊子也。"

译解：青年女性手少阴经脉的神门穴位处脉搏跳动明显，是妊娠的信号。再根据男左女右神门穴位处脉搏跳动之强烈断男女胎信息。笔者临床发现，刚怀孕者，左寸脉搏动明显者，近期口味改变，饭量增加，或不想吃饭，整天疲困总想睡觉，胸部及乳房比以前有胀痛感。

另外，《妇人良方》云："妊娠左手三部脉皆大滑疾，为男胎。右手三部脉皆大滑疾，为女胎。"

《四诊抉微·妊娠辨男女外验有四》曰：

1. "受孕后，身更轻快，更健壮，其性常喜，面色加红，是男胎也。因男性热倍于女，故胎能加母之热性，面发红色，更喜美好之饮食，若女胎则反是，因女之性冷故也。"（笔者临床调查，怀孕后比以前爱饮水，口唇比以前干巴男孩概率高。不喜饮水，女孩概率高。）

2. "若胎是男，必四十日后，即兆运动，女则运动迟，必在三月后矣。"

3. "胎是男，则左肢之行工，愈觉轻便，左之乳体，必先高硬。"

4. "胎是男，用行亦便于左，若女胎则必便于右也。"

《脉经》曰："妇人妊娠四月，欲知男女，左疾为男，右疾为女，俱疾为双胎。"

"妇人妊娠四月，欲知男女法，左疾为男，右疾为女，俱疾为生二子。"

"左手沉实为男，右手浮大为女。双手皆沉实，为双胎男。双手皆浮大，为双胎女。尺脉左偏大为男，右偏大为女，双侧皆大怀二子。"

"左寸滑者，为男。双尺皆滑，为双胎。"

"遣妊娠人面南行，还复呼之，左回首者是男，右回首者是女也。"

"看上圊（qīng）时，夫从后急呼之，左回首是男，右回首是女也。"

"左手沉实为男，右手浮大为女。左右手脉俱沉实，多生二男；左右手脉俱浮大，多生二女。"

"尺脉左偏大为男，右偏大为女，左右俱大产二子。大者如实状。"

"左右尺俱浮为产二男，不尔则女作男生。左右尺俱沉为产二女，不尔则男作女生也。"

"妇人妊娠七月，脉实大牢强者，生；沉细者，死。"

"妇人妊娠八月，脉实大牢强弦紧者，生；沉细者，死。"

孕妇左耳比右耳增厚，男胎概率高。

孕妇右耳比左耳增厚，女胎概率高。

孕妇左口角发青，男胎概率高。

孕妇右口角发青，女胎概率高。

孕妇人中比平时增长并发红色明显，男胎概率高。

孕妇小腹有一条较阔而明显的褐色竖纵线，通延到肚脐穿至胸脯处，为男胎概率高。

孕妇女胎大多脸色比孕前变靓丽。孕妇男胎大多脸色比孕前变暗并生色斑。女胎腹阴寒，男胎腹阳热之故也。

已婚女青年双目下眼睑皮肤有白色带状，为受孕信号。

孕妇尿中加入硫酸和酒精适量，变紫色为男，它色者为女（《都契医库》）。

《诊家枢要》曰："左手尺脉洪大，为男胎，右手尺脉沉实，为女胎。"另外，平脉时，医师指下感觉有双人脉搏在动，见于左侧者，为男胎，见于右侧者，为女胎。

陈大戚名老中医诊孕妇脉经验："孕妇之有病者，按其神门部有滑利如豆之象者有百余例，甚至初孕一二月者，亦有应验。怀孕妇女因有病而不显孕象者，神门部亦无不滑利，正常人则不然。"

国医大师连建伟教授诊孕妇脉经验："男女胎识别法：一般而言，左脉滑数者，则为男；右脉滑数者，则为女。"

孕妇若其左眼下卧蚕比右眼下发红润而亮，并且生有小米粒大小红点出现儿天，后消失，为男胎。相反为女胎。另外又说，女性左眼睑生有黑痣，生女孩概率高。若痣生在右眼睑下，连女孩子也没有（《李波阳中医望诊讲记》中国医药科技出版社）。

孕妇无论棕色眼或黑色眼，在黑睛与瞳孔的交界处似乎很浑浊，在瞳孔与角膜的中心水平线上，透出一点微光，或几乎没有光，给人一种神色聚集起来的感觉，多怀为男胎。而在黑睛与瞳孔的交界处显得很明朗，瞳孔与角膜的中心水平线上，透出明亮、和蔼的光泽，给人一种平淡无拘的感觉。这种阴阳属性的优势显示，受肾脏阴阳平衡而反映，最终导致胎儿性别的预定，这样一个过程，很可能是肾中阴阳气化作用的调节，使孕妇内环境变化偏向于 x 或 y 染色体精子的适应性，而先于卵子的结合（《观目诊病》广西民族出版社）。

遣孕妇南行，急呼之，左顾男，右顾女。盖男左女右，势有偏重，回顾时，就其所偏重也。此法颇验，又摸腹如覆盆者男，如肘颈参差女，又左乳有核男，右乳有核女（《医意》）。

《医学入门》问诊曰："有孕能动否：腹中有一块，结实能动，而无腹痛潮热等证者，为有孕。"

## 第三节　月经病诊法

肥胖女性月经色淡为瘀痰。四物汤合二陈汤治之则愈。另外，女性月经期，出现小指及无名指有肿胀感，说明此人肾脏功能差。

经脉不行者。血生于心，因忧愁思虑则伤心，心气停结，故血闭不行。左寸沉结，宜调心气、通心经，使血生而自通。或因堕胎，或产多，其血先少而后不通。此为血枯，脉两尺弱小，宜生血。

因证：血随气行，结为块，日渐长，宜散之。

人发盗汗，致血脉干枯而经不通，宜补血。是汗出于心，血生于心，血与汗出也。

久患潮热，则血枯燥。盖血为热所消，寒热去则血自生，脾胃不和，饮食减少，则血不生。血者，饮食所化。经曰：二阳之病发心脾，女子不月（《脉因证治》）。

妇女痛经腹痛在经前，为气血凝滞造成，腹痛在月经后，为气血虚弱造成。

张锡纯云：女性闭经，多为经络瘀滞，加量大炒鸡内金和生白术于药方中，能强大脾胃消积，化经络之瘀滞必效。黄元御云：血者，木中之津液，木性条达血流，木气郁陷，生发不遂，则经血凝滞闭经。

崩漏属冲任血虚不能约制：《圣济总录》曰："妇人崩漏病，经血淋漓不断是也。由血虚气衰，不能约制，又有瘀血在内，因冷热不调，使血败，其色或赤如豆汁，黄如烂瓜，黑如衃，青如蓝，血如脓，五色随五脏，虚损而漏应焉。"

2020年12月20日晚8点29分，遵义医药高等专科学校医学生秦小淞发来微信说，她自学中医几年，一次在街上偶尔听见一位老太太给人说治月经余淋不尽的灵验秘验方（蒲黄20克，龙骨15克，艾叶15克，蜂蜜10克，大米20克，水煎服，3剂即可止血），说她临床几个病人疗效很好。随后查阅此方是北宋末政府组织编修的大型医书《圣济总录》中方："治妇人月经过多，血伤漏下不止，用蒲黄（微炒）150克，煅龙骨150克，艾叶50克，上三味，捣为末，炼蜜和丸，梧桐子大，每日29丸，煎米饮下，茶汤下亦得，日再。"现临床应用炼蜜为丸，重9克，每日2次，每次1丸。乍看此方医理难明，其实是温经摄血、扶正削瘀之力合作愈病。此方费用小而见效快，值得临床推广应用。谁说古方不治今病。此方治疗月经余淋不尽，崩漏日久不愈或频犯者，用汤剂（微炒蒲黄30克，艾叶20克，煅龙骨30克，大米或粳米一握，手把掌量。山药15克可代替大米），水煎后，滗出后乘温热加蜂蜜1~2勺。服用，每日2次，一般3~5剂血止。后用中成药归脾丸或补中益气丸善后。

如果青年女性每逢月经期就腹泻后带血，或月经临床表现大便后排血多者。治疗效差，用黄土汤治疗。《金匮要略》曰："下血，先便后血，此远血也，黄土汤主之。"

凡月经余淋不尽者，为子宫内膜增生或者不是短时间内脱落，延长余淋不尽，出现有黑色血块者，说明有瘀，用活血化瘀药促进子宫收缩，使血管窦加快闭合而血止。用桂枝茯苓丸加收涩的五味子，止血的炒蒲黄治之。

月经崩者，来势凶猛而出血多；漏血者，血淋缓慢余淋不尽。二者病因十分复杂。故，《薛氏医案》曰："崩漏为患，或因脾胃虚损，不能摄血归源。或因肝经有火，血得热而下行。或因肝经有风，血得风而妄行。或因怒动肝火，血热而沸腾。或因脾经郁结，血伤而不归纳。或悲哀太过，胞络伤而下崩。"

# 第四节 儿童小儿诊法

**古籍经典诊法摘录**

《内经·奇病论篇》曰："母腹中时，其母有所大惊，气上而不下，精气并居，故令子发为癫疾也。"

译解：孕妇如果突然间受惊吓，出现全身不舒服症状，孩子出生后有患癫痫病的风险。

《望诊遵经》曰："小儿频揉耳鼻者，疳证也。"

1996年元旦那天，某医学博士打电话给笔者说，他儿子4岁，这两天双耳红而发热，小孩频频用手抹口水弄在手指上捏揉双耳，问我是什么原因？我电话回答说，是积食造成的。他回答说，他们每天给孩子吃健胃消食片呀？孩子母亲在一旁说，前两天带孩子去夜市吃了烤肉20几串……

《灵枢经》七十四篇曰："婴儿病，其头毛皆逆上者，必死。耳间青脉起者，掣痛。大便赤瓣，脉小者，手足寒，难已；飧泄，脉小，手足温，泄易已。"

译解：婴儿有病时，如头发枯乱又向上竖立似蓬状，说明小儿病危证。再观双耳间细脉络，若出现脉色青黑紫又暗者，而且有怒起出现，说明小儿抽搐痉挛性腹痛。如果小儿出现腹泻青绿有食物没有消化的乳食瓣，为脾胃寒引起泄泻。再加上脉细乏力，手脚冰凉，为脾胃阳气衰败，说明难治。如果脉细小，而手足却温暖，这种腹泻病易治。

《中医临证备要》曰："小儿时时伸舌，上下左右，有如蛇添，多为心胃蕴热，夹有肝风。"

《小儿卫生总微论》曰："小儿弄舌，其证有二：一是心热，热则舌本干涩而紧。二是脾热，因脾络连舌，也干涩而紧，故弄舌舒缓之，皆欲欲饮水。"

《续名医类案》曰："小儿不是舌出，以清凉药治之不愈，应为脾经实热，而舌长出也，弄舌者脾经虚热，时舒时舒也，用方剂四君子汤加陈皮、钩藤治之即可。"

《医灯续焰》曰："弄舌者，时时微吐其舌，如火之焰，为心脾积热所致。（兼有脾证者，用泻黄散；兼心证者宜导赤散，或大黄黄连泻汤）。"

《身经通考》诊小儿曰："小儿惊风，口不能言，心热也。"

《脉经》曰："小儿病而囟陷入，其口唇干，目皮反，口中气出冷，足与头相抵，卧不举身，手足四肢垂，其卧正直如得缚，其掌冷，皆死。至十日，不可复治之。"

《望色启微》曰："小儿鼻微黄为平，赤主脾胃实热。"

**中医望诊经验摘录**

小儿患病后鼻翼翕动，为其邪热不能透达，内陷于肺，说明小儿肺炎较重。方用麻杏石甘汤治疗效果十分理想。

小儿患病后鼻孔开张，向外出气明显，吸气弱，刚发病为邪热之火挟痰塞肺气所致。若久病出现这样情况，临床翻小儿双握拳也松弛无力，多为肺病严重。

小儿鼻根皮肤上出现不同走向的青筋形血管者，为支气管炎信号。

小儿鼻根发白色，为气虚血虚，消化不良，拉肚子信号。

小儿鼻根发黄色，为营养不良，厌食，肠胃炎史。

小儿鼻根发青色，为积食，纳差，腹寒腹胀信号。

儿童眼虹膜出现小而不规则不突出的褐色小斑点者，提示体内有寄生虫信号。

儿童白眼球呈淡蓝色，为缺铁性贫血所致。

《神相全编》曰："小儿皮紧、面紧、肉紧，丧青春。"

译解：小儿出现皮紧、面紧、肉紧者，危重病先兆。

《管格相儿论》曰："凡初生小儿叫声连延者，做戏耍吉。而声绝复扬，声短气促，凶相。"

译解：凡小儿叫声不断，或者是初生婴儿哭声连连又有宏厚之力，好玩耍，说明此小儿健康。若小儿叫声绝后又复叫，声音短促微弱，说明小儿为有病之兆。

《管格相儿论》曰："小儿阴大，囊皮皱，坚实如荔实，相其耳门也大，为坚耐小儿。若小儿面肌肉类似浮沤而漫，为凶相。"

译解：小儿阴器大，睾丸皮皱，并且坚实像荔实一样，看双耳朵口孔也大，说明此小儿先天发育好，身体健康。如果小儿面色肌形似浮沤一样，说明此小儿不健康。

小儿口唇发紫色，若哭烦躁，咳嗽时，口唇发紫更明显，为先天性心脏病信号（图3-4-1）。临床多见心脏室间隔膜缺损。临床研究发现，孕妇在怀孕前3个月内若患有流行性病毒感冒，不及时治疗，靠自己抵抗十天左右康复。生的孩子患有先天性心脏病概率极高。

如果发现儿童在看东西时，有皱眉，目半开的动作，提示近视眼的发生，积极采取防治措施。

儿童脸面上出大小不一的圆形糠状皮屑斑疹，好发于春季，俗称"虫斑，桃花癣"。多为消化不良所致，现代医学称为：单纯糠疹（图3-4-2）。

口唇长期为慢性唇炎状，为先天性慢性唇炎信息（图3-4-3）。应长期服用复合性B族维生素。

小儿囟门凹陷，提示为脑髓不足所致。

小儿短时间内出现囟门凹陷，眼眶凹陷，多为呕泻伤津，或气血不足。

小儿头骨缝不合，提示先天肾气不足。

小儿头顶圆及方者，为脑髓充足发育好。小儿头大同身体不相称，为先天性脑积水形成。小儿头发育过小，为先天肾气不足发育不良所致。

小儿囟门隆起高而突肿，说明因外感时邪，火毒上攻所致，多为实热证。常见于急慢惊风，邪毒蕴盛。

小儿囟门闭合太晚，为先天发育不良，肾气不足。

小儿囟门提前闭合，头顶又尖又小，呈前额窄，为先天不足，智力反应迟钝。

小儿囟门手摸时冰凉，为阳虚信号，另外，若小儿囟门有青筋出现为寒。

小儿囟门过度虚软为体虚明显，或患有癫痫病。

小儿囟门突起，多为温病，火邪上攻，或颅内水液停聚。

一岁左右小儿头顶有"污垢"样，水洗不脱，即使硬性去掉又复长，这并非泥污，是一种头顶前囟门部位分泌物

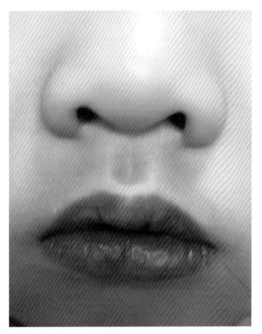

图 3-4-1

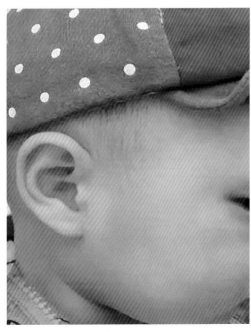

图 3-4-2

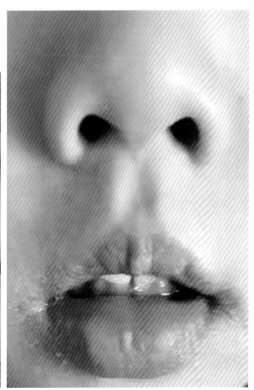

图 3-4-3

结成的。不必硬性除去。随着时间延长会慢慢消失。

如果"污垢"呈黑色，多为便秘或积食食滞。

如果"污垢"呈褐色，多为小儿消化不良或腹泻。

如果"污垢"色浅，多为偏虚证。

如果"污垢"深色，多偏实证。

健康的小儿头发为肉色蓝。

小孩头发呈抱团状，一撮一撮出现，似麦穗状，说明此小孩消化不良，积食，血不荣发。

小儿体弱，头发稀疏带黄，说明小儿营养不良，或有盗汗。

如果一个小儿吃母乳，其头发呈干燥样并直立，一是说明小儿严重营养不良，二是提醒母亲，应积极检查是否怀孕了，奶水质量太差，小儿头发才干燥直立。

儿童不由自主地频频眨眼，往往误为多动症。其实是干眼症。病因是肝肾阴虚，眼球津液不能充分滋润所致。方用归脾丸、补中益气丸治疗。

《医门法律》望色论曰："小儿布痘，壮火内动，双目先现水晶光，不俟痘发，大剂壮水制阳光，俾毒火一线而出，不致燎原，可免劫厄。古今罕及此者，因并志之。"

小儿前额上有明显可见皱纹杂乱，为中气虚弱，长期消化不良所致。

小儿额头出现有数枚小黑点者，提示此小儿肠内有寄生虫信号。近年来，很少发现有寄生虫病。因此，从农村基层医院到省级三甲医院，都没有寄生虫科了。

小儿额头出现有散在的小珠点，说明消化不良，睡眠差，惊悸，抽搐，为肝风内动引起。

《痘疹精详》曰："小儿耳后筋纹，淡红者吉，紫者重，亦兼乱纹者凶，若分枝缠绕或横过发际者凶。"

译解：小儿耳后毛细血管淡红为健康，若出现紫色者，说明病重。若血管杂乱分枝血管成网状缠绕，或横穿发际处，说明小儿病危重。

《小儿按摩经》曰："发根若见脉横青，此病明知两度惊，赤黑因疲时吐泻，色红啼夜不曾停。"

山根，位于两目内眦之间鼻根部。在诊断小儿健康方面山根最常用。

"山根，足阳明胃脉所起，大凡小儿脾胃无伤，则山根之脉不现，倘乳食过度，胃气抑郁，则青黑之纹横截于山根之位。"（《幼幼集成》）明确指出山根可候脾胃。另外，山根有多条经也经过，如手太阳小肠经，足太阳膀胱经和督脉经过山根。所以，诊察山根也可反映这些经脉的气血变化有一定诊断价值。比如，小儿山根发青色，为脾胃、肺有病症。山根出现横脉出现，与脾胃有关。山根偏高之处色发青暗色，多与邪在胸肺有关。

《先哲医话》曰："小儿头疮为胎毒，治之无效者，因母有带下，哺其乳而发之，速换乳母则愈。""小儿惊风，角弓反张欲死者，红花、郁金等分为散，水温下有效。"

现代临床研究表明：

小儿山根（两眉目之间）皮下发青，多为消化系统病变。

色黄多为营养不良，消化功能障碍。

色红多为心肺有热，常见于呼吸道性疾病。

山根筋竖形而行，多为呼吸道感染性疾病。

山根及印堂青筋暴起，为脾伤泄泻、惊搐引起。

若小儿患病时山根皮肤发晦暗，说明患病时间较长，病也缠绵难治。若色泽同面部色泽接近稍有区别，为病轻，易治。

小儿出现眼红、泪汪、流鼻涕不止、口腔内发疹点，手心脚心都会有，又畏风发热，即可确诊为小儿麻疹。应及时去医院治疗。如果读者想学习好中医治疗麻疹，请详看清代医家谢玉琼《麻科活人书》一书。

小儿头面及肢体频发抽搐，一两分钟发作一次，眼睑、鼻腔、口角掣动，手足抽动，头部摆动，均为阵发性。一天发作数十次，发作时口中突发猛烈的呼叫声。为小儿抽动症，中医叫震颤证。其病机在风，"风胜则动。治疗可用天麻四虫饮秘验方（天麻、全蝎、蜈蚣、地龙、僵蚕），用以治疗抽动症，疗效非常满意"（《中医创造奇迹·诊治儿科疾病的奇迹》）。

小儿人中及口唇发黄色，为胃中积食伤脾。

小儿口唇色深红又发烧咳嗽，为肺热。

小儿睡觉时目不能闭合，宋代医学家钱乙认为是脾胃虚弱所致。钱乙的认识至今被公认采用。

小儿见光即闭目抵御。为肾水亏虚，精不上荣所致。故《小儿药证直诀》曰："肾水，阴也，肾虚则畏明。"

《小儿药证直诀》曰："吐泻昏睡露睛者，胃虚热，吐泻昏睡不露睛者，胃实热。"露睛者为虚，不露睛者为实，简单明了。

小儿目视前方，不能转动，为肝风内动之兆。常见于小儿惊风病。

《小儿药证直诀》曰："肝主风，实则目直。""若热入目，牵其筋脉，两眦俱紧，不能转视，故目直也。若得心热则搐，以其子母俱有实热，风火相搏故也。"以上就是小儿目直视的病因病机。

小儿睡觉露睛，多为脾气虚弱（图3-4-4）。

小儿咳嗽，如果连续地咳嗽，咳到最后时伴有一声拉长的样子，像似鸱鹠的叫声，说明此小儿为百日咳性咳嗽。

小儿肚脐高凸，为脐疝，大多为腹寒引起肚子痛夜啼所致（图3-4-5）。外用

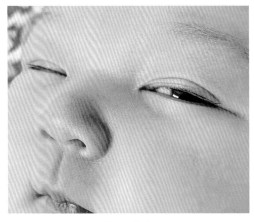

图 3-4-4

经验方：肉桂、五倍子、蝉蜕各等分研末，布包适量固定肚脐处。2天更换1次。此法极妙。

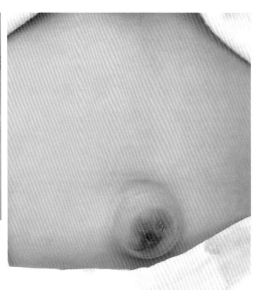

图 3-4-5

### 名家诊法经验摘录

董廷瑶在抢救大量小儿危重麻疹患儿时，通过望面诊，对重症抢救中有一大创新发现总结，常见两颧青白之候，症情都属严重，常伴发肺炎、脑炎而致死亡。

蒯仰山认为，小儿脉象难凭，诊病以察面色为要。如面赤多眵，眼泪汪汪为麻疹症状之先驱。面青主惊风。面白为中气不足，多主泄泻吐利。面黄为脾胃久伤或湿热内蕴等。

小儿双眼角红色，泪汪汪，咳嗽打喷，腮红色，形似醉，十指端发凉，为出痘疹的征兆。

鄢裕光临床发现，小儿急腹症时，面色灰白无生气。重症心脏病时，面呈青黄色且水肿，口唇红紫，口部张开，呼吸困难。副肾上腺病时，面呈青铜色。重症白喉病者面部微肿，呈蜡光苍白。

杨维华认为，小儿面唇红赤者，多有咽喉肿痛。更有严重者化脓，口腔溃疡，这时患病小儿常因疼痛而拒绝张口。这时中医治疗应以解毒利咽消肿，常获良效。

2006 年《中华中医药杂志》报道杨维华经验：山根为足阳明胃脉之所络，青色为肝，小儿乳食过度，内积于胃，致脾失于运化，肝失条达，食积于内，彰显于外，则山根出现青纹，为土壅木郁之征象。所以儿科诊法有"食积青脉截山根"之说。临床上，凡见小儿山根出现有青色横纹者若非伤乳，即为伤食，投以消乳、化食方药，多无差池，施以四缝挑治之法，必有效验。另外，若小儿乳食过度，即可伤脾，致运化失职而水反为湿，食反为滞，滞久化热，食积湿热相参，并走大肠，则为痢疾。壅遏胃肠气机，则为腹痛。彰显于面，则山根赤乌成团。故《小儿推拿》曰："若见赤乌一团，为赤白痢。"以清利湿热，消积导滞为大法治疗。

邱茂良认为，小儿难于准确诉说病情，躁动时影响气息脉象，望诊就显得特别重要。他说，小儿肝风易动，只要看到躁动不安摇头弄舌，口角微抽搐，目光呆滞，时发惊啼等，多为惊风先兆。要火速拦截以防患于未然。

2000年《中医杂志》报道肖挹经验：小儿山根色青滞或青脉横山根而滞者，多为乳食积滞。小儿山根色青而淡者，多为脾虚夹积。小儿山根出现多条青脉，且弯曲成虫形，多为虫积。小儿山根色青，夹有青色斑点，多患有泄泻。小儿山根青色斑深滞，为伤食泄。小儿山根红赤者，多见于夜啼。

小儿发烧时，看其是否严重，可先用手掌托起小儿头，若颈软无力，说明小儿为脑部感染重，千万不可大意，应及时送去医院治疗，切不可盲目乱用退热药。若头颈有力，说明发烧病轻。

山西中医学院贾六金说，临床望咽喉辨别小儿虚实寒热一个非常客观重要的指标：小儿咽喉色泽较硬腭红者，为热证。

若稍红，多为真外感风热所致。

嫩红，为里热炽盛之征。

暗红，则为阴虚内热兼有瘀血。

凡咽喉色泽同软腭一样者，属寒证。

**李宜瑞诊小儿咽喉经验**

小儿咽喉红肿明显者，为实热证。如明显红肿高突，吞咽困难且发热者，乃风热痰火壅滞。若咽喉痒而咳，口中和，责之于风者为多。

**云南老中医诊小儿咽喉经验**

小儿咽关红肿，为乳蛾，为客热所伤。

咽内烂红是喉痧。为温毒为患。

咽红肿痛，见白膜，为温邪所致白喉。

咽痛无肿声哑，为寒闭肺经。咽红不肿，干涩久痛，为虚火咽炎。

咽中不利，如物梗塞，为痰热所致梅核气。

另外，小儿喉核肥大不消者，多为石蛾。

2007年《中医杂志》报道北京王应麟主任医师望小儿口上腭诊法经验：在自然光线下，让患儿抬头张口，医生迅速望上腭处，不能时间长，以防患儿疲劳无法配合。

1. 上腭与脏腑对应关系是：前腭主肺心，后腭主肝肾，中柱即软腭中线，主肝脾，白齿槽面主脾胃、大肠。上腭的色泽变化以红、白、黄三色为主。

2. 上腭色泽白如蒙乳皮状，为脾虚胃热，腹泻，消化不良时多见。

3. 上腭色黄主脾胃疾病，深黄为实证，浅黄为虚证。

4. 上腭红紫为实热证，深紫为瘀血，尿血，淡粉发白为血虚。

5. 望小儿上腭的具体临床意义是：

（1）分虚寒，实热两型：

虚寒型：前后腭均呈粉红色，二臼齿部位乳白，中柱浅发白。臼齿主属脾胃大肠，色乳白属虚寒。治宜温中固肠为主。此型上腭乳白色，黏膜越白越厚，说明腹泻重，体质差，病情重。

实热型：前后腭均为深红色，中柱淡白，臼齿处黄色或红色，为脾胃郁热，大肠湿热。治疗时宜清热利湿，化浊健脾。

（2）贫血：全腭呈淡白色为气血不足之征，中柱淡黄为肝脾两虚。治宜补气养血。

（3）遗尿：前腭后腭多呈正常色泽，中柱略黄，左右侧有 2 个或 4 个孔，多到六七个孔，中柱两侧属下焦，有孔为肾气不固的表现。治宜健脾固肾，佐以收涩。

（4）脾胃不和，前腭浅黄，臼齿浅黄或干黄。治宜调理脾胃。

（5）发热咳嗽等肺热证：前腭深红，甚或紫红色。治宜清泻肺热为主。

（6）紫癜属血热上攻证者：上腭散布紫红点，腭红。热毒内蕴血分，多见于出血症。治宜清热解毒，凉血止血。

（7）外感寒热，内有积滞：前腭红，中柱枯黄色，三分线明显，臼齿处红。前腭属上焦，红为上焦有热，中线为肝、胃部分，中线枯黄色为肝热食滞，臼齿属胃肠，红色为胃肠实热。治宜清热化滞。

### 时逸人诊小儿经验

1. 舌体胖大，多属虚。肿胀多属实热。

2. 舌尖边红或绛紫色者，多为内有伏热。

3. 舌淡则多虚寒。

4. 舌苔白厚、白腻，或黄厚、黄腻，皆为有停滞之象。

### 刘弼臣诊小儿舌经验

1. 小儿舌尖红赤，为心火旺。

2. 小儿舌边红赤，为肝胆火旺。

3. 小儿舌色淡白，为气血不充。

4. 小儿舌苔若积粉，为积滞在中。

5. 小儿苔黄而润，为湿热阻遏中焦。

6. 苔黄而燥，为津伤热熏之象。

### 小儿食指络脉诊法

望小儿食指络脉，就是观察 3 岁以内小儿食指掌侧前缘部的浅表络脉形色变化以诊察病情的方法。

望小儿指纹的原理及意义:

因食指掌侧前缘络脉为寸口脉的分支(其支者,从腕后直出循次指内廉,出其端),与寸口脉同属手太阴肺经,故望小儿指纹与诊寸口脉意义相同,可以诊察体内的病变。加之3岁以内的小儿寸口脉位短小,切脉时只能"一指定三关",诊脉时又常哭闹,气血先乱,使脉象失真,从而影响诊脉的准确性。而小儿皮肤较薄嫩,食指络脉易于观察,望指纹较之诊脉更为方便易行,故常以此作为一种辅助诊断方法,弥补小儿脉诊的不足。

**(一)望小儿指纹的方法**

诊察小儿指纹时,可抱小儿面向光亮,医生用左手拇指和食指握住小儿食指末端,再以右手拇指的侧缘在小儿食指掌侧前缘从指尖向指根部轻推几次,用力要适中,使络脉显露,便于观察。

1.正常小儿指纹:小儿食指按指节分为三关:食指第一节,即掌指横纹至第二节横纹之间,为风关;第二节,即第二节横纹至第三节横纹之间,为气关;第三节,即第三节横纹至指端,为命关。

2.正常指纹特点:正常食指指纹在掌侧前缘,纹色浅红,红黄相间,络脉隐隐显露于风关之内,粗细适中。

3.影响因素:小儿指纹亦受多种因素影响。如:年幼儿络脉显露而较长;年长儿络脉不显而略短。

皮肤薄嫩者,络脉较显而易见;皮肤较厚者,络脉常模糊不显。肥胖儿络脉较深而不显;体瘦儿络脉较浅而易显。天热脉络扩张,指纹增粗变长;天冷脉络收缩,指纹变细缩短。

因此,望小儿指纹要排除相关因素的影响。

**(二)病理小儿指纹**

对小儿病理指纹的观察,应注意其纹位、纹态、纹色、纹形四方面的变化,其要点可概括为:浮沉分表里,红紫辨寒热,淡滞定虚实,三关测轻重。

1.浮沉分表里:

(1)指纹浮而显露:为病邪在表,见于外感表证。因外邪袭表,正气抗争,鼓舞气血趋向于表,故指纹浮显。

(2)指纹沉隐不显:为病邪在里,见于内伤里证。因邪气内困,阻滞气血难于外达,故指纹沉隐。

2.红紫辨寒热:

(1)指纹色鲜红,主外感风寒表证,因风寒外袭,邪正相争,气血趋向于表,故指纹浮显易见而纹色偏红。

(2)指纹紫红,主内热证,因热盛血涌,气血壅滞脉络,故纹色紫红。

另外，病理指纹颜色变化还常见青、淡白、紫黑等。其主病分别如下：

①指纹色青，主疼痛、惊风，因痛则不通，或肝风内动，脉络郁滞，以致气血运行不畅，故纹色变青紫。

②指纹淡白，主脾虚、疳积，因脾胃虚弱，气血生化不足，无以充养脉络，故纹色淡白。指纹色紫黑，为血络郁闭，多属病危之象，因邪气壅盛，郁闭心脉或心肺气衰，脉络瘀阻，故见紫黑。《四诊抉微·三关脉纹主病歌》有云："紫热红伤寒，青惊白是疳，黑时因中恶，黄即困脾端。"

3. 淡滞定虚实：指纹浅淡而纤细者，多属虚证，因气血不足，脉络不充所致。指纹浓滞而增粗者，多属实证，因邪正相争，气血壅滞所致。总而言之，指纹色浅淡者，多属虚证；指纹色深暗者，多属实证。

4. 三关测轻重：根据络脉在食指三关出现的部位，可以测定邪气的浅深、病情的轻重。指纹显于风关，是邪气入络，邪浅病轻，可见于外感初起。指纹达于气关，是邪气入经，邪深病重。指纹达于命关，是邪入脏腑，病情严重。指纹直达指端，称"透关射甲"，提示病情凶险，预后不良。

小儿尺肤诊病法：尺肤，就是指双手肘关节下到寸口处的皮肤，诊察此处皮肤为尺肤诊病法。健康小儿尺肤色泽明润滑润，说明脏腑精气充足。

**《名医诊法经验》《光明中医》介绍名中医杨季国诊小儿尺肤经验**

1. 尺肤色泽枯槁晦暗，说明脏腑精气不足。

2. 尺肤色泽呈白色，多为寒证，虚证。色白乏华，在肺脾两虚，易感冒小儿最为常见。

3. 尺肤色白也可见于外感初起，风寒束肺之感冒，咳嗽或里寒腹痛等。

4. 尺肤色黄，多为脾虚或有湿。

5. 尺肤色黄肌瘦，干枯少华，为脾胃虚弱，运化失调，常见于疳积，或肠寄生虫病。

6. 尺肤红色，多主热证。多在外感，肺炎，时行病，发热可见到。

7. 尺肤肌腠疏松缓弛，没有弹性，按之松软，多为宿疾久病，乃正气内伤严重，形肉失荣缺养所致。

8. 用手摸尺肤寒冷。体温偏低为阳气衰少，或寒邪内侵，阳气受损，是为寒证。

9. 尺肤灼热，为阳气偏盛，或阴液亏损，则属热证。

10. 身热初按之皮肤即热，稍久则不甚热者，是热在表，多为风热犯肺。

11. 较重按尺肤肌肉热甚，稍久仍灼手者，是热在里，多为邪热入里，肺胃蕴热，或中焦积滞，肺胃有热。重按到筋骨始热者，多为阴虚骨蒸，或湿热深入骨髓。

12. 小儿发热，外感最多，内伤则以食伤运滞为常见。按尺肤之外侧与内侧，若外侧热甚于内侧，多为感受外邪发热。内侧热甚于外侧，多为积食而滞引起蕴而生热。

13. 若小儿尺肤皮肤粗又燥，内侧灼热显者，多为阴虚内热。

14. 按小儿尺肤多滑而泽淖，多为阳邪，如感冒、咳嗽、肺炎、咳喘及暑温等病症。

15. 尺肤皮肤涩甚，似粗糙枯鱼皮状，多为脾土亏而肌肉削，小儿慢性肾炎最为常见。

16. 如果小儿高热，尺肤干燥无汗，多因邪热内结，不能外达。

**江心镜诊小儿腹诊经验**

1. 叩之有如打鼓音，为火热，因热伤气，气伤则或逆或窜，不循常道，故腹胀而鼓之如鼓。

2. 叩之如沙瓜之音，音低而散，此为有秽热，或是暑天伤冷，热湿积中，或是脾虚，夹湿热积滞，因秽为阴邪，热为阳邪，阳清阴浊，相合则为沙瓜音。

3. 叩之如纸箱之音，音低而粗，为湿重于热，有积滞痰实。

4. 叩之如木桶之音，音清而高脆，为热重于湿，或是有水饮痰，此乃阴少阳多，阳欲亢而阴欲束，故为清脆音。

5. 叩之不响，按之如石，为单腹胀，胀而腹坚，按之实，宜消导之。

6. 小儿肚腹如瓜形鼓起而大为热，按之绵软为虚热，按之坚硬为实热。形似蛙肚扁宽，多为寒，为湿重，按之紧为寒实，或主痛证。经曰："寒伤形"。寒主收引，主沉紧，故小儿肚腹有寒，多按之即知。

7. 小儿胃脘部有肿块突起，形状像覆盖的盘子，日久不愈，使人发黄疸。消化不良，消瘦者为有积有瘕。

《寿世保元》曰："小儿泻不尽，精神好者，脾败也。"

《都契医库》曰："小儿泻痢久治难愈，肛门口开放如圆筒状不收闭者，病危，人亡之兆也。"

**马荫笃、黄志明观小儿肛门诊法经验**

1. 小儿脾虚泄泻，多为运化失调，食后即便，肛门口不红不肿。

2. 小儿肛门口又红又肿，多为湿热泻，为湿气内蕴，湿下注，小儿多哭啼腹痛，大便溏而腥臭，腹胀。

3. 小儿肛门口发红不肿，多为饮乳不节而伤食致泻，大便黄绿腥臭。

4. 小儿肛门口色暗，多为脾肾双虚泻。为身体虚弱，久泻致脾阳受损，小儿常表现精神不振，四肢发凉。

5. 小儿肛门周红肿明显饱满状，多为湿热俱盛所致。

6. 小儿肛门口红肿有皱，说明热盛于湿。

7. 小儿肛门口周潮红不肿，多为湿去而热未净。

8. 小儿肛门口周不红不肿，为虚寒。若大便泻下清稀色淡，为虚寒或寒湿。泻下水样，色黄绿，气味难闻夹黏液，为湿热。泻下便状似败卵，气味酸臭，为伤食。

泻下清谷，完谷不化，伴有肠鸣，为脾阳虚或脾肾阳虚。

**夏绍南观小儿肛门诊法经验**

1. 健康小儿肛门，黏膜皮肤交界清楚，黏膜红活鲜润，肛门周皮肤略呈浅褐色，且肛门范围不大于两分的钱币。

2. 小儿肛门发红色，为热邪；红色面积大者，为热邪重；红色面积小者，热邪轻。

3. 小儿肛门潮红，为肝胃火旺。

4. 小儿肛门口糜烂，为湿热下注。

5. 小儿肛门口淡白不泽，为气血两亏。

6. 小儿肛门口淡红不深，为热郁寒化。

7. 小儿肛门口暗褐不鲜，为脾疳虫积。

8. 小儿肛门口周有抓痕结痂者，为风邪滞留大肠，或有蛲虫产卵刺激肛门周皮肤所致。

9. 小儿肛门周口皮肉筋松弛，皮肤干瘪起皱者，为禀赋不足。

10. 小儿中气下陷直肠外脱，见层层折叠环状之皱襞色红。

11. 小儿肛门口张力弹性强，为正气强健康。

12. 小儿肛门口皮筋松弛张力差，为五脏元气不足，临床忌用攻伐之实证治法。

13. 小儿肛门口微张，未大便而流出者，久泻气耗，固摄失权。

14. 小儿肛门周底皱凹，屁股尖而瘦薄，多为气血虚惫。体弱之疳积。

15. 小儿肛门周之环状放射状襞粗大如瓣而红者，多见暑湿及湿热泄泻。

16. 小儿肛门细而长红，水渍不干者，为脾虚兼夹湿热。

17. 小儿肛门皮肤苍白水滑，多为命门火衰之久泻。

18. 小儿肛门内有裂隙，基底灰白而硬，动时哭闹，有鲜血渗出者，为肛裂。

19. 小儿肛门周有硬块，红肿而痛，为肛门周痈肿。

20. 小儿肛门周皮肤热烫，燥褐色，为阳明里热，耗灼津液。

21. 小儿肛门口黑褐干裂坚敛苍老，大便似羊屎，腑实热结。

22. 小儿肛门口糜烂潮红，大肠湿热下注。

23. 小儿肛门口深红色干黏，多为泄泻液涸或高热伤阴。

24. 小儿肛门口红而腻湿，气味臭秽，湿疹并重。

25. 小儿肛门口湿而不红，时有清水溢出，为寒湿泄泻。

26. 小儿肛门口有皮癣状，皮色褐糙而干，为久病耗血，血虚生风。

27. 小儿肛门口皮粗结有痂，时有滋水渗出，为湿疹，多为水湿风邪客于肌肤所致。

**李树棠诊小儿肛门经验**

1. 肛门又红又肿，多为湿热泻，宜清热渗湿消导。

2. 肛门红而不肿，多为伤乳食泻，宜消导化积，理脾和胃。

3. 肛门不红不肿，多为脾胃虚泻，宜益气健脾扶正。

4. 肛门口暗乌色，为脾胃虚寒，宜益气回阳祛寒。

### 刘弼臣诊小儿肛门经验

1. 肛门口红肿，灼热，潮红，皲裂变粗者，多属热。

2. 肛门口色淡，皲裂潮黏者，多属寒。

3. 肛门口肿胀而痛，周围淡红者，多属伤食。

4. 肛门口不红不肿者，多属虚泻。

### 叶益丰 3 岁以下小儿肛门经验

1. 泄泻肛门口发红者，为热。

2. 泄泻肛门口不红者，为寒。

3. 暴泻肛门口红赤者，属湿热。

4. 暴泻肛门口不红者，属寒湿。

5. 久泻肛门口红者，属虚热。

6. 久泻肛门口不红者，属虚寒。

### 钱育寿诊小儿大便经验

1. 大便溏泻夹有泡沫，色清或淡绿，肠鸣漉漉，陈发哭闹者，多为风蕴肠道。

2. 泄泻日久，大便绿色，水分多者，多为伤及脾阳所致。

3. 大便黏液多者，多为湿邪较甚，实证多见，虚证多为脾虚夹湿。

4. 大便急迫，次频量多，质稀如水，肛门口不红者多为寒热夹杂。

5. 大便呈蛋花样，色黄或淡黄，肛门口淡红者，多属脾虚夹滞。

6. 大便时肛门疼痛，肛门口红，多属热证。

7. 平素大便干稀不调，饮食稍有不慎即大便稀溏或伴腹痛隐隐者，均脾虚之证。

8. 腹部膨隆，泻后胀减，按之硬且痛，叩之沉实者，属食滞。

9. 腹部虽胀而按之软，泻后胀不减，叩之鼓者，属气滞。

10. 腹部凹陷，腹壁松软，皮肤干枯，口渴唇燥，尿少，舌红少津者，为津液大伤。

11. 精神萎顿，面色白而虚浮，四肢厥冷，腹凹如舟，泻下质稀如水但不臭，舌淡苔白者，则为泄泻伤阳所致。

### 柯尊楷诊小儿大便经验

1. 小儿水注暴泻，多为伤食外感，多有发热腹痛等症。

2. 小儿大便挟脓血，为湿热痢证，多伴有里急肛灼等症。

3. 小儿便下白冻者，乃中气下陷。

4. 小儿大便完谷者，必脾肾气虚所致。

5. 小儿便为奶瓣青黄，为母体有寒。

6. 小儿秘结不通，为胃家热积。

7. 小儿便黑如漆，胃中失血所致。

8. 小儿便赭似酱，为湿毒败血无疑。

### 郑佩宪诊小儿大便经验

1. 小儿大便粗糙不化，酸臭如败卵，多为伤食泻。

2. 小儿大便奶白色或菊花样大便，为乳积泻。

3. 小儿大便水样有泡沫，色淡黄，不甚臭，为风寒泻。

4. 小儿暴泻下迫，夹黏液，色淡黄，气味热秽，肛周红色，为湿热泻。

5. 小儿大便青稠有沫，气味不臭，为受惊吓泻。

### 程尊楷诊小儿小便经验

1. 小儿小便清长者，为无病健康。

2. 小儿小便短而黄，为有热或湿热。

3. 小儿小便入容器中不久转变结成白浆者，也为体内湿热所致。

### 朱瑞群诊小儿咳嗽哭声经验

**（一）小儿咳嗽辨病**

1. 咳嗽声重浊沉闷，多因寒湿为患。

2. 咳嗽声不爽，咳毕有清咽声，多为痰热所扰。

3. 咳嗽声清脆无痰，多为燥咳。

4. 咳嗽声连续不断，咳尾有一特殊的吼声，为百日咳。

5. 咳嗽声低怯，断续，多为病久肺虚。

6. 咳嗽声嘶哑如犬吠声，为白喉患儿。

**（二）小儿啼哭声辨病**

1. 喂养不当，护理不善，小儿哭声很高，时间短，若喂后换尿布后，或抱着走动，顺其心意，哭声就止。不为病状。

2. 哭声尖锐刺耳，多提示有疾病发生。

3. 在乳食前后哭泣，多说明口腔有疾病。

4. 小儿哭声频频，并烦躁易怒，胃纳呆滞，头部多汗，发稀枕秃者，多为脾虚肝旺所致。

5. 小儿哭声嘶哑，伴有呼吸不利，多为咽喉疾病。

6. 小儿哭声不断，或尖惊直呼，多为严重病变之信号，应尽快寻找病因。

7. 小儿颈项僵硬者，应先排除脑膜炎，颅内出血之可能。

8. 小儿弯腰屈膝，神情痛苦，应排除急腹症。

9. 小儿无名原因夜啼，多为脾虚、积热、多惊、伤食等所致。

（1）小儿夜啼不停，手指纹淡红沉滞者，多为脾胃虚寒。

（2）小儿夜啼有力，喜欢仰卧，见灯光哭声更甚，烦躁多动，指纹色紫者，为小儿心脾积热。

（3）小儿夜里突然尖叫一声，易惊，易醒，大便色青绿色，指纹青紫者，多为惊恐所致。

（4）小儿夜间哭声响亮，腹痛拒按，吐食物，便结或泻下，酸臭，指纹紫滞者，多为积食啼哭。

**陈寿春诊断外感咳嗽和内伤咳嗽经验**

外感咳嗽特点：咳嗽发自喉头，似从咽喉部位出声，患者感到喉咙发痒，产生咳嗽，这是诊断依据。

内伤咳嗽特点：以痰热、痰湿症为主，临床症状多为阵阵咳嗽，咳声较深，发自咽喉之下，咳时可听到丝痰声，不易咳出，也有阵咳剧烈，痰声漉漉，甚至咳嗽剧烈时有吐出现。

小儿手心热，或头身热，脉轻按多，重按少，重按比轻按无力，即是中气虚，相火不降，切忌寒凉药发散消导药，误用即成大病。

中虚而胆经相火不降，故头身热，中气虚而手厥阴心包经相火不降，故手心热。手心热，头身热，而脉重按比轻按有力，便是内热停食。

中虚相火不降、冰糖、白糖水或黄豆数十粒补中即效。不可用炙甘草大枣横滞之品。

小儿小便突然短少，即系脾土湿，中气虚，须燥湿补土补中，山药、扁豆最好，不可重用白术横烈之品，小儿小便短少，如误服发散消食败火药，即出大祸。若尿少又发热，其祸更大，凡治小儿百病，总要问小便长短，若小便短少，大便即泻，便成危险之候。无论何病，小便短大便泻而发热，是为脾虚，小儿半夜大便，最泄元气。此阴液不足，不能滋养肝木，半夜阳动，木气疏泄。宜鸭蛋调匀蒸熟拌饭自愈。鸭蛋养阴。故，鸭蛋、山药、白扁豆、黄豆、白糖、淡豆豉，皆是小儿至宝药（《圆运动的中医学》）。

面部诊断法：钱乙说，孩童脸上腮部红得明显，说明肝经受邪了，这是钱乙根据《黄帝内经》总结的。钱乙认为，人脸上的左腮对应肝，右腮对应肺。目光微微发直，眼睛归肝经所主，所以，这是肝经受邪的征兆（《中医是这样看病的》）。

小儿夏季热盛，邪热入孩子体内，热伤脾胃，会出现严重的吐泻，要清热，如用温药，则上焦也就热盛了，会发生喘的症状，并出现腹胀，饮水吐逆。

四五岁的小孩，在吃饭时，出现挤眉，喉咙里伴有吭吭声，老百姓叫抽风。既要考虑用平肝息风法治疗，又要考虑孩子是否积食。"土虚则木摇"。有一次，钱乙治疗皇子的抽风，御医们都认为用息风方法治疗，无效。但钱乙用调脾胃的黄土汤一下方就治愈了（《中医是这样看病的》）。

小儿双眉处皮肤发红色，说明此小儿夜啼。即白天睡觉，夜哭闹不安。为小儿腹寒腹痛引起，严重的小儿夜哭闹甚至肚脐都鼓起来。药用肉桂、蝉蜕、五倍子、吴茱萸各 10 克，研末，布包固定小儿肚脐处，可当夜不啼哭，连用几天后肚脐就恢复正常（《望面诊病图解》）。

小儿哭泣声尖叫而高，应积极防治是否为中枢神经系统疾病引起。

小儿双下眼皮出现杂乱色素斑点，为纳差，恶心呕吐，肠胃常常不适。脾胃虚损的小儿常见。

# 第五节　大小便诊法

《素问》曰："升降出入，无器不有。升降废，则神机灭。一息不运，则针机穷。"译解：通是治病和养生的根本。人体内的阴阳调和，各个脏器，都是以通为贵，升降正常了，疾病就不会产生，人会精神又高兴。又曰："六腑泻而不藏。"译解：肠道通畅了，人胃口才会好。《灵枢》曰："受谷者浊，受气者清。"译解：人体接纳饮食所化生的物质是浊气、浊水、浊物；吸入自然界空气所生成的物质是清气，空气进入人体后注入五脏，饮食进入人体后输布六腑，如果清浊相互干扰而不正常升降，就叫作乱气。《金匮要略》又曰："五脏元真通畅，人即安和。"

大便通水谷之海，肠胃之门户也。小便通气血之海，冲任水道之门户也。

医界云：便秘乃百病之源。那么什么是便秘呢？一个人饮食正常，每周少于两次大便者为便秘。有的人规律性地两天或三天大便一次；有的人规律性地每天大便一次，都属正常范围内。还有一个浊便，就是现在人常常说的宿便，也可以称为便秘。笔者临床发现，凡右手虎口食指掌骨内侧有压痛感明显者，说明大肠有浊便，养生学家称为毒素，需排毒。此言前贤书无论，是笔者多年临床之心得。

**古籍经典论便秘**

1.《论衡》："欲得长生，肠中常清；欲得不死，肠中无滓。"

2.《黄帝内经》曰："受五脏浊气，名曰传化之腑，此不能久留，输泄者也。"又曰："六腑泻而不藏。"

3.《抱朴子》曰："长生要清肠，不老须通便。"

4.《千金要方》曰："便难之人，其面多晦。"

5. 李时珍曰："肠长清，肠无渣，气脉通，病可除。"

6.《读医随笔》曰："凡治病，总宜使邪有出路，宜下者，不泄之不得下也；宜外出者，不散之不得外出也。"

**外国学者论便秘**

1. 俄罗斯诺贝尔医学奖得主、细菌学家梅契尼科夫在"自身中毒"学说："人体垃圾因为某些原因过量沉积在体内，导致人体慢性中毒，从而引发多种疾病。"

2. 俄罗斯养生专家安德列耶夫说：“一切疾病的主要原因和根源，就在于人的肌体在不同层次上滞积了各种垃圾。”

3. 英国皇家医学院曾提出：“90%的慢性病都因肠道不洁而引起。”

4. 癌症学家戈尔卓在《癌症治疗》：“癌，这是大自然对不正确摄入饮食的报复，在 1000 个癌症患者中，有 999 个是本人粪便之毒造成的恶果。”

5. 医学博士拉穆尔曾指出：“折磨人类的 90% 的重病其主要原因是便秘和延迟排便。”

6. 日本医学专家在《百病皆可清肠治》中提出清肠对身体健康的重要性。

7. 德国一位杰出的外科医生解剖了 280 名死者的内脏，结果发现其中 240 名死者的肠道内壁上都淤积有硬石状粪便污垢；伦敦一位医生解剖一死者的大肠，从中取出 10 千克陈旧的已经变成像石头一样硬的粪便，并将其作为陈列展品，至今仍存放在盛有酒精的玻璃罐中。大肠积聚的食物腐败以后，形成有害物质，引起自身中毒，于是发生疾病和衰老现象。清肠排毒、养护肠道，刻不容缓。

**三浊理论话便秘**

凡口气重之人，颜面晦黑之人，肥胖的人都有浊便。临床上医者如果说某个患者有便秘，肯定有人会反驳说：“我大便正常得很，每天一次，很规律。”这时医者用左手四指抚贴着病人右手背，大拇指弯曲往手背方向上翻90°样子，用拇指端来回揉压病人食指掌骨近虎口处手阳明大肠经，皮下有明显肉结节，揉压时病人喊痛，或抽手，为此人大肠有藏污纳垢的黏液秽浊之物，体内也为淤浊郁阻不通，同时，医者用手拍其右小腹腹诊时，有水袋或拍纸箱子声音，说明需要通而排浊，排后病人走路感觉轻松，面色红润，口无熏气，皮肤光洁。此方法是笔者多年临床总结摸索出来的经验之谈，在笔者曾编著出版的手诊书中，就有图文详细介绍过，读者可以查查资料书籍。浊便，即古前贤说的肠垢，即大便时随粪便排出的腐秽浊黏难闻的垢腻之物。《金匮要略·五脏风寒积聚病脉证并治第十一》19 条曰：“有热者，便肠垢。”指大肠有热，气机郁滞，燥化太过，故藏污纳垢。《诸病源候论·痢疾诸候》《杂病源流犀烛·痢疾源流》《伤寒捷诀·肠垢鹜溏》均有“肠垢者，肠间津汁垢腻也”的类似提示说明。

人为什么会得病？就是与三浊有关（浊气、浊水、浊物）。三浊物在人体内待久了必然会给人带来疾病。一次，笔者在上百人的手面诊知识健康讲座时，听课的有位自称物理学学者问我说，你说说成年人的大肠为什么能有浊便啊？你用什么能证明一下？答：比如，有浊便的成年人大便后，要用卫生纸擦好几下，有的人还是擦不干净；而健康的小孩大便后，肛门口几乎不用擦是干净的，为什么，说明小孩肠道比成年人肠道干净，没有痰湿等浊物困扰。

三浊的解释：

浊气：是虚浊，比如：同人吵架生气，或者有烦恼事总闷在心里之气，都叫浊气。浊气上到头就出现头痛，冲到四肢便成风湿，进入胃肠则成溃疡。浊气停而不走，阻碍气血正常运行，血液循环就会减慢，容易在体内郁结成块，严重者形成肿瘤，因为气滞必血瘀。血瘀的地方多了，就会出现各种症状，如肝胆病、肾脏病、高血压、心脏病、月经病及肿瘤等。

浊水：是湿浊。爱吐痰之人，体内浊水太多；浊水对人危害很大，若窜行腿上，会出现水肿；跑到皮肤表面，就成皮肤病湿疹；上到头部导致晕眩症出现。湿浊早排出，循行头则头痛眩晕，滞塞毛孔则发皮炎，遇肝火则生痰，逢脾虚则腹泻等。

浊物：就是常说的宿便浊便。宿便在体内会导致身体抵抗能力衰退，病痛也会越来越多，皮肤和五脏六腑都会受到侵害；宿便乃百病之源，特别是女人衰老的重要凶手。所以，古人说："欲得长生，肠中常清；欲得不死，肠中无滓。"

老年人便秘，为阳虚冷便秘，就是肾中阳气不足，温度太低，水被冻结成冰，就停滞了，温肾阳为主是通便大法。临床适用用四逆汤加润肠通便药来治疗。《黄帝内经》："升降出入，无器不有。""升降废则神机灭。"也就是说，通是养生治病的根本，是最高境界。

《医学心悟》曰："反目遗尿者，谓之肾绝，多难救。若不反目遗尿者，多属气虚。重用参、芪等，药补之则愈。"

如果一个人面色黄，并尿频，尿不尽，尿道口有发灼烧热感，说明为热证。临床用白头翁30克，水煎熬服。或导赤散水煎熬服。或中成药知柏地黄丸内服。

**夏德馨、王广铎诊成人大便经验**

1. 病毒性肝炎患者，若见大便秘结色泽深黄光滑鲜明，为湿热之热重，溏而不爽色黄为湿重。如果大便似柏油稀水，为热毒，肛门不畅有栓塞感属脾虚有湿，干结色黑特臭也为热毒，溏而灰黄无臭为寒湿，灰白为阻塞性黄疸，先硬后烂是湿热之湿重。

2. 大便色灰白，多见胆管受压。

3. 大便色黑多为胃，或肠道出血所致。

4. 大便带鲜血，多为内痔疮，肛裂出血所致。

5. 酱色粪便，多见于急性阿米巴疾病。绿色粪便，多见于婴幼儿剧烈腹泻。

6. 米泔样类便，多见于霍乱或副霍乱。

**柯尊楷诊小便临床经验**

1. 小便尿清无热证，多虚证寒证。

2. 小便尿黄多火候，当以症察经。如尿白似泔水，必有虚热，常见于疳积。

3. 尿闭不通，多属火郁，或假热。

4. 遗尿者，可为血热津亏，或久病气虚。

5. 遗尿者，多为肺肾不足，还应谨察寒热之邪。

《素问·平人气象论》曰："溺黄赤安卧者，黄疸。"

译解：小便色黄赤，并且困倦嗜卧，为湿热，黄疸病。

《难经》曰："胃泄者，饮食不化，大便色黄。脾泄者，腹胀满，泄注，食即呕吐逆。大肠泄者，食后急欲泻，大便色白，肠鸣飞割样痛。小肠泄者，小便就想大便，大便伴脓血，少腹痛。大瘕泄（肾虚泄泻）者，腹中急迫欲便，肛门重坠似痢疾，登厕频繁却不能爽利排便，腹中痛。"

**伍炳彩诊小便经验**

1. 小便浑浊，汗出不透，苔厚，口黏，身热足冷均是湿热的证。

2. 凡小便浑浊或尿有白色絮状沉淀者，多为湿阻下焦，膀胱气化失司。

3. 小便色白浑浊，为寒湿。

4. 小便色黄赤浑浊或伴尿频、尿急、尿痛者，则为湿热。

5. 小便清浊的变化是：浊重则湿多，浊轻则湿少，浊增则湿增，浊退则湿去。

**夏德馨诊小便经验**

在肝病的辨治中，夏老认为，小便深黄灼热属湿热之热重，不利色黄有热感为湿热之湿重。如浓黄为热毒，淡黄不利或清白不利为寒湿。

"遗尿者，此由膀胱虚冷，不能约于水故也。"

"下焦虚寒，不能湿制水液，则尿出不禁。"（《诸病源候论》）

故治小便过多或遗尿病证，当以温摄法。

**名家学说集粹**

"膀胱有热则淋。然赤涩，淋涩，如脂膏，如砂石，皆内热也，如水煎盐而咸也。气不利则不通。《经》云：小便为气所化，气不化则脐腹满不利，闷而为淋，治淋者，解热小便。闭者行气则水自下。有气虚则气不行，血虚则气不升，痰多气塞则气不运。治法，气虚补气，血虚补血，痰多导痰。先服本药，后皆用吐之以提其气，气升则水自下，加五苓散。有人患淋，乃血滞，故四物汤内加杜牛膝而愈。死血也淋也。"（《脉因证治》）

如果一个人大便溏泻状，其黏腻性大，便池无法自然水冲干净，非得用刷子才能干净，伴腹胀，纳差，舌苔黄厚腻，并持续发热多日，尤以下午后半晌开始发热为甚，住院也不见好转。为肠内湿热胶黏在肠中所致。故让人反反复复发热，而光用抗生素，激素只能缓慢退热难病愈。方用《内外伤辨惑论》书中的"枳实导滞丸"加除腹胀的厚朴或乌药或炒莱菔子一味。

坚持七八付汤药内服即可病愈。这就是中医治疗湿热阻滞导致发热多日的高明之处（《中医创造奇迹》）。

久病之人咳嗽时伴有遗尿，是元气将脱的征兆。

小便中尿泡多，长时间不消失，提示尿中蛋白尿存在，为肾病信号。

凡高血压病，吃药无法控制，应积极去医院排除肾病发生，不要老在降压药上打转圈。

夏秋之间，脾胃伤冷，水谷不分，泄泻不止，用祛湿和胃，行气水之胃苓散治疗效果好（五苓散和平胃散）。

《身经通考》问诊曰："大小便如常否？小便秘结黄赤为热，清白为寒，浊如米泔为湿热下陷。大便秘为实为热，自利为虚。暴泻暴痢为实，久泻久痢为虚。下黄赤为热，下清白为寒。"

《医学入门》问诊曰：大便秘否：秘而作渴作胀者为热，秘而不渴不胀者为虚。

《医学入门》问诊曰：小便清利否：清利为邪在表，赤涩为邪在里。频数窘急为下虚挟火，久病及老人得之危。

# 第六节　肛门会阴、生殖方面诊法

**古籍经典诊法摘录**

《诸病源候论·卷十七》诊肛门会阴如下：

谷道生疮候：谷道，肛门，大肠之候也。大肠虚热，其气热热结肛门，故令生疮。

谷道虫候：谷道虫者，由胃弱肠虚而蛲虫下乘之也。谷道，肛门，大肠之候。蛲虫者，九虫之内一虫也，在于肠间。若腑脏气实，则虫不妄动。胃弱肠虚，则蛲虫乘之。轻者或痒，或虫从谷道中溢出。重者侵食肛门疮烂。

谷道痒候：谷道痒者，由胃弱肠虚，则蛲虫下侵谷道。重者食于肛门，轻者但痒也。蛲虫状极细微，形如今之祸虫状也。

谷道赤痛候：肛门为大肠之候。其气虚，为风热所乘，热气击搏。故令谷道赤痛也。

《金匮要略》365条曰："少腹如扇，所以然者，子脏开故也，当以附子汤温其脏。"

《张氏医通》曰："腹痛恶寒者，其内无阳，……故阴中觉寒气羽如扇也，用附子汤温其脏……"

临床上遇到妇女有少腹及阴部有如扇风一样的寒凉感觉。说明寒凉之气入腹所之证。可以用《伤寒论》附子汤（附子，茯苓，人参，白术，白芍）三付治之。可用《景岳全书》中的暖肝煎加附子治之（暖肝煎：当归，枸杞子，小茴香，肉桂，乌药，沉香，茯苓，生姜）。

《脉因证治》曰："阴茎痒痛不忍，苦参，大黄，荆芥，皂角洗熏。"

《景岳全书·杂证谟·肿胀》曰："阴囊及茎俱肿者死。"

《烛誉经》曰："妇人阴门凸起，喜房事，阴毛直而浓，抚摩也。"

译解：女性如果阴户丰隆，小阴唇凸起，加之阴毛直长而浓，这种人，性功能强，这种女性多是夜里有意手淫抓摸形成。另外，女性进入中年以后，阴毛脱落者，为性功能冷淡，更年期综合征信号。

《神相全编》曰："大便方，三角，细均为贫贱相。阴头有痣人多贵，谷道无毛一世贫。阴毛逆生不相睦。浓而长黑手所为。"

译解：如果一个人大便呈方形，三角形，或变很细形状，说明此人患有痔疮疾病导致大便变形。男性生殖器长有黑痣的人，多为高贵的人。但临床发现男性生殖器生有黑油光亮痣者，建议趁年轻时将它除去，因为有黑色素瘤的风险。一个人谷道肛门口周围到生殖器部位长得宽大，又不生毛发，说明这个人从少年时就长期做着劳累活。无论男女，一个人阴毛倒生，说明这个人性欲亢奋。一个人阴毛浓而长黑，为青年时期手淫所形成。

《脉经》曰："跌阳脉弦，必肠痔下血。"

译解：足阳明胃经，足背冲阳穴处脉弦，必定是患有痔疮出血。

"无论男女，肛门周围皮肤光滑而亮无皱褶者，为错误的长期肛交形成。"（《中国法医学》）

《麻衣杂论》曰："善为福之基，恶乃祸之兆。男性颧骨低而女性颧骨高，齿疏缺，其为妒害，肉缓皮粗，发焦唇薄，马口鸡胸，鼠耳手短而足长，身大而音小，脊高眉缩，鼻小，眉曲则非愁而若愁，色昏而神不粹，语泛，步如奔，贪而不厌，浅识难明。皆贫疾之相也。"

译解：《道德经》有厚德载物。善良是一个人获得福祉的基础，换句话说，即道德就是命运的根本。而行凶作恶是自己遭灾祸端的祸手。男人的双颧明显高低不一，牙齿又稀而缺，又爱忌恨红眼别人，肉滞皮粗，头发焦枯黄，口唇枯瘪，马口鸡胸，双耳朵似耗子耳朵一样干薄而枯，手短而脚长，或身躯高大，而说话的声音细小，背无肉而脊骨高凸，双眉杂乱而枯，鼻子无肉扁小，皱眉苦脸，气色昏沉而无精打采，懒言，步行似奔跑，贪得无厌，是非不分，狂妄自大，自私自利，以上者是不健康或不文明的范畴。

《麻衣杂论》曰："阴囊则知其有欲旺。而缩瘪者欲差而少。若男子作房过甚，脱暴之妇上者，真伪不可觇时。真者阳乃不衰。伪者乃萎。"

译解：无论男女，阴部丰满，阴器也旺，此人性欲也佳。若阴器缩相，性欲功能也差。如果男女交合时，男子突然死在女人身旁，这时候如何辨别，若男子生殖器阳举，说明性关系期间致暴死。若阴器软而缩，说明不是因房事而亡。

青壮年男性，如果不幸受伤遇到生命危险昏迷时，只要生殖器有晨勃出现，为吉祥之兆，不必惊慌。2017年8月4日下午5时许，笔者在合肥市万达文华酒店参加一个中医药高峰论坛学术会议时，手机来电显示山东青岛的一个人打来电话说，他从《望手诊病图解》书上看到我电话，说他舅舅今年40岁，5天前因车祸做了开颅手术，医院先后下了3次病危通知书，又说他舅妈开始转移财产了，他们一大家人都慌成一团了，让我算算他舅舅能否活过来？我说算是骗人话。你看看你舅舅大拇指是否放在掌心握半拳睡觉？几分钟后手机发来他舅舅双手照片，看后属正常握姿。我又对他说，手姿势正常，你凌晨再观察你舅舅生殖器看是否有勃起出现？他又说，插尿管怎么会勃起啊？我回答他说，天有一轮红日，人有一息真阳，只要真阳元气存在，照样会有晨勃出现。第二天凌晨6点左右，我在宾馆还未起床，他打来电话高兴地说他舅舅生殖器有明显的勃起（并发来他舅舅生殖器勃起小视频）。6日黄昏，我同西安仁医堂门诊一行三位同志去机场准备回西安的路上。小伙子打来电话说，非常感谢我，说他舅舅下午醒过来了，能小声同人短暂交流了。

《都契医库》曰："阴囊肿大，阴茎肿大，说明此人肾虚。"

**成人肛门诊法**

1. 肛周发深红色，伴有顽固性瘙痒，为肛周湿疹皮肤病。

2. 肛周瘙痒，为肛门周瘙痒症，多见于老年人。

3. 肛门有小裂口，为肛裂。

4. 肛门口周有结缔组织样皮赘增生，为结缔组织性外痔疮。

5. 肛门口有红色水性包块，为炎性静脉曲张性外痔疮。

6. 肛门口有褐色性肉包块，为血栓性外痔疮，这种痔疮比其他外痔疮要更加疼痛难受。

7. 肛门口有水肿性外痔疮及草莓样嵌顿坏死包块，为混合痔疮发作期。

8. 肛门口旁有红色肿块，皮下有脓肿，为肛旁脓肿。若兼反复发作，有小洞流臭水汁，为肛瘘病。

9. 肛门口周生有菜花样湿疣，为性传播性尖锐湿疣。

10. 肛门内有直肠脱垂出来几厘米长，为脱肛疾病。

11. 大约1995年夏天的一天上午，门诊来了一位韩姓80多岁的老翁看皮肤瘙痒症。正好有个小伙子看病说他大便呈三角形状，不知什么原因？没想到笔者还没有开口解释，老翁操着一口河南话说："你这小伙子将来了不起啊，传说韩信年轻落难时，大便就是三角形状，人们认为是老虎大便，抢着捡起来，大便三角状的人以后可是干大事的人物。"老翁的话逗得在场的病人哈哈大笑一阵，笔者也忍不住笑了笑。其实，凡患有痔疮的病人，大便时痔疮肿块核即可挤压大便形成三角状，或者扁状、四边形状大便。老翁听来的传说，是韩信后来成为了一些经民间加工的故事罢了。

这里介绍痔疮外用膏经验配方供读者参考。

配方：生大黄、川黄连、黄芩、黄柏、栀子、地榆、苦参、生槐花各120克。

以上共同研末。同冰片 80 克再拌匀研末。用凡士林调成软膏装瓶备用。适用于各种痔疮发作期外用。

有资料研究报道，50 年前，正常青壮年男性每毫升精液中就有 6000 万个精子。随着社会发展，现在男性每毫升精液中只有 2000 万个精子，如果每毫升只有 100 万个精子，就很难生育。所以，临床门诊遇到女性看不孕症时，建议先查男性。因为，男性检查简单花费也少，男性正常再看女性。

## 第七节　男女下身诊法

《太清经》曰："相女之法，当详察其阴及腋毛，当令顺而濡泽，而反上逆，臂胫有毛粗不滑者，此皆伤男，虽一合而当百也。"

《金匮要略》曰："男子脉浮弱而涩，为无子，精气清冷。"

## 第八节　各种恶病变诊法

### 一、肺癌

三窝信号：胸骨有凹陷，锁骨有凹陷，肋骨间隙凹陷明显。如果右侧锁骨凹陷明显，应积极去医院拍片排除肺癌病发生。

### 二、肝癌

1.舌下血管曲张黑色变大，提示肝有纤维化倾向，及高血压信号。

2.手掌下二分之一变肥厚样，大小鱼际平肿样，应积极排除肝癌病发生。

3.短时间内牙床、鼻内出血量大，难以治愈，应积极排除肝癌病发生。

4.病人平卧，右侧肋骨下缘，手摸有硬块状，肝癌信号。

### 三、胃癌

1.长期频繁打呃，用药难愈，排除胃癌发生。同时，打呃顽固难缠，并有呕吐前一天食物的情况出现，应积极排除脑瘤发生。

2.后槽齿出现明显黄色，为胃癌信号，为胃酸上返而染色造成牙齿发黄。另外，中国人有个不良习惯，老是劝人趁热吃趁热喝，所以，中国人食道胃肠癌发病率最高，爱吃辛辣味火锅、爱饮酒者地区更为明显。世卫组织把 52℃以上食物列为致癌物。

### 四、肠癌

1.中老年人，无名原因短时间内脸上出现痤疮样痘疹。建议做肠镜排除肠癌发生。

2.柏油黑色大便出现，应积极排胃肠癌病发生。

3.口唇及手指出现黑色斑点，肠息肉信号。兼口唇内膜出现黑色斑点，排除肠癌发生。

4. 大便变细似鸡大便样，排便困难，黏度大，急速消瘦，肠癌信号。

**五、甲状腺癌**

1. 双侧颈部的胸锁乳突肌附近出现肿大，应积极排除甲状腺癌发生。

2. 甲状腺附近淋巴结肿大，手摸表面光滑，质地柔软，边沿清楚，为良性。如果手摸边沿如江石一样粗边，又坚硬，为甲状腺癌病。

# 第九节 梦诊病法

1. 如果一个人夜间梦中梦见白色人杀人者，为肺虚。方用独参 30 克，水煎服可愈之（《奇症汇·卷一》）。

《素问·卷 24 方盛衰论》曰："肺气虚则使人梦见白物，见人斩血藉藉，得其时则梦见兵战。肾气虚则使人梦见舟船溺人，得其时则梦伏水中，若有畏恐。肝气虚则梦菌香生草，得其时则梦伏树下不敢起。心气虚则梦救火阳物，得其时则梦燔灼。脾气虚则梦饮食不足，得其时则梦筑垣盖屋。此皆五脏气虚，阳气有余，阴气不足，合之五诊，调之阴阳。"以上论述，给临床提供了治疗做噩梦思路方向。

译解：肺气虚则使人梦见白色物品，及见杀人而流血狼藉，若得金旺之时，则梦见战争。肾气虚则使人梦见舟船溺人，若得水旺之时，则梦潜伏水中。似有畏恐之事。肝气虚则使人梦见菌香草木，若得木旺之时，则梦伏树下而不敢起。心气虚则梦见救火及雷电，若得火旺之时，则梦见大火燃烧。脾气虚则使人梦饮食不足，若得土旺之时，则梦见筑墙盖屋。这都是因五脏之气虚，阳气有余，阴气不足所致，应参见五脏的见证，调和其阴阳。

2. 夜间做梦又惊又恐怖，为肝伤失血，不能养魂魄，以鹿角胶研末，酒加热化开，饭前送服，每次 9 克，每日 3 次，5 日自安（《罗氏会约医镜》）。

3. 心过劳累，思虑伤魂者，羸瘦善恐，梦寐不宁，鹿角胶研末，坚持酒送服（《张氏医通》）。

4. 梦中同鬼交，巴戟天重用，清心宁神佳效（《罗氏会约医镜》）。

5. 夜间做噩梦者，鹿角胶研末，饭前黄酒送服即可。傅青主云：鹿角胶大补精血，血旺则神自安矣。

6.《金匮·妇人杂病脉症并治》第 22 篇第 8 节曰："妇人之病，因虚、积冷、结气，为诸经水断绝至有历年……此皆带下，非有鬼神。"临床上如有老年女性在门诊反映说，老做同死去的人打交道样恶梦，问诊得知有慢性妇科病，少腹胀痛等不舒表现，应建议定期去妇科查体防止恶变病发生。这是临床证实，不是迷信。切记切记！

7. 梦遗，为肝实而火盛也，多以龙胆泻肝汤治之（《先哲医话》）。

# 第十节　绝证诊法

**古籍经典诊法摘录**

《黄帝内经》曰："故色见青如草兹者死，黄如枳实者死，黑如炲者死，赤如衃血者死，白如枯骨者死，此五色之见死也。"

译解：面色出现青如死草，枯暗无华的，为死症；出现黄如枳实的，为死症；出现黑色如烟灰的，为死症；出现红如凝血的，为死症；出现白如枯骨的，为死症；这是五色中表现为死症的情况。

形脉相应。肥人，脉细欲绝者死。瘦人，脉躁者死。身温，脉滑者死。身滑，脉涩者死。身小，脉大者死。身大，脉小者死，身短，脉长者死。身长，脉短者死。

黑气起于耳目鼻上，渐入口者死。白色者亦然。赤色者见于耳额上，五日死。张口如鱼，出气不反者死。循衣摸缝者死。无热妄语者死。遗尿不知者死。爪甲青者死。爪甲肉黑者死。舌卷卵缩者死。眉倾发直者死。唇反人中满者死。阴阳俱闭，失声者死。神气不守，声嘶者死。汗出不留者死。口臭不可近者死。回目直视，肩息者死。齿忽黑色，面青目黑，面青目黄，面青目白，面青唇黑者，皆死。面白目黑，面白目白，皆死。面赤目黄，面赤目白死。面黑目白死。面黑胁满，不能反侧者死。面黑唇青死。面黄目白，面黄目青，面黄目黑死。已上黑如燃，白如枯骨，赤似血，青似草，方为死候。

心绝肩息，回盼目直，一日死。肺绝气去不快，口如鱼，三日死。骨绝，腰脊痛，不可反侧，五日死。脾绝口冷，足肿，胀泄，十二日死。肾绝大便赤涩下血，耳干，脚浮，舌肿者，六日死。筋绝魂惊虚恐，手足爪甲青，善呼，骂不休，九日死。肠绝发直，汗出不止，不得屈伸，六日死。肝绝恐惧伏卧，目直面青，八日死。又即时死。胃绝齿落，目黄者，七日死（《脉因证治》朱丹溪）。

小儿病，其头发皆上逆者死。汗出如珠，着身不流者死。

脚气病重入肾腰脚俱肿，小便不通，呻吟，目额皆黑，冲胸而喘，左尺脉绝者死（《脉因证治》朱丹溪）。

水满腹大如鼓，脉实者生，虚者死。洪大者生，微者死。腹胀便血，脉大时绝，极脉小疾者并死。中恶，腹大四肢满，脉大而缓者生，紧大而浮者死，紧细而微者亦生（《脉因证治》朱丹溪）。

面上黑点肚败，掌中无纹心败，脐突脾败，脚根肿肝败，腹满青筋肾败。营卫俱绝，浮肿者死；唇肿齿焦者死；卒痛，面苍黑者死；脐肿反出者死；阴囊、茎俱肿者死；脉绝口张，肿者死；足跗肿胜，如斗者死（《脉因证治》朱丹溪）。

病人大肉已脱，为不可救药，盖以周身肌肉瘦削殆尽也。余每以两手大指、次指，后验大肉之落与不落，以断之生死，百不失一病人。虽有骨瘦如柴，验其大指、次指之后，有肉隆起老，病重可以。若他处肌肉尚丰验，其大指、次指之后，无肉隆起，而见平陷者，病不可治（《医学精言·卷四》）。

老人自然临终前一般骨瘦如柴，若手掌虎口处用手捏有肌肉较丰满，可用药以尽孝心延长寿命；若干瘪无肉，提示胃气已绝，衰竭而终（《望手诊病图解·十二临终预兆》）。

无名原因双足心有针扎一样疼痛感，危兆信息。

小便酸臭味比以前加倍。大便变成白色，危兆信息。

《金匮要略》曰："浸淫疮，从口起流向四肢者，可治；从四肢流来入口者，不可治；病在外者，可治；入里者，即死。"

《金匮要略全释》解释：浸淫疮为湿热火毒之邪浸淫肌表，发为皮肤湿疮。若正气衰弱，从四肢流来入口者，为毒邪从外入里，故不可治；若从口流向四肢者，则为毒邪从里达表，故为可治。总之，病由外传内者难治；由内传外者易治。这是诊断疾病的普遍规律，所以说："非为一病，百病皆然。"

李士材在《诊家正眼》中曰："双手尺中乃神门脉也。"王叔和曰："神门决断，两在关后，人无二脉，病死不救。详考其论，肾之虚实，俱于尺中，神门以后验之……神门脉绝，即是肾绝，先天之根本既无，即无回生之日也。"（摘录清代名医徐延祚《医意内景图说》）

《医门法律》望色论曰："《内经》举面目为望色之要，谓面黄目青、面黄目赤、面黄目白、面黄目黑者，皆不死。面青目赤、面赤目白、面赤目黑、面黑目白、面赤目青，皆死。"

《明医指掌·痢疾三》曰："久痢，忽大下结粪者死。"

《甲乙经》曰："形肉已脱，九候虽调者犹死。"

《伤寒论》望闻曰："身汗如油，脉浮而洪，喘而不休，水浆不下，形体不仁，乍静乍乱，此为命绝也。"

《处感温热篇》曰："若齿如灰糕样者，胃气无权，津之湿，浊用事，多死。齿焦无垢者，死。"

《华佗中藏经》察声色形证决死法曰：

"黑色起于耳目鼻，上渐入于口者死。""赤色见于耳目额者，五日死。""黑白色入口鼻目中者，五日死。""黑或如马肝色，望之如青，近则如黑者死。""张口如鱼，出气不反者死。""循摸衣缝者死。""尸臭不可近者死。""面目直视者死。""肩息者一日死。""面青人中反者三日死。面无光牙齿黑者死。面青目黑者死。面白目黑者十日死。面赤眼黄即时死。面黑目白者八日死。面青目黄者五日死。""眉系倾者七日死。""齿忽黑色者三十日死。""发直者十五日死。""遗尿不觉者五六日死。""唇口乍干黑者死。""爪中青黑色死。""头目久痛卒视

不明者死。""舌卷卵缩者死。""面黑直视者死。""面青目白者死。""面黄
目白者死。""面目俱白者死。""面目青黑者死。""面青唇黑者死。""发如
麻喜怒不调者死。""发肩如冲起者死。""面色黑胁满不能反侧者死。""面色
苍黑卒肿者死。""掌肿无纹，脐肿出，囊茎俱肿者死。""手足爪甲肉黑色者死。""汗
出不流者死。""唇反人中满者死。""阴阳俱绝，目眶陷者死。""阳绝阴结，
精神恍惚，撮空裂衣者死。""荣卫耗散，面目浮肿者死。""心绝于臂，肩息回眄，
目直者，一日死。""肺绝则气去不反，口如鱼口者，三日死。""骨绝，腰脊痛，
肾中重，不可反侧，足膝后平者，五日死。""肾绝，大便赤涩，下血，耳干，脚
浮，舌肿者，六日死。""足肿者，九日死。""脾绝，口冷，足肿胀，泄不觉者，
十二日死。""筋绝，魂惊虚恐，手足爪甲青，呼骂不休者，八九日死。""肝绝，
汗出如水，恐惧不安，伏卧，目直面青者，八日死。又曰即时死。""胃绝，齿落
面黄者，七日死。又曰十日死。凡此察听之，更须详酌者矣！"

《脉诀》察色观病生死候歌曰：

"欲愈之病目眦黄，眼胞忽定知亡。"注释：内陷者，太阳绝也，故死。

"耳目口鼻黑色起，入口十死七难当。"

"面黄目青酒乱频，邪风在胃丧其身。"《外诊法》注释：酒乃湿热之物，饮
过多，则湿热伤乎脾胃，故面色黄。脾胃积热，热则生风，故目青也。一身皆藉胃
气资养，风邪留于胃中，则播于一身。

"口如鱼口不能闭，气出不返命飞扬。"《外诊法》注释：火胜迫于肺，大喘
而死，肺败也。

"肩息直视反唇焦，面肿苍黑也难逃。"《外诊法》注释：肩息者，气喘而两
肩动也。直视者，观物而不转睛也。唇焦者，心家热也。面为心之候，黑乃肾之色。
上句是心绝，下句是肝绝。心肝既绝，命故难逃。

"人中尽满兼青，三日须知命必倾。"《外诊法》注释：人中为脾土，青色为
肝木，土受木克，其绝在木之生数。

"两颧赤人病久，口张气直命难停。"《外诊法》注释：张口气直，脾肺已绝，
故命难停。

"足跗趾肿膝如斗，十日须知难保守。"《外诊法》注释：脾主四肢，足跗乃
胃所行之处，脾胃将绝，则有是证。脾为土，十日者，土之成数也，故死不过十日。

"项筋舒展定知殂，掌内无文也不久。"《外诊法》注释：项筋舒展，因督脉
已。掌内无文，心包脉绝也。脉绝人必死，岂得久生乎？

"唇青体冷及遗尿，背面饮食四日期。"《外诊法》注释：唇青体冷，乃真气
欲绝。遗尿不禁，乃膀胱不藏。背面饮食，乃神去不守。人之神气生于肝，神不守
则肝绝，不出金数而死也。

"手足爪甲皆青黑，能过八日定难医。"注释：肝主筋，耳华在爪，色青。黑为肾，肾肝俱败，则水不能生木，故见是色。八日，木之成数也。

"手足甲青呼骂多，筋绝九日定难过。"注释：肝绝遇金而死，九日，金之成数也。

"发直如麻半日死，寻衣语死十知么。"注释：发直似麻，肺绝也。寻衣语死，神不守舍也。

《脉诀》产难生死歌曰：身重体热寒又频，舌下之脉黑复青。反舌上冷子常死，腹中须遣母归冥。面赤舌青细循看，母活子死定难应。唇口俱青沫又出，子母俱死总高扮。面青舌青沫出频，母死子活定知真。

久病之人，手提腹部皮肤，用手指提时，皮肉分离感明显者，乃阳气竭，危证。

少腹丹田会出现有红肿块。危兆信息。

鼻子变斜皮色泽发灰，双耳干枯无光泽，耳垂下垂坠贴头颈皮，危兆信息。

久病之人，自言自语说得好像有地震，头顶上有闪光点，危兆信息。

《脉经》曰："病人面黄目青者，不死，青如草滋，死。""病人面黄目赤者，不死，赤如衃血，死。""病人面黄目白者，不死，白如枯骨，死。""病人面黄目黑者，不死，黑如炲，死。""病人面青目白者，死。""病人面青目黄者，五日死。""病人耳目及颧颊赤者，死在五日中。""病人黑色出于额，上发际，下直鼻脊两颧上者，亦死在五日中。""病人及健人，面忽如马肝色，望之如青，近之如黑者，死。""病人面黑，目直视，恶风者，死。""病人面青唇黑者，死。""病人面黑唇青者，死。""病人面黑，两胁下满，不能自转反者，死。""病人手掌肿，无纹者，死。""病人脐肿，反出者，死。""病人阴囊茎俱肿者，死。""病人足跗肿，死。""病人脉绝，口张足肿者，五日死。""病人足跗肿，呕吐头重者，死。""病人足跗肿，两膝大如斗者，死。""病人发直者，十五日死。""病人发如干麻，善怒，死。""病人发与眉冲起者，死。""病人爪甲青者，死。""病人爪甲白者，不治。""病人手足爪甲肉黑者，八日死。"

"小儿病困，汗出如珠，著身不流者，死。"

《中藏经》曰："肺死，则鼻孔开而黑枯，喘而目直视也。又，肺绝则十二日死，其状足满、泻痢不觉出也，面白目青，此谓乱经。"又曰："肺病颊赤者死。"又曰："黑色起于耳目鼻上，渐入于胃口者死。"又曰："循摸衣缝者，死。""掌肿无纹，脐肿出，囊茎俱肿者，死。""阳绝阴结，精神恍惚，撮空裂衣者死。""发如麻，喜怒不调者，死。""筋绝，魂惊，虚恐，手足爪甲青，呼骂不休者，八九日死。"

《脉经》《中藏经》曰："病人尸臭者，不可治。"

《望色启微》曰："久病鼻歪者，死。"

《古今医统》望闻问切订曰："青色见于太阴太阳，及鱼尾，正面、口角，如大静蓝叶怪恶之状者，肝气绝，主死。若如翠羽柏皮者，只是肝邪，有惊病、风病、目病之属。"

红色见于口唇，及三阴三阳上下，如马肝之色，死，血之状者，心气绝，主死。若如橘红马尾色者，只是心病，有怔忡，有惊悸，夜卧不宁。

白色见于鼻准，及正面，如枯骨及擦残汗粉者，为肺绝，丙丁日死。若如腻粉梅花白绵者，只是肺邪，咳嗽之病，有孝服之忧。

黄色见于鼻，干燥若土偶之形，为脾气绝，主死。若如桂花杂以黑晕，只是脾病，饮食不快，四肢倦怠，妻妾之累。

黑色见于耳，或轮廓内外，命如悬壁。若污水烟煤之状，为肾气绝，则死。若如蜘蛛网眼乌羽之泽者，只是肾虚，火邪乘水之病。

### 胃癌早期判定

1. 口臭似鸡蛋变质样明显。

2. 舌下出现点状溃疡，发油黑色。

3. 短时间内乏力疲倦明显。并短时间消瘦明显。

4. 饭量大减，张口不如从前那么大。

5. 面色变灰暗或紫黑色。

6. 出现胃部隐痛，伴恶心呕吐。

7. 有胃炎胃溃疡，萎缩性胃炎病史。

若中老年人长期腹泻，便秘交替，人又急速消瘦明显，一定要高度防止大肠直肠癌发生。

大肠癌比例：直肠发癌率最高占60%，乙状结肠占16%，横结肠占4%，升结肠占3%，升结肠占5%，盲肠占12%，降结肠为0。

### 乳腺癌的自我诊断法

1. 双乳房是否有凹陷，乳头是否流臭汁。

2. 手摸乳房感觉内是否有不动的硬块。

3. 乳房皮肤是否有长期不愈的皮肤溃疡皮损。

4. 在室内倒关门，脱去上衣，双手高举对着穿衣镜，若乳房上有凹陷，应积极去医院确诊后治疗。

### 脑肿瘤自我判断法

无名原因反复头痛，反复打呃，反复恶心呕吐，视力减退，双手大拇指压眼睛时，有伴头痛加重并出现有恶心感。

有个60岁老先生，咳嗽气喘几个月，舌苔薄白，并无热象，切脉时却发现他的脉数大而滑。怀疑他是肺癌，因为脉数大而滑的脉象十有八九是肿瘤。最后我让病人做CT检查证实了我的判断。几个小时后，CT结果证实患者是肺癌。这就是诊脉的判断。

发现虾游脉是死脉，说明这个人没有救了，就是虾游静中一跳跃。这是明代李梴和清代陈修园都讲过的话。虾潜水的时候首先缓慢蜷缩身体，然后突然弹开，在水中快速跳出一段距离，如此反复，这个脉象就是这样的。

对于似乎已死亡的病人，无法判断时，可以找来一面擦干净的小镜子，放在病人鼻孔前，半分钟后，发现镜子上有水气，说明病人没有死亡（《中医创造奇迹》）。

古希腊哲学家伊壁鸠鲁说："活得幸福和死得安详都是一种艺术。"

门牙变成看上去枯干而燥又褐色，危兆信息。

光下自觉无法看到本身的身影，看到强光不刺眼，危兆信息。

前额鼓胀，皱纹显示只有痕迹。或印堂处有刺痛明显感，危兆信息。

鼻孔出凉气，双下肢冰凉，危兆信息。

在同他人对视时，在别人眼瞳孔中看不到自己，危兆信息。

厥心痛者，乃寒邪客于心包络也，前人以良姜：石菖蒲大辛热之味，末之酒调服，其痛立止。

厥心痛，即心慌心腹连季胁胀满疼痛，冷气上攻，面色青黑。

真心痛者，寒邪伤其君也，手足青至节，甚则旦发夕死，夕发旦死。

真心痛，即心胸剧痛，持续不解，伴有汗出肢冷，手足青至节，面白唇青，脉微欲绝为主要表现的疾病。

少腹痛而喘，脐下或大痛，人中黑色者不治（《证治准绳》）。

# 第四章

## 脉学简编

脉，其实就是认识证，获取证的一个手段。脉搏是人体生命活动的一种反映，亦可反映病情的轻重深浅。《难经》把"切而知之谓之巧"列为四诊之末，其意是指各人的思辨指法不一，诊脉过程感知难以统一，就是靠熟练来生巧。清代医家蒋涵暾《笔花医镜》曰："医家据脉定症，是期人之论也。"赵海仙《续辨证录》曰："以病求脉尚可，以脉求病实难。"明代医家陶节庵曰："问病以知其外，察脉以知其内……无论脉之浮沉大小，但指下无力，重按全无，便是虚脉之阴证，切脉全在活法二字，乃临床切脉之要诀也。"《古今医统》曰："热盛则脉疾，寒盛则脉迟，实则有力，虚则无力。""徐灵胎说："虚实之要，莫逃于脉。"《素问》曰："微妙在脉，不可不察，乃至理明言。"可见脉学是临床诊断很重要的一门课，要想学好，必须熟背各种脉象及其主病。如果连起码的入门之脉脉象都不烂熟于心，只顾抱着摸着石头过河的方式盲目临床，是徒劳的，是装模作样给别人看，也是自己欺骗自己。只有牢记脉诀，才能切脉时脏腑可分，沉浮可取，认认真真一步一个脚印，由熟才能生巧，进而才能努力渴望达到"心中了了，指下也明"的入圣、入神境界。然，中医诊断一定要望、闻、问、切四诊合参，如果过分迷信把脉，那医者看病就没有必要察观病人颜面，弄个隔板小洞，病人只伸出双手罢了。《四诊心法要诀》曰："医家造精微，通幽显，未有不先望而得之者。近世惟事切巧，不事望神，大失古圣先贤之旨。"

元代名医滑伯仁主张沉、浮、迟、数、虚、实、大、缓八脉统领各脉。清代张石顽将脉分为32脉，为最细。李时珍分为27脉。陈修园分为28脉。现今中医大学教材仍为28脉。而《伤寒论》分脉为阴阳两大类：浮数滑动为阳脉。沉涩弱弦微是阴脉。

此脉学简编，是我们学习《脉经》《濒湖脉学》《脉学阐微》《脉学精微》《中医诊断学》等前贤及今人的脉学专著，以及临床经验总结摘录编辑而成，供初学者参考学习。

脉诊的理论依据：①肺朝百脉。寸口是手太阴肺经搏动之处。肺又主一身之气，经肺气的作用运行全身，所以，五脏六腑的气血盛衰皆反映于寸口。②肺经是十二经脉的始终，所以，反映诸经脉之气血。③手太阴肺经起于中焦，与脾胃关系密切，而脾胃是气血生化之源，气血在肺作用于运行全身，所以，寸口可以反映脏腑气血情况。④寸口处为桡动脉，其部位固定，解剖部位较浅，方便诊脉。同时，也是古人长期医疗实践丰富经验的积累。

诊脉步骤要领：一是先分浮沉，再分长短和迟数疾，后分脉宽细弱之脉形，逐步分析，才能从繁多中快速入手。

脉学要点：浮沉→定表里。迟数→定寒热。强弱→定实虚。

四时脉象：春脉→肝脉弦夏脉→心脉大秋脉→肺脉浮冬脉→肾脉沉

正常人脉搏：一息四至（相当于每分钟 60 ~ 90 次），不浮不沉，不大不小，和缓柔而有力，节律一致。

诊脉最佳时间：清晨。《素问》曰："诊法常以平旦，阴气未动，阳气未散，饮食未进，经脉未盛，络脉调匀，气血未乱，故乃可诊有过之脉。"

诊脉体位：病人应正坐或仰卧，前臂自然向前平展放之，同心脏置于同一水平，手腕伸直，掌心向上，手指自然弯曲放松，腕下垫一松软脉枕，充分露出寸口处，使气血畅通无阻，反映机体真实脉象。

脉位：由拇指掌骨根后手腕的手太阴脉经原穴（太渊）所在处。十二经脉之气汇聚于此。称"脉之大会"。此外，极少数人脉不见于寸口，从尺部斜向手背，称为斜飞脉。脉出现在寸口的背侧，为反关脉，为生理变异的脉位，不是病脉。

三指诊法：切脉均匀，常用指力举、按、寻。临床需要时，也可以用一个单指诊察捕获区分三部的脉象特征信息。此外，儿童切脉时往往一指定三关。

左手脉：寸（心）、关（肝）、尺（肾）。

右手脉：寸（肺）、关（脾）、尺（肾）。

## 一、脉位 6 种分类

### （一）沉脉

1.脉象特征：轻按不应，重按乃得（生理性肥胖人脉管深沉者除外）。

2.临床主病：主里证（有力为实，无力为虚）。

（1）主外感风寒（表邪初起，风寒外束，经络壅盛，脉必先见沉紧）。

（2）主积食（宿食不消。脉沉有力里实，必为痰食有形之物，凝滞在内）。

（3）主气血困滞，痰血停滞（沉以阴邪凝滞所胜，气血困滞不振）。

（4）主阴寒（阳衰寒盛，脉多沉无力）。

（5）主湿邪（风湿关节疼痛苦烦）。

（6）主七情郁结(沉脉无力里虚，为无形之气，郁结于中,肝部脉沉,主怒气伤肝,胁痛肥气，双目赤涩。肚痛腹满）。

（7）主痰饮（水湿痰饮多为沉脉，脉得诸沉，当责有水，身体肿垂）。

3.脉理机制：病邪郁结在里，气血内困，则脉沉而有力。若脏腑气血不足，阳气虚陷，不能升举，脉气鼓动无力，则脉沉而无力。

（二）浮脉

1.脉象特征：浮在皮毛，轻手可得，举之有余，重按不足（生理性身体消瘦之人脉浮者除外）。

2.临床主病：主表证，也主虚证。

（1）主风邪（邪侵肌腠，卫阳抵抗外邪，则脉气鼓动于外，应指而浮，浮为外感风邪之主脉）。

（2）主虚证（浮而无力之脉，为气血不足，表虚）。

（3）各个浮脉主病：浮紧为伤寒风寒。浮虚为伤暑。浮缓为中风风湿。浮数为风热（浮数不热，疮痈之征）。浮洪为热盛。浮迟为表寒。浮涩为血虚。浮芤为失血。浮散为劳极。浮短为气病。浮弦为痰饮。浮滑为风痰又主宿食。

3.脉理机制：六淫之邪袭表，卫外阳气与其抗争，正气外充，鼓动脉气，故而脉浮。久病体虚，阳气不能潜藏，故浮外无力，不能误当外感论治。

（三）散脉

1.脉象特征：浮散无根，有表无里，稍按则无。散脉位浮又浅，脉形散漫乱，脉力软又弱，节律又不齐。

2.临床主病：主元气离散，脏腑之将绝。

（1）主气血消之，内脏衰竭，大病危病之兆。

（2）主心肾阴虚，不能维阳，心脏病重危时可见。

3.脉理机制：元气气虚血耗，阴阳不敛，脉道之气不紧，故脉道浮散不聚，重按则无，漫无根。

（四）芤脉

1.脉象特征：浮大中间空，按软无力如葱管（芤脉是很难发现的，一按就没力了，稍一放指又有力，手指越浮上来，脉越固执，此为芤脉的表现）。

2.临床主病：主失血，伤阴。

（1）芤脉主失血（呕血吐血、便血、尿血、鼻衄、崩漏、大出血者）。

（2）芤脉主伤阴（呕吐泄泻、大汗、高热耗津者）。

（3）芤脉主失精（遗精滑精、阴精亏损日久、肾虚不藏者）。

3.脉理机制：脉道以血流为形，突然失血过多，或津液大伤，营血骤然减少，血不得充，阴伤阳无所附，故脉道即可中空而芤。

（五）伏脉

1.脉象特征：下指重按，脉位深沉，推筋按骨始得，才能摸到脉管在深处隐约跳动。

2.临床主病：主里证。常见于邪闭，厥证，痛极。

（1）主邪闭，邪重结聚，使气机郁滞阻塞，最常见于火闭、寒闭、气闭、痛闭。

（2）主湿邪阻膈：膈膜肋胁积结水湿，膈膜为上气道处，水饮积聚阻碍了气机升降，闭郁血脉，脉伏。

（3）主虚脱：①剧烈吐泻严重者，可为休克先兆，大汗、失血、阴液伤亡，脉伏。双手脉潜伏同时，太溪与趺阳脉都不见为险证。②心阳不足，元气虚，气血亏损。

（4）突然昏倒，不省人事，突然大怒惊骇，多见伏脉。

（5）主痰食阻滞：痰食阻滞经脉，气血不通脉伏。

（6）伏脉为寒闭。伏数脉为热厥，双寸脉伏为食郁胸中。右尺脉伏，小腹寒冷急痛。

左侧脉伏，少腹胀痛、疝气、肾虚腰痛。

3.脉理机制：因邪气内伏，气血凝滞，剧痛，使脉气不得宣通所致。或病日久人虚，脉内气血虚损，脉伏无力，不能鼓动于外体表致脉伏。

（六）牢脉

1.脉象特征：轻按中按均不应指，重按长大坚实有力，脉形沉而实大弦长。

2.临床主病：主阴寒内实，疝气癥瘕。

（1）主阴寒积聚气结，心腹寒痛，疝气。

（2）主胃气将绝，脉证相逆，难治。

3.脉理机制：寒性收引。阴寒内积气血阻滞，阳气沉潜于下所致脉牢。

二、脉率4种分类

（一）迟脉

1.脉象特征：脉来迟慢，一息三至，每分钟脉搏60次以下（生理性久经锻炼之人脉迟有力除外）。

2.临床主病：主寒证（有力为寒积，无力为虚寒）。

（1）主阴寒内实（迟，气血俱寒，疝气癥瘕沉积）。

（2）主虚寒（迟乃虚寒不振，阳气舒，故迟滞）。

（3）主热（重按轻按均有力，伴有火热症状者为热证。脉迟兼实，为内有郁热，或积滞）。

（4）主寒湿（迟者，举按无力，则湿寒，凝滞。而举按有力，是主热之迟脉）。

（5）各迟脉主病：迟而兼浮，表寒。迟而兼弦，胃寒、里寒痰积。迟而兼涩，血虚或血瘀。迟而细小，气虚血少阳虚。

3.脉理机制：寒凝气滞，阳失健运。阴寒内积，阳气沉潜于下，故脉迟。

（二）缓脉

1.脉象特征：一息四至，来去缓怠，每分钟脉搏跳动60次左右。脉率稍慢于正常脉而快于迟脉（生理性缓脉，脉来从容不迫，应指缓和均匀有力，为神气充沛的正常脉象）。

2.临床主病：主湿病、脾胃虚弱。

（1）主风邪（太阳外感风邪者，发热汗出，恶风，脉多缓，名中风）。

（2）主湿邪（湿邪黏滞。脉自缓）。

（3）主脾虚（脾虚者，脉缓无力）。

（4）浮缓为伤风或风湿。沉缓为寒湿或湿痹。滑缓为脾热及热痰壅滞。涩缓为血虚或脾胃气虚。细缓为湿痹。缓脉无力为虚证。

3.脉理机制：湿邪黏滞，气机被湿所困或脾胃虚弱，气血不足无力充鼓脉道，故脉缓无力。

（三）数脉

1.脉象特征：脉来急数，一息五六次。每分钟 90 次以上（生理性儿童和婴儿。正常人运动，情绪激动时，脉数除外）。

2.临床主病：主热证（有力为实热，无力为虚热）。脉细数为阴伤。

（1）数脉属热属火，热病脉数心烦，为病势进展之象。数而有力乃实热。数而无力为虚热。

（2）久病阴虚。虚热内生，脉也见数，但数而无力。

（3）数脉实热证，数而有力为实热。数而沉实为里热。数而滑实为痰火。数而洪大为疮疡。

（4）数脉虚热证。数而无力。数而细软，数而细涩。

（5）数脉证：数大无力，按之豁然为虚阳外越。数小无力，按之中空为虚寒。弦数为肝火。

3.脉理机制：①热邪亢盛，气血运行加速，故脉数有力。②久病阴虚，虚热内生，脉数无力。③阳虚外浮脉数大无力。

（四）疾脉

1.脉象特征：脉来急疾，一息七八至，每分钟脉动 100~140 次之间。《医宗金鉴》曰："六至为数，七至为极。"生理性疾脉常见于剧烈运动后，婴儿脉来一息七至也是平脉，不作疾脉论。

2.临床主病：主热盛阳极。也主亡阳，亡阴。

（1）主阳极阳衰（阳热极热，阴气将竭，亡阳无制，热毒攻心之热邪极盛，也见疾脉）。

（2）主元气将脱，真阴枯竭，孤阳亢上，元气将绝。

3.脉理机制：伤寒，温病因热证阳亢无制，真阴垂危之候，脉来急疾。

### 三、脉宽度3种分类

**（一）洪脉**

1.脉象特征：脉来指下浮大，充实有力，状如波涛汹涌，来时搏动很强，去时指下突然有消失感，称来盛去衰（生理性洪脉可见夏季，因为夏季阳气亢盛，脉象才稍显洪大）。洪脉来盛（邪热），去衰（是正气不足）。

2.临床主病：主气分热盛，也主邪盛正衰。

（1）浮洪为表热或伤暑。

（2）洪沉为里热。

（3）洪芤为热伤气阴。

（4）洪数有力，为气分热盛。

（5）洪大而长为暑湿。

（6）洪滑为痰热。

（7）洪而虚软，为热盛阴虚。

（8）洪而无力，为虚热。

3.脉理机制：内热之邪充斥，使脉道气血血涌扩张，故见脉洪。

**（二）大脉**

1.脉象特征：大脉以形似脉之体粗大，搏动为特征，而无脉来汹涌之势（有脉学专著及脉学家把洪脉也称大脉）。

2.临床主病：①病人大脉出现，为病情加重。②大脉数为邪实。大脉无力为正虚。

3.脉理机制：大脉健康人也见。三部脉大而和缓、从容、皆大，为健康之脉。

**（三）细脉**

1.脉象特征：脉细如线，应指明显，细脉也称小脉（生理性细脉，可见于冬季寒冷刺激，使脉道收缩，故脉偏沉细）。

2.临床主病：主虚证，诸虚劳损。脉细为血少。

（1）主气久病，气血亏损，虚损劳伤。

（2）主湿邪病。湿邪留滞经络阻压脉道，或内困脾胃。

（3）主七情内伤。七情忧思过度，肝气郁滞，内伤气血，阴津亏损。

（4）脉细弦为肝肾阴虚，血虚肝郁。细数为阴虚，血虚有热。细涩为血虚，血瘀。沉细为里虚，湿痹证。

3.脉理机制：营血亏虚不能充盈脉道，气虚无力鼓动血液运行。湿邪阻遏脉道，气血运行不利。温热昏谵，热邪深入营血，或邪陷心包，致脉细数。

#### 四、脉长度2种分类

**（一）长脉**

1.脉象特征：长迢迢，超本位，首尾端直脉形长（生理性长脉可见于正常人，多见于身高者，脉长而中气充足，脉形流畅和缓）。

2.临床主病：主肝阳有余，阳盛内热有余之证。

（1）胃气充盈脉道长。

（2）虚寒证出现长脉，为病愈之征兆。

（3）临床发现，脉长面红之人高血压病人者，脉长。

（4）临床发现近期精神压力大，亢奋强迫症者，脉变长。

（5）脉长浮，邪盛于外。脉长洪，阳明热重。脉长柔，说明体健。脉长实，为热邪壅滞。

脉长缓和，为病愈之兆。

3.脉理机制：人体阳亢，热盛、痰火内蕴，使气道壅盛，使脉道充实而长。

**（二）短脉**

1.脉象特征：首尾缩短，不及三部。

2.临床主病：有力为气郁，无力为气损。

（1）短脉为气病，脾胃气阻塞，中气不能畅达，或痰食阻滞，气机郁涩。

（2）脉短滑数，酒伤神。脉短浮，血涩沉为痞。

3.脉理机制：①由于气血不足，无力鼓动血行，故脉短无力。②因气郁血瘀，或痰滞食积，阻碍脉道，使脉道之气无力而脉短涩有力。

#### 五、脉力度4种分类

**（一）虚脉**

1.脉象特征：三部脉举之无力，按之空虚。

2.临床主病：主虚证，主伤暑。

（1）主虚证。凡气血阴阳虚者，多见虚证。虚者正气不足。

（2）主伤暑。凡见伤暑身热，口渴尿赤者，多见虚脉。

（3）浮虚为气虚，或表虚自汗。沉虚为里虚多泄。虚涩为心血虚。虚数为阴虚。虚迟为虚寒。虚细数为肾阴不足，必有心烦失眠，腰痛证。虚脉大，阴虚不敛。虚细为气弱血虚。虚小脉为脾阳不振。

3.脉理机制：气血双亏，气血不足以运其血，脉无力，血不充脉，故按脉时指下空虚。

**（二）弱脉**

1.脉象特征：弱脉形，数软而沉细。

2.临床主病：主气血虚。主阳虚。

（1）主气血俱虚（气血不足，久病损伤元气）。

（2）主阳虚（阳气衰微，失精血亏者）。

（3）弱涩脉为血虚，精冷无力。弱滑脉为胃气虚弱。弱数脉为遗精，崩漏。

3.脉理机制：由于血虚脉管不充，则脉细。病后体虚脉弱为顺。若新病邪实，脉弱为逆。阳气虚无力鼓动于脉，则脉沉软。

**（三）微脉**

1.脉象特征：按之极细极软，若有若无。

2.临床主病：主气血大虚，阳气衰微。

（1）浮微阳气衰。迟微气虚中焦寒。沉微阳不足。涩微亡血。数微营血虚。

（2）寸脉微，一是心阳虚（心悸气短，胸闷肢冷，自汗）。二是肺阳虚（气短心闷，咳逆头目眩）。三是脾阳微（脘腹胀满食少纳呆便溏）。四是肾阳微（腰酸痛，遗精阳痿食少尿频）。

（3）新病脉微，阳气暴脱久病脉微，正气将绝。

3.脉理机制：气血虚衰，则脉微。阳衰气微，无力鼓励，故脉微。

**（四）实脉**

1.脉象特征：三部脉举按，大长皆有力。

2.临床主病：主实证。

（1）主实寒（阴寒痼冷之证，脉道内寒壅滞者，也见实脉）。

（2）主实热（内热火毒或外感、邪热亢盛者，多见实脉）。

（3）主积食（食滞中焦，运化不常，多见实脉）。

（4）沉实脉为里实，腹胀满。浮实脉为表实，头痛身热。实脉滑为痰凝。实脉紧为寒邪。实脉数为腑热。实脉兼弦，诸经痛滞。

（5）久泄脱血气虚，血伤反现实脉，是脉不符，真气外越的险象。

3.脉理机制：实脉必有大邪，大热，大积，大聚，由于邪气之盛，机体发动的抗病力强，故而脉实大坚硬。主要见于邪盛，体健抗病力强之人。

**六、脉流利3种分类**

**（一）滑脉**

1.脉象特征：往来流利，如盘走珠，应指圆滑（生理性孕妇脉滑，是气血充盛而调和之表现，正常人脉滑而冲和，是营卫充实之象，也为平脉）。

2.临床主病：主痰饮，主食滞，主实热。

（1）主痰饮（滑脉为阳，湿润则滑，滑为血盛痰多）。

（2）主食滞（宿食停滞者，脉多滑，证见呕吐，满闷）。

（3）主实热（邪热湿热内蕴盛者，脉多滑，证见上为心肺头目，咽喉之热，下为肠膀胱之热）。

（4）主蓄血（凡见下焦蓄血者，经闭者，脉多滑）。

（5）滑兼浮为风痰。滑兼沉为痰食。滑兼数为湿热风火，或热盛热毒。滑兼弦为痰聚。滑兼浮散为中风瘫痪。滑而浮大，尿时阴痛。滑而经断，为青年女性受孕之征。

3.脉理机制：实邪痰湿，食滞蓄血，聚于体内，气实血涌增加，血流往来甚为流利，脉行如珠应指圆滑。

（二）动脉

1.脉象特征：动脉如豆厥厥摇，脉数硬而滑。关部尤为明显，时而摇摇不定。

2.临床主病：主痛。主惊恐。动脉主疼痛，阻滞。

3.脉理机制：①痛为阳明不和，气为血阻。常见有疼痛突发，痛则不痛，疼痛剧烈时，脉有震荡不稳之脉象。②惊恐动脉为肝郁气滞，血行不畅，而脉动。则气血紊乱，脉行不安，阴阳相搏，升降失常，气血冲动。

（三）涩脉

1.脉象特征：脉细而缓，如刀刮竹，往来艰涩而不流利。

2.临床主病：主伤精，血少，气滞，血瘀，痰积，食积。

（1）主伤精（男子遗精，性欲过度，虚损日久，命门火衰，精血衰少。女性失血，不孕，月经不调，孕妇涩脉，阳气衰竭，为死胎）。

（2）主血少（津血亏耗，血量减少，血液浓缩，脉行涩滞无力）。

（3）食积（食积中焦，脾胃损伤，失去健运，脉来涩而有力）。

（4）痰积（痰积胶固，使血液黏滞，血行受阻，脉来涩而有力）。

（5）气滞（七情郁结，形成气血瘀滞疼痛，脉涩有力）。

（6）血瘀（多因寒邪，气郁，痰结，阻滞气机，使血行受阻，脉涩而有力）。

3.脉理机制：一是精血少，不能濡养血脉，血行不畅，脉行艰涩。二是气滞血瘀，痰食胶固，气机不畅，血行受阻，脉行有力而涩。

七、脉紧张度4种分类

（一）紧脉

1.脉象特征：脉来绷紧，状如牵绳转索紧硬，搏指有力。

2.临床主病：主寒证、痛证、宿食。

（1）主寒邪（指表寒和里寒，风寒袭表，脉多浮紧）。

（2）主痛证（疼痛刺激，血液外鼓，脉紧拘急）。

（3）主宿食（腹中有宿食不化，脉紧）。

（4）浮紧表寒，伤寒身痛。沉紧里寒，指腹中有寒积腹痛，或痰饮，积食。紧弦主痛或疼病。紧而兼实，内有疝癖（为脐腹侧或胁肋部，时有筋脉攻撑急痛）。紧而兼小，寒邪深入。

3.脉理机制：寒邪收引，侵入人体，致脉道紧张而拘急。故脉紧。病人剧痛，积食脉紧，为寒邪积滞与正气相搏之故。

（二）弦脉

1.脉象特征：弦脉直长似琴弦（生理性弦脉多见于春季，天人合一，应自然界生发之气，脉象弦而柔和。另外，老人阴血不足，血脉失于濡养而失柔和之性，见脉弦）。

2.临床主病：主肝胆诸痛，痰饮，疟疾，主虚劳，胃气衰败。

（1）非肝不弦，主肝气郁结，肝胆病主脉弦。

（2）主肝风。肝气郁结，郁久化火，或受风邪，皆能使肝阳亢盛，肝火上炎，引起肝风阳化风内动，多见眩晕，跌倒，手足拘急颤抖，或急躁动怒也可出现脉弦，肝炎病脉见弦，尤以左关最明显。

（3）主虚，脾胃虚弱，虚劳内伤。

（4）主寒凝气结，寒则气血收敛，使脉拘急。

（5）主痰饮。为水饮痰邪内停，瘀积不散者。

（6）主疟疾。疟疾发作定时，寒热往来，邪在半表半里之少阳病证。

（7）弦数为肝胆实火，肝热恣胀。弦迟为虚寒，痼冷积滞。弦紧为诸痛或疝气。弦细为拘急，寒邪冷癖。弦浮为支饮或风邪头痛。弦滑为痰饮。弦大为无力虚弱。弦长为内有积滞。弦沉为气郁不舒。

3.脉理机制：肝主疏泄，调畅气机，以柔和舒畅条达为贵。若肝胆疏泄失常，气机不利，诸痛发生，或痰饮阻滞气机，脉气因而紧张，血行劲急有力，则脉弦。

（三）革脉

1.脉象特征：轻按即得，重按即空。浮而弦硬，中空外坚，按如鼓皮。

2.临床主病：多主精血亏虚。

（1）主阴寒失精。革脉为阳中之阴脉。多因肾阳虚、失精。

（2）主半产漏下。因气血不足，出现半产漏下。

（3）主亡血，老人出血者。

3.脉理机制：精血亏损严重，正气不固，精血不能潜藏，气无所附而浮越于外，故，外强中干，如按鼓皮。

（四）濡脉

1.脉象特征：濡脉行浮细柔，搏动力弱，重按濡脉则无。

2.临床主病：主诸虚，也主湿。

（1）主湿邪（湿邪伤人脉濡）。

（2）主暑邪（暑邪伤人，则脉软神疲）。

（3）主虚证（气虚，亡血，精伤皆可为濡脉）。

（4）濡迟为虚冷。濡缓为寒湿。濡数为湿热或阴精亏损。濡涩为亡血。濡细软为气血不足。右尺脉濡为命门火衰微。

3. 脉理机制：一是濡脉浅，脉形细，由于气血不足，脉道无力充盈，脉势来去无力。二是阴虚不能敛阳则脉浮软。三是精血不充，脉濡无力。四是湿气阻遏脉道，致脉濡。

### 八、脉均匀度3种分类

#### （一）促脉

1. 脉象特征：促脉来去数。时一止复来。时有歇止，止无常数。

2. 临床主病：主阳盛实热，气血痰饮宿食停滞；也主脏气虚衰，阴血衰少。

（1）主阳盛实热（热邪亢盛，热毒淫盛，或气、血、痰、饮、食五者郁热）。

（2）主气滞血瘀（怒气上逆，七情气滞，气滞血瘀）。

（3）主痰食停积（痰、食郁结，阻滞气血运行）。

（4）主脏气虚衰（心脏病变，真元虚衰，阴血虚少，血随气行，则数中有止而无力，为气脱）。

（5）脉促浮为表热。促洪有力为阳明热。促滑为痰饮食积。促细无力为脏气衰。

3. 脉理机制：阳盛实热，血行加速。气滞血瘀，痰食停积，则阻血行。真元虚衰，血量不续，则歇止。总之，《脉经》曰："促脉产生，多由邪阻壅滞所致。"

#### （二）结脉

1. 脉象特征：脉来缓而时一止，止无定数，大小不规律。或三五至，或八九至，或至有一次停歇，但见五六个脉力单位，有时忽强忽弱，脉体宽窄无异常。

2. 临床主病：主阴盛气结，寒痰血瘀。也主气血虚衰。

（1）主阴盛寒凝（阳衰阴盛，寒邪凝结，脉来缓时一止）。

（2）主七情，七情不调郁滞郁结。

（3）主血瘀，寒凝阻滞，气血滞郁结。

（4）主老痰内结，气机受阻，则脉结有力。

（5）主宿食停积（积食不消，脉多结有力）。

（6）主气血虚衰（元气衰弱，虚劳病日久，使气血极虚，脉不畅而结无力）。

（7）浮结为寒邪滞经或外有痛积。沉结为里有积气。涩结为内有积瘀。滑结为老痰。弦结为七情气郁。

3. 脉理机制：一是结脉的产生，多由阴邪固结所致。二是气血凝滞，食积，七情郁结。三是寒邪滞经，血流受阻。四是元气衰弱，气血虚衰，使脉气不相接续。

（三）代脉

1.脉象特征：脉来中止，止有定数，良久方来。即三至一停，始终三至一停，如五至一停，始终五至一停。代脉较弱，脉率不定。代脉是脏气衰微或脾气脱绝的征象。

2.临床主病：主脏气衰微，也主风证，痛证，七情惊恐，跌打损伤。

（1）主脏气衰微（代脉多见各种心脏病，心脏功能衰弱，或调剂失常时多出现。故，《脉理求真》曰："代为元气垂绝之候。"《伤寒论》曰："伤寒脉结代，主动悸，炙甘草汤主之。"）

（2）主风证，中风伤寒。

（3）主痛证，外伤跌打诸痛甚者。

（4）主七情太过惊恐，突遇惊恐，惊则气乱，恐则气下，则气机不顺。

（5）老年人，久病之人，心气衰竭不能维持自身阴阳平衡，多为危证。

（6）脉代缓弱为脏气衰微。脉代数为风证痛证惊恐。脉代细为津液枯干。

3.脉理机制：一是七情惊恐，跌打损伤。二是气血亏虚，元气不足。三是风证，痛证。以上因病致脉气不能衔接脉代。